면역 암 치료 가이드북

임보크(IMVOKE®)

21세기 암 치료의 핵심, 이제는 '면역 암 치료' 입니다.

"내 몸 안의 면역이
암세포를 이기도록,
치료는 희망이 되어야 합니다."

가이드북의 주요 내용

- ☑ 암 면역치료의 과학적 기반
- ☑ 암세포의 독특한 회피전략과 면역감시(Immune Surveillance)
- ☑ 왜 'IMVOKE'는 새로운 선택인가?
- ☑ 내 몸 안에서 싸우는 면역, 이제는 보입니다.

치료를 넘어 회복으로
통합암치료의 새 길을 걷다.

암 진단은 인생의 커다란 전환점입니다.
많은 환자들이 '치료'라는 단어 아래 고통, 두려움, 불확실함에 직면하고,
때로는 '치유'보다는 '포기'라는 선택 앞에 서기도 합니다.
이 책은 그런 분들께 "다시 살아갈 힘", "다시 일어설 희망"을 드리고자 시작되었습니다.

암은 단순히 '병'이 아닙니다.
삶의 중심을 흔드는 깊은 경험이며,
우리의 몸과 마음, 환경과 관계, 존재 전체에 영향을 주는 시련입니다.
그래서 우리는 묻습니다.
"어떻게 하면 다시 살아갈 수 있을까?"
이 책은 바로 그 질문에 답하기 위한 여정입니다.

임보크(IMVOKE®), 통합면역치료의 새로운 흐름
임보크(IMVOKE®) 통합암치료는 단지 병을 없애는 데 그치지 않습니다.
환자의 면역을 회복하고, 몸과 마음 전체의 균형을 되찾는 것을 목표로 합니다.
이 치료법은 독일 통합의학의 선구자 '하거 박사(Dr. Hager)'의 철학을 계승한
닥터 하거 기념병원의 임상 경험과 한독생의학학회의 교육·연구 활동을 통해 발전한
한국형 통합암치료 전략입니다.

철학이 담긴 치료, 의학을 넘는 의학
통합의학의 선구자 하거 박사는 "암은 단순히 세포의 질병이 아니라,
신체의 균형이 무너진 결과"라고 보았습니다.
그는 면역, 환경, 영양, 해독, 정신 등 몸과 마음을 통합적으로 치유하는 접근을 주장했고,
그 철학은 한국에서 임보크(IMVOKE®)라는 이름으로 꽃을 피우고 있습니다.

몸과 마음의 균형을 되돌리는 길, IMVOKE®
저는 암을 단순히 세포의 질병으로 보지 않습니다.
암은 몸과 마음, 그리고 삶의 균형이 무너졌을 때
찾아오는 신호입니다.

독일 하거 박사의 철학에서 출발한 통합의학은
인간의 생명 에너지를 다시 조율하는 '회복의 의학'입니다.
저는 이 정신을 이어받은 한국에서 임보크(IMVOKE®)라는 이름으로
'몸과 마음, 과학과 자연, 의학과 인간'을 통합하는 새로운
여정을 시작했습니다.

이 책은 그 여정의 기록이며,
환자와 가족, 그리고 함께 걸어가는 모든 동반자들에게
희망의 불씨가 되기를 바랍니다.

한독생의학학회 대표 | 비오신코리아(주) 대표
Dr.Hager 기념병원 설립 | IMVOKE® 통합암치료 프로그램 정립

강 종 옥

하거 박사(Dr. Erich Dieter Hager)의
통합암치료 철학과 정신

28년의 여정 – 비오메드 클리닉(BioMed Klinik)의 탄생

1989년, 독일 남서부 바트 베르크자베른(Bad Bergzabern)에 하거 박사는 비오메드 클리닉(BioMed Klinik)을 설립했습니다. 그는 기존 서양의학적 치료(수술, 항암, 방사선치료)의 한계를 넘어, 보완의학(Complementary Oncology)의 중요성을 임상 현장에서 처음으로 통합적으로 구현했습니다. 이 철학이 바로 "통합의학적 암치료(Integrative Oncology)"라는 새로운 기반을 여는 출발점이 되었습니다.

**"암치료는 단지 암세포를 제거하는 것이 아니라,
사람 전체를 회복시키는 과정이어야 한다."** - Dr. Hager

그의 비전 – 과학과 인간 중심의 통합

하거 박사는 전통의학과 현대의학을 대립이 아닌 '보완과 균형'의 관계로 보았습니다.

그는 연구와 임상에서 검증된 현대의학의 방법 위에, 자연치유력과 면역의 회복을 돕는 보완요법을 결합했습니다. 그가 강조한 비오메드의 주요 치료는 다음과 같습니다:

기준 치료	수술, 항암, 방사선치료 치료 등 국가 기준 암치료
생물학적 치료	면역요법, 온열요법, 중재치료, 완화치료
자연요법	생약요법, 해독요법, 식이·영양치료
물리·심리요법	물리치료, 통증관리, 심리상담·정서치료

그는 "의학은 사람을 위한 것이며, 치료는 과학과 따뜻함이 함께해야 한다"는 신념을 남겼습니다.

면역 중심의 통합의학 – 30년을 앞서간 통찰

하거 박사는 30년 전부터 "면역 시스템이 암치료의 핵심이며, 몸·정신·환경은 하나의 유기적 시스템으로 연결되어 있다"라고 강조했습니다.

Body (신체)	온열·해독·영양·순환	생리적 균형 회복
Mind (정신)	불안 완화·수면·자율신경 안정	정서적 회복
Milieu (환경)	세포 주변 미세환경, 산화·환원 균형	암 발생 환경 개선

"면역은 생명 그 자체의 언어이며,
온도·정신·환경은 그 언어의 세 가지 문법이다." - Dr. Hager

그의 인물상 – 책임의 의사

그는 늘 에너지와 아이디어가 넘치는 사람이었으며, 보완의학과 통합의학의 선구자로 불렸습니다.
그는 독일뿐 아니라 한국을 포함한 세계 여러 나라에서 보완의학을 알리고 확립시키는 데
큰 책임과 사명감을 느꼈다고 합니다.

"진정한 의사는 병을 치료하는 사람이 아니라,
사람을 회복시키는 사람이다."- Dr. Hager

그의 유산 – 임보크(IMVOKE®) 철학으로 이어지다

하거 박사의 철학은 오늘날 임보크 통합암치료로 계승되고 있습니다.
임보크(IMVOKE®)는 하거 박사가 강조한 면역 · 온열 · 정신의 통합축 위에 세워진 현대적 실천 체계입니다.

- 셀레나제(selenase®) – 산화·환원 균형을 통한 세포 환경 개선
- 이뮤코텔(IMMUCOTHEL®) – 면역의 균형 회복
- PBM·SALT Hyperthermia – 온도와 빛을 통한 면역 활성화

이는 모두 "면역이 스스로 치유할 수 있는 조건을 복원한다"는 하거 박사의 철학에서 비롯된 것입니다.

하거박사의 의학은 '암과 싸우는 의학'이 아닌 '생명과 동행하는 의학'이었습니다.
그의 철학은 오늘날 IMVOKE® 통합의학 속에서 과학과 인문, 치료와 인간의 경계를
잇는 살아 있는 유산으로 남아 있습니다.

종양학의 통합의학적 개관 IKO®
IKO®: Das Integrative Konzept in der Onkologie

종양학의 통합의학적 개관인 'IKO®(Das Integrative Konzept in der Onkologie)'는 2003년 독일-오스트리아 종양학회에서 합의문서로 발표되었습니다.

이 문서는 암 환자의 보완·지지요법을 위한 국제적 통합의학적 암 치료 지침으로 출판되었습니다. 이는 단순한 의견서가 아니라, 의학적 근거에 기반한 통합 암 치료의 '공식 기준'을 제시한 선언문입니다.

왜 IKO®가 중요할까요?

1. 암 치료의 새로운 흐름을 제시했습니다

기존의 암 치료는 수술, 항암, 방사선 치료 중심의 "3대 치료법"에 국한되어 있었지만, IKO®는 여기에 면역, 영양, 심리, 대사 조절, 생물학적 치료 등을 포괄하는 "전인적 치료 모델"을 제안했습니다.

2. "의학적 합의"에 기반했습니다

IKO®는 단순한 이론이 아니라, 실제로 통합의학을 실천하는 암 전문의 100여 명 이상이 참여하여 만든 합의 기준입니다. 근거 중심 의학(evidence-based medicine)을 기반으로 통합 치료의 과학적 근거를 명확히 했습니다.

3. 유럽 통합의학 암 치료의 기반이 되었습니다

독일, 오스트리아, 스위스 등 유럽에서는 통합 암 치료의 모델로 IKO®가 채택되어 현재까지 이어지고 있습니다. 한국에서도 IKO®를 기반으로 한 치료 콘셉트가 도입되었습니다.

IKO® 치료 원칙은 무엇인가요?

구분	핵심 치료 전략
생물학적 암 치료	미슬토 주사, 이뮤코텔, 셀레나제 등 면역·대사기능 조절 치료
국소 온열치료	암세포만 선택적으로 열을 가열하여 공격
분자교정의학	아미노산, 항산화제, 셀레늄 등 영양 치료로 세포 기능 회복
심신의학적 접근	스트레스, 불면, 우울감 관리 등 정서적 면역 회복 강화
개별 맞춤 영양치료	암 유형·상태에 따라 맞춤 영양설계

IKO®의 역사적 배경

1990년대 후반:
항암치료의 부작용과 한계가 대두되며 환자 중심 치료의 필요성이 확대되었습니다.

2003년:
독일-오스트리아 종양학회의 주도로 IKO® 합의문서 발표.
암 치료에 면역·대사·심리요소를 포함한 새로운 기준 수립

이후:
유럽 내 수백 개의 병원이 IKO®기반 치료 적용.
한국은 한독생의학학회와 닥터 하거 기념병원 등이 도입했습니다.

"암은 단순히 '나쁜 덩어리'를 없애는 싸움이 아니라,
'내 몸이 스스로 암과 싸울 수 있게 만드는 회복의 여정'입니다."
IKO®는 몸과 마음 전체를 돌보는 통합 치료입니다.
암을 이기는 힘은, 내 몸 안에 있습니다.
면역, 영양, 심리, 생체 균형 – 이것이 IKO®의 핵심입니다.

한독생의학학회
THE KOREA GERMANY BIO-MEDIZIN SOCIETY

통합의학적 암치료(Integrative Cancer Oncology)를 한국 의약계에 도입

2004년에 독일 통합의학의 선구자였던 하거박사(Dr. Hager)와 한국 통합의학의 실천자이자, 닥터 하거 기념병원을 설립한 강종옥 박사가 유럽 통합의학의 철학과 한국 임상 현실을 연결하기 위해 '한독생의학학회(KGBMS)'를 창립했습니다.

왜 한독생의학학회가 필요했을까요?

1. 기존 암치료의 한계를 느꼈기 때문입니다

수술, 항암, 방사선 치료만으로는 생존과 삶의 질을 동시에 높이기 어렵다는 현실

면역·영양·정서 회복 등 통합적 접근의 필요성 부각

2. 독일 IKO®의 우수한 모델을 도입하고자 했습니다

독일, 오스트리아에서는 이미 2003년 IKO® 합의문서를 기반으로

의료기관에서 통합의학적 치료를 표준으로 시행 중

이를 한국에도 의료진 교육, 치료 표준화, 임상적용으로 확산하려 한 것

한독생의학학회의 주요 활동

분야	주요 내용
의료인 교육	독일의 통합암치료 실행 병원 연수 및 병원 간 교류 지원
지식 보급	독일 IKO® 문헌 번역, 치료 프로토콜 매뉴얼화
임상 적용	닥터 하거 기념병원 등에서 IKO® 기반 치료 프로그램 적용
국제 교류	독일 의사들과의 세미나 및 임상 결과 교류
연구 활동	면역치료, 셀레나제, 이뮤코텔, 온열치료 등 한국형 치료 프로토콜 개발

한국 암 환자에게 어떤 도움이 되었나요?
몸과 마음을 함께 치료하는 통합의학의 길을 열었습니다.
단순히 '암 덩어리를 없애는 치료'가 아니라,
"환자 스스로 회복할 수 있도록 돕는 치료"를 강조했습니다.

기존 치료의 부작용을 줄이고, 회복 가능성을 높였습니다
면역 기능 회복, 전이·재발 예방, 삶의 질 향상에 중점을 둔 치료 전략을 도입했습니다.
이뮤코텔, 셀레나제, 고주파 온열치료, 분자교정치료 등 다양한 치료 적용

한독생의학학회는
독일의 '면역·대사·온열·심신치료'를 기반으로 한
통합암치료 모델(IKO®)을 한국에 도입해,
암 환자에게 새로운 희망의 치료 길을 제시했습니다.

임보크(IMVOKE®) 콘셉트
"암 환자 맞춤 통합면역치료 전략"

임보크(IMVOKE®)는 무엇인가요?
임보크(IMVOKE®)는 단순한 치료법이 아니라,
'암 환자의 면역을 회복시켜 재발과 전이를 예방하는 통합 치료 전략'이며,
암 치료의 전 과정을 '면역 중심'으로 재설계한 혁신적 콘셉트입니다.

누가 만들었나요?
한독생의학학회(KGBMS)
2004년, 강종옥 박사와 하거 박사가 함께 창립
독일의 IKO® 통합의학적 암치료 모델을 한국에 도입

Dr.Hager 기념병원
IKO® 치료 철학을 실현하기 위한 임상 거점 병원
실제 암 환자를 대상으로 통합 암치료 임상 경험 축적

임보크(IMVOKE®)는 어떤 과정을 거쳐 탄생했나요?
1. 독일 IKO® 합의문서 도입 – "면역 · 대사 · 온열 · 심리치료"를 통합적으로 적용
2. 한독생의학학회 창립 – 의료진 교육, 치료 프로토콜 개발, 독일식 모델 현지화
3. Dr.Hager 기념병원 설립 – 암 환자에게 맞는 치료 조합을 임상에서 검증
4. 임보크(IMVOKE®) 콘셉트 정립 – 면역학 중심의 맞춤형 통합 치료 전략으로 발전

임보크(IMVOKE®) 치료 전략의 핵심 구성

치료구성	설명
생물학적 치료	고용량 셀레나제, 이뮤코텔 등 면역암치료
온열 치료	국소 온열치료, 전신 온열치료(PBM과 SALT 하이퍼써미아)를 융합 한 시스테믹 온열치료(Systemic Hyperthermia)
분자교정의학	암 환자 맞춤형 아미노산 · 항산화제 · 미량영양소 등으로 대사 균형 회복
심신·정신 치료	스트레스 조절, 수면 회복, 심리 안정으로 면역 강화
맞춤 처방 시스템	환자 혈액검사 · 면역검사 결과에 기반한 정밀 맞춤치료

임보크(IMVOKE®)는 암 환자에게 어떤 이점이 있나요?

- ✅ 항암치료 후에도 면역을 지켜 재발을 예방합니다.
- ✅ 수술이나 항암 중에도 체력과 면역을 유지하게 도와줍니다.
- ✅ 환자 개별 상태에 맞춰 조합되는 '맞춤형 치료'입니다.
- ✅ 치료 효과뿐 아니라 삶의 질까지 고려한 전략입니다.

임보크(IMVOKE®)는
한독생의학학회가 닥터 하거 기념병원의 임상 데이터와 치료 프로그램을 기반으로
개발한, 면역 중심의 통합 암치료 전략입니다.
환자마다 다른 면역 상태를 분석해,
암의 재발·전이를 막고 회복을 촉진하는 맞춤형 치료 길잡이입니다.

이제, 인공지능과 함께
희망의 길을 안내합니다.

이 책은 암 환자분들이 치료 개념을 스스로 이해하고,
주체적인 치유 여정을 선택할 수 있도록 돕기 위해 구성되었습니다.
특히 ChatGPT와 함께, 복잡한 의학 정보를 쉽고 친절한 언어로 풀어 설명하고자 했습니다.

우리는 지금 복잡한 의학정보의 벽을 허물고,
의사와 환자, 치료와 삶의 간극을 좁히는 새로운 시대를 맞이하고 있습니다.

더 이상 암세포만을 겨냥하는 시대는 지나갔습니다. 이제는
몸 전체, 면역 전체, 삶 전체를 회복해야 할 때입니다.

지금, 여러분과 함께 걷겠습니다. 희망은 언제나 당신의 편입니다.

여러분이 지금 어디에 있든, 어떤 치료 중이든...
이 책은 조용히 당신에게 말합니다.

"암세포만 보는 시대는 끝났습니다.
이제는 내 몸 전체를 돌보는 시대입니다."

이 책이 치료가 아닌 회복을,
두려움이 아닌 이해와 선택을,
포기가 아닌 희망과 용기를 전하는 동반자가 되기를 진심으로 바랍니다.

Chat GPT와 함께하는 — IMVOKE®

임보크 면역 암치료 가이드북

핵심 포인트

노벨상이 증명한 '면역의 브레이크'

2025년 노벨 생리의학상은 메리 브런코우(M. Brunkow), 프레드 램스델(F. Ramsdell), 사카구치 시몬(坂口志文) 세 과학자에게 돌아갔습니다.
그들의 업적은 '조절 T세포(Regulatory T cell, Treg)'와 그 운명을 결정짓는 핵심 전사이자 FOXP3의 발견이었습니다.

◆ 면역의 가속기와 브레이크
우리 몸의 면역계는 질병을 막는 강력한 '가속기(공격)' 시스템을 가지고 있지만, 동시에 '브레이크(억제)' 시스템이 존재해야 자가면역으로부터 스스로를 보호할 수 있습니다.
조절 T세포(Treg)는 바로 이 면역의 브레이크 역할을 담당합니다.

◆ FOXP3 유전자와 면역 균형의 비밀
브런코우와 램스델은 FOXP3 유전자의 결함으로 조절 T세포 기능이 마비된 생쥐에서 심각한 자가면역 질환을 발견했습니다.
이와 유사한 인간 질환이 바로 IPEX 증후군(면역조절 이상으로 전신 자가면역이 치명적 질환) 입니다.
사카구치 박사는 이미 1995년, 말초 면역계에서 자가면역을 억제하는 Treg 세포의 존재를 보고했고, 이후 FOXP3가 이 세포의 정체성을 결정짓는 마스터 유전자(master regulator)임을 증명했습니다.

◆ 말초 면역 관용(Peripheral Immune Tolerance)의 과학
이 발견은 "면역계의 자기 억제 메커니즘"을 생물학적으로 해명한 획기적 사건입니다.
즉, Treg은 자가면역을 막고, 염증을 조절하며, 종양 환경에서는 과잉 억제 시 면역회피를 유발할 수 있습니다. 따라서 치료의 목표는 단순한 면역 자극이 아니라, '면역 균형(Immune Balance)'의 회복입니다.

◆ 치료로 향하는 새로운 길
노벨위원회는 이번 수상을 "면역계의 조절 원리를 밝힘으로써 자가면역·이식·암 치료에 새로운 길을 열었다"고 평가했습니다. 현재 전 세계적으로 200건 이상의 조절 T세포 기반 임상시험이 진행 중이며, 암 치료에서는 Treg 억제 또는 재조절 전략이 면역관문억제제와 병용되어 연구되고 있습니다.

◆ 임보크(IMVOKE®) 통합면역치료와의 연결점
임보크(IMVOKE®) 통합암치료는 바로 이 노벨상 발견의 임상적 연장선에 있습니다.
셀레나제는 FOXP3 발현과 관련된 산화환원 균형(Glutathione-GPX 축) 을 조절하여 Treg 기능을 회복시키고, 이뮤코텔은 Treg-Effector 간의 면역 관용 네트워크를 재조정하여 과도한 억제 상태를 풀어냅니다.

즉, 임보크(IMVOKE®) 치료는 면역의 '가속기'와 '브레이크'를 동시에 조율함으로써, 암 환자의 면역 균형 (Homeostasis) 을 회복시키는 현대적 통합치료의 완성형입니다.

◆ 새로운 시대의 시작

2025년 노벨상은 단순한 학문적 수상이 아니라, 면역을 "무조건 자극하는 시대에서 균형을 회복하는 시대로 전환"시킨 선언이었습니다.
임보크(IMVOKE®)는 이 과학적 흐름을 실제 치료 현장에서 구현하고 있습니다.

면역계를 '브레이크' 걸어주는 비밀

2025년 10월 6일, 메리 브런코우, 프레드 램스델, 사카구치 시몬 세 분이 생리의학 노벨상을 받았습니다.
그 공로는 말초 면역 관용(peripheral immune tolerance) 과 조절 T세포(regulatory T cells, 흔히 Tregs 라 부르는) 를 밝힌 업적 때문입니다.
이 이야기를 전하는 건, 이 발견이 단지 기초과학의 진전이 아니라 실제 질병 치료의 문을 여는 열쇠가 될 가능성이 크기 때문입니다.

브런코우와 램스델은 돌연변이 생쥐에서 FOXP3 유전자 결함이 조절 T세포 기능 마비와 자가면역 폭주(IPEX 증후군) 로 이어진다는 사실을 최초로 밝혔습니다.
사카구치 박사는 1995년, 조절 T세포의 존재를 처음 보고하고, FOXP3가 바로 이 세포의 운명을 조절하는 핵심 전사인자임을 증명했습니다.

노벨위원회도 강조한 것처럼, 지금 여러 임상시험 단계에서 조절 T세포를 이용한 치료 전략이 실제로 시험되고 있습니다.(자가면역 질환, 장기 이식 거부 반응 억제, 심지어 암 치료)

요컨대, 면역 반응의 '가속기'만큼이나 '제동장치'도 중요하다는 걸 과학이 증명해 낸 것입니다.
이 발견이 앞으로 어떤 치료법으로 이어질지, 정말 기대되지 않습니까?

노벨의학상과 셀레나제 – 면역 균형의 과학적 근거

🎓 2025 노벨 생리의학상 – 조절 T세포의 발견
"면역의 강약이 아니라, 균형이 생명을 지킨다."

🔬 수상자: Mary Brunkow, Fred Ramsdell, Shimon Sakaguchi
🧬 수상 주제: Regulatory T Cells and Peripheral Immune Tolerance (조절 T세포와 말초 면역 관용)
🔍 핵심 발견: FOXP3 조절 T세포(Treg)의 존재와 작용기전 규명 → 자가면역 억제 및 면역 균형 유지
⚕ 임상 의의: 자가면역 질환, 암, 장기이식, 만성염증 등에서 면역 균형 조절이 치료의 핵심임을 입증
면역은 "강화"보다 "조화"가 중요하며, 면역 균형(immune homeostasis)을 유지하는 조절자(Treg)의
기능이 생명 유지의 핵심이라는 점이 명확히 입증되었습니다.

⚖ 조절 T세포(Treg)의 핵심 기능 요약

기능	작용 메커니즘	결과
면역과잉 억제	IL-10, TGF-β, CTLA-4 분비로 과도한 면역반응 차단	자가면역·염증 억제
면역관용 유도	항원특이 T세포 활성 억제	자기조직 보호
조직 회복 지원	세포 손상 후 항염 환경 조성	조직 재생, 손상 억제
암·항암치료 관련	종양미세환경에서 Treg 과다 시 면역억제, 균형유지 시 치료 부작용 완화	면역 균형 회복

조절 T세포는 '면역의 브레이크', 셀레늄은 그 브레이크를 안정적으로 작동시키는 윤활유 역할을 합니다.

🔋 셀레늄과 조절 T세포의 생화학적 연관성

1 셀레늄의 면역학적 역할
셀레늄은 단순한 항산화제가 아니라,
면역세포의 분화·기능·항산화 방어에 직접 관여하는 필수 미량원소입니다.

셀레노단백질	주요 작용	면역 관련 기능
GPX (Glutathione peroxidase)	ROS 제거, 산화손상 억제	염증 완화, 세포 보호
TRXR (Thioredoxin reductase)	세포 내 Redox 균형 유지	T세포 활성 및 생존 지원
SELENOK, SELENOS	단백질 접힘·면역신호 조절	T세포 수용체 신호 강화
SEP15	세포 단백질 품질 조절	Treg 안정성 유지

2 셀레늄 – 조절 T세포(Treg) 활성화 메커니즘

  (※ 최신 면역대사학 연구 및 biosyn internal review 기반 요약)

  - 셀레늄 결핍 시 → ROS 축적 ↑ → FOXP3 불안정화 → Treg 기능 저하 → 염증성 사이토카인 폭주

  - 셀레늄 충분 시 → GPX/TRXR 활성 ↑ → Redox 균형 회복 → FOXP3 안정화 → Treg 기능 유지

  🔴 결과적으로 셀레늄은 "면역 과잉을 억제하면서, 면역 회복을 돕는 양면적 조절자"로 작용합니다.

💊 셀레나제(selenase®)

성분명	Sodium selenite pentahydrate (아셀렌산나트륨 오수화물)
제조사	Biosyn Arzneimittel GmbH (Germany)
제형	주사제(IV), 경구용 액제(Oral), 정제(Tablet)
제조기준	EU-GMP, API-Grade 의약품 제조
WHO ATC Code	A12CE02
주요 적용 분야	셀레늄 결핍, 항암·방사선 부작용 예방, 면역기능 회복

📈 임상 근거 요약 (Evidence Summary)

연구	디자인	결과 요약
SECAR Study(2015)	고용량 아셀렌산나트륨	항암 내성감소, 항종양학효과 입증
Büntzel et al. (2008)	방사선+셀레나제 병용	점막염·피로·염증 반응 유의적 감소
Muecke et al. (2010)	암 방사선요법 보조군	항산화 효소 활성 증가, 정상조직 보호
Knox (2019)	방사선+셀레나제 병용	암성 통증 지수개선, 항종양효과

⏳ 면역 균형 중심의 통합 해석

면역 상태	병태	셀레늄/Treg 조절 효과
면역 과잉	자가면역, 염증	Treg 활성 ↑ / ROS 억제 → 염증 완화
면역 저하	암, 만성피로	Redox 회복 / GPX↑ → 면역 활성화 보조
면역 불균형	항암치료 후 회복기	Treg-Effector 균형 유지 → 부작용 완화 및 회복 촉진

셀레나제는 면역을 "올리는 약"이 아니라, "균형을 회복시키는 약"입니다.

즉, 2025 노벨의학상 주제인 '면역 관용(Immune Tolerance)'의 임상적 실천 모델입니다.

💎 Key Message
◆ 과학적 근거: 2025년 노벨의학상은 면역 조절의 본질을 규명했습니다. 셀레늄은 그 기전을 '활성화'하는 필수 인자입니다.
◆ 치료적 가치: 셀레나제는 항암, 염증, 면역 저하 등 '면역 불균형 상태' 전반에 균형 회복을 돕습니다.
◆ 차별성: 유일한 의약품 등급 셀레늄, EU-GMP, WHO 코드 A12CE02 등록.
◆ 환자 가치: 부작용 완화, 회복 촉진, 피로 감소를 통해 치료 지속성과 삶의 질(QoL)을 향상시킵니다.

🩺 결론 요약
2025년 노벨의학상은 "면역의 브레이크 시스템(Treg)"을 밝혔습니다.
셀레나제는 그 브레이크가 안정적으로 작동하도록 돕는 의약품입니다.

💪 면역 균형 회복

🔬 항암·방사선 부작용 완화

🧬 피로·산화스트레스 감소

→ 셀레나제 = 노벨의학상 개념의 임상적 구현체

면역 관용의 발견에서, 암 면역 회복의 해답으로

🧬 2025년 노벨 생리의학상 – 말초 면역관용의 발견
인체의 면역체계는 '스스로를 공격하지 않게 하는 균형'을 유지해야 합니다.
조절 T세포(Regulatory T cell, Treg)는 면역 반응의 브레이크 역할을 하며,
과도한 염증을 막고 자가면역질환을 예방하는 핵심 세포입니다.
이 발견은 자가면역·암·장기이식 등 면역조절의학의 근간이 되었습니다.

🚀 이뮤코텔 — KLH 면역조절제로 구현된 면역관용의 임상적 확장
면역의 균형을 회복시키는 KLH 면역조절제로써 이뮤코텔은 노벨상 연구에서 밝혀진
'면역관용(Immune Tolerance)'의 원리를 '암 면역 회복'으로 확장한 임상적 해법입니다.
◆ 천연 단백면역소재 KLH (Keyhole Limpet Hemocyanin)
◆ 독일 biosyn Arzneimittel GmbH (GMP) 제조
◆ WHO ATC 코드 L03AX10(Immunostimulants, others)
◆ 면역의 브레이크(Treg)를 조절하고, 엔진(CTL)을 되살립니다.

☀ "2025 노벨상, 면역관용의 원리 이뮤코텔은 그 균형을 암 면역 회복에 적용합니다."

🧬 이뮤코텔의 면역 메커니즘 (Immune Mechanism of Action)
: KLH(Keyhole Limpet Hemocyanin) 기반 면역조절의 4단계 작용

1️⃣ 항원 인식 및 수지상세포(APC) 활성화
KLH 항원(비인체성 천연 단백질)은 인체 내에서 선천면역계를 안전하게 자극하는 '교육용 항원 (educational antigen)'으로 작용합니다.
- ◆ 수지상세포(Dendritic Cell, APC) 의 성숙을 유도
- ◆ MHC I·II 발현 증가 → T세포 항원제시 능력 강화
- ◆ 면역관용 상태에서 '면역 경보'를 재가동
- ✅ 첫 단계에서 면역의 "인지(Recognition)" 기능이 회복됩니다.

2️⃣ T세포 균형 조절 (Th1 ↔ Th2 ↔ Treg)
암의 미세환경에서는 Treg 과다, Th1 저하, Th2 치우침으로 면역 균형이 무너집니다.
KLH 자극은 이 균형을 정상화(homeostasis) 시킵니다.
- ◆ Th1 활성화 → IFN-γ, IL-2 생성 증가 (세포독성 면역 강화)
- ◆ Th2 과잉 반응 억제 → IL-4, IL-10 조절
- ◆ Treg 세포 비율 정상화 → 면역억제 해소
- ⚖️ 면역체계의 "브레이크(Treg)"와 "엑셀(Th1)"이 동시에 조절됩니다.

3️⃣ 종양미세환경(TME) 내 면역억제 해소
암세포 주변(TME)에는 Treg·MDSC·TGF-β 등이 면역을 마비시키는 억제 인자로 작용합니다.
이뮤코텔은 이 환경을 변화시켜 면역 재활성화(Re-activation) 를 유도합니다.
- ◆ 면역억제성 Treg 감소 → Cytotoxic T Cell(CTL) 활성 회복
- ◆ NK 세포 활성 증가 → 암세포 직접 살상
- ◆ APC – 세포 시냅스(synaptic interface) 강화 → 면역 기억 형성
- ✅ "면역의 브레이크를 해제하고, 면역의 엔진을 재점화합니다."

4️⃣ 면역감시(Immune Surveillance) 재가동
활성화된 CTL·NK세포는 종양항원에 특이적 면역기억을 형성하여, 재발·전이 위험을 낮추는 항암 면역감시 시스템을 재가동합니다.
- ◆ 기억 T세포(Memory T Cell) 형성
- ◆ 항원특이적 장기면역 유지
- ◆ 재발 억제 효과(anti-relapse immunity)
- ✅ 장기적으로 면역 관용 → 면역 회복 → 면역 감시로 이어지는 완전한 면역 루프를 복원합니다.

5 **핵심포인트**

구분	설명
작용유형	균형조절형 면역조절제 (Immuno-Regulatory Modulator)
핵심 표적	APC 활성, Treg 억제, Th1 회복, CTL 재활성
작용결과	면역 균형 복원 → 항암면역 재가동 → 면역감시 유지
의미	노벨상 연구의 "면역관용"을 임상적으로 "면역 회복"으로 확장한 대표 사례

◆ KLH 항원 인식 → APC 성숙 & 항원제시 → Th1/Th2/Treg 균형 회복 →
Treg 억제 + CTL 활성화 → 항암면역 회복 & 면역감시 재가동

셀레나제 + 이뮤코텔 병용 시 조절 T세포 중심의 면역 균형 메커니즘

"조절 T세포의 과활성은 암의 면역회피를, Treg의 소실은 자가면역을 유발합니다.
셀레나제와 이뮤코텔은 그 균형을 회복합니다."

☀ 면역 균형의 핵심 – 조절 T세포(Regulatory T Cell, Treg)
조절 T세포는 면역의 브레이크 역할을 하여 자가면역을 방지하지만, 암세포는 이 기전을 면역 회피 (Immune Escape)에 이용합니다.
따라서 조절 T세포의 '기능 안정화'와 '과활성 억제'의 균형이 면역 항상성(Immune Homeostasis)의 핵심 입니다.

● 셀레나제 – 면역의 기초를 세운다 (Immune Foundation)
"조절 T세포 기능 안정화 및 면역관용 유지"

생물학적 기능	면역학적 결과
Redox Balance 회복 (ROS 조절, 항산화)	세포 스트레스 완화
TRXR, GPX, NF-κB 경로 정상화	염증 신호 완화
미토콘드리아 에너지 대사 회복	T세포 에너지 안정화
조절 T세포 생존 및 분화 유지	자가면역 예방 및 면역 관용 유지

💡 셀레나제는 "면역의 기초대사 안정성"을 세워 조절 T세포의 기능을 보존하고 자가면역을 예방합니다.

🔵 이뮤코텔 – 면역의 균형을 되돌린다(Immune Restoration)

"조절 T세포 과활성 억제 및 항암면역 회복"

생물학적 기능	면역학적 결과
KLH 항원 인식 → APC 활성화	면역 반응 재가동
Th1 / Th2 / Treg 균형 회복	면역 억제 완화
TME 내 Treg 억제 → CTL/NK 활성화	항암면역 강화
면역감시(Immune Surveillance) 재활성화	종양 성장 억제 및 재발 방지

💡 이뮤코텔은 KLH 면역조절을 통해 면역의 브레이크를 조절하고, 항암면역을 되살립니다.

⚖️ 병용 시 상호보완 메커니즘 (Synergistic Immunoregulation)

구분	셀레나제	이뮤코텔	병용시 시너지
주요작용	조절 T세포 안정화, 면역관용 유지	조절 T세포 과활성 억제, 항암면역 회복	면역 균형 회복
표적 세포	조절T세포 , Th1, Monocyte	APC, CTL, NK, 조절 T세포	면역억제 해소 + 세포독성 재활성화
결과	염증 감소, 산화스트레스 완화	항암면역 재점화, NK활성화	자가면역 예방 + 항암면역 강화

💡 **결과**
- 면역계의 브레이크(조절 T세포)와 엔진(CTL, NK)을 함께 조절하여 자가면역과 암면역의 균형을 동시에 유지합니다.
- 셀레나제 → 조절 T세포 기능 안정화 → 면역 관용 유지 → 면역 균형 확립
- 이뮤코텔 → 조절 T세포 과활성 억제 + CTL/NK 재활성화 → 항암면역 회복

✅ 핵심 요약 (Key Takeaway)

셀레나제는 Treg의 기능을 안정화하여 면역의 기초를 세우고,
이뮤코텔은 Treg의 과활성을 억제하여 면역의 균형을 되돌립니다.
두 제제의 병용은 '면역의 브레이크와 엑셀'을 함께 조절하는 면역 균형 치료입니다."

"암은 면역이 약해졌을 때 움직입니다"

많은 분들이 이렇게 말합니다.
"암은 치료만 잘하면 되는 거 아닌가요?"
하지만 치료만으로는 부족할 수 있습니다.
왜냐하면 암은 면역이 약해졌을 때 더 쉽게 자라고, 퍼지고, 다시 나타나기 때문입니다.

암은 단지 한 개의 종양이 아니라, 우리 몸의 면역 시스템과 끊임없이 싸우는 존재입니다.
몸의 면역력이 강할 땐, 암세포가 자라더라도 우리 몸의 T세포, NK세포, 대식세포가 이를 감시하고 조용히
제거합니다.

하지만…
스트레스가 많고, 수면이 부족하고, 항암 치료로 체력이 떨어지면, 우리의 면역시스템은 약해지고,
그 틈을 타 암은 다시 자라고, 전이되며, 재발합니다.

🔍 이 책은 말합니다:
    "암을 치료하려면, 면역부터 다시 세워야 한다"고요.

이제부터 우리는 암세포만 바라보는 것이 아니라,
우리 몸 전체를 회복시키는 치료, 면역이 다시 싸울 수 있는 힘을 회복시키는 치료를 알아볼 것입니다.

📌 이 책을 통해 암과 면역의 관계를 이해하고,
📌 나에게 맞는 통합적 치료 전략을 세울 수 있길 바랍니다.

"암을 진짜로 이기려면, 내 몸의 면역이 먼저 깨어나야 합니다"

암 치료는 끝났는데…
왜 어떤 사람은 다시 암이 재발되고, 어떤 사람은 건강하게 회복될까요?

많은 환자들이 수술, 항암, 방사선 등 힘든 치료를 마치고도
"다시 생기면 어쩌죠?", "또 재발되면 어떡하죠?" 하고 두려워합니다.
하지만 우리가 꼭 알아야 할 사실은, 암이 재발되는 이유의 핵심은 '면역력'이라는 것입니다.

암세포는 우리 몸속에서 매일 생깁니다.
건강한 사람도 암세포는 생기지만, 면역세포가 이를 감시하고 조용히 제거하기 때문에
암으로 발전하지 않습니다.

그러나…
항암 치료 후 면역이 무너지고 스트레스, 영양 불균형, 만성 염증 등으로 면역이 약해지면
암세포는 그 틈을 타 다시 자라고 퍼집니다.
그래서 중요한 질문은 이것입니다:
"내 몸의 면역이 다시 암을 감시하고 싸울 수 있느냐"

임보크(IMVOKE®) 통합면역치료는
단순히 암세포만을 겨냥하는 것이 아니라, "면역 시스템을 다시 깨우는 것"을 목표로 합니다.

✅ 암세포를 정확히 인식하도록 돕고
✅ 스스로 제거할 수 있도록 도와주는 면역 중심의 통합치료 전략입니다.

이 책은 단순한 치료 정보를 넘어서 암과 면역의 진짜 관계, 재발을 막는 치료의 기준,
그리고 임보크(IMVOKE®)가 어떻게 내 몸을 다시 일으키는지 쉽고 자세히 알려드릴 것입니다.
우리의 치료는 "암세포를 없애는 것"에서 "내 몸을 회복시키는 것"으로 나아가야 합니다.

이제, 그 여정을 시작해 봅시다.

"알고 보면, 암세포는 매우 특별한 존재입니다"

암은 단순히 '운 나쁜 사람'에게 생기는 병이 아닙니다.
우리는 "암은 유전이야", "그냥 생긴 거겠지"라고 생각하지만,
암은 우리 몸 안에서 오랜 시간, 아주 조용히 준비된 결과입니다.

📌 암은 언제 생길까요?
몸의 균형이 무너졌을 때, 면역 시스템이 약해졌을 때,
세포의 유전자 조절 기능이 고장 났을 때
암은 서서히, 그러나 집요하게 자라기 시작합니다.
암은 정상세포처럼 스스로 죽지 않고, 진단 시점보다 훨씬 이전부터
혈액과 림프를 타고 퍼지는 '조용한 침입자'입니다.

📌 그래서 암을 치료하려면,
단순히 암세포만 없애는 것이 아니라 암세포의 '특징'을 정확히 이해하는 것이 먼저입니다.

왜 암세포는 면역세포를 피할 수 있는가?
왜 항암제에 내성을 가지는가?
왜 전이와 재발이 반복될까?
이 모든 해답은
암세포만의 '별난 특성'을 이해하는 데서 시작됩니다.

🙋 이 책은 암 환자에게 말합니다:
"당신이 암을 모르면, 암도 당신을 떠나지 않습니다."
암을 두려워하지 마세요.
대신 암을 이해하고, 감시하고, 다스리는 법을 배우세요.

그것이 암으로부터 해방되는 첫걸음입니다.
이 책은 다음과 같은 내용으로 구성되었습니다.

1. 21세기 암 치료, 왜 면역항암제가 중심이 되는가?
 - 고용량 셀레나제 + 이뮤코텔의 차세대 면역항암 이야기

2. 암 치료의 패러다임이 바뀌고 있다.
 - 수술·방사선·항암제 중심의 기존 치료를 넘어, 이제는 '면역 회복'이 치료의 핵심이 되고 있다.

3. 항암제의 시대, 그리고 그 한계
 - 기존 항암제는 암세포만이 아니라 정상세포도 함께 손상시킨다.
 - 암세포는 항암제에 대한 내성을 갖추는 특성이 있다.

4. 암세포는 '속임수의 고수'다.
 - 암세포는 면역세포의 감시망을 피하는 전략을 가지고 있다.

5. 그래서, 면역을 깨우는 치료가 필요하다.
 - 항암제가 아닌, 내 몸의 면역이 암을 찾아내고 제거하는 방식
 - 면역 시스템을 회복시키는 치료가 재발과 전이를 막는다.

6. 고용량 셀레나제 – 면역세포의 에너지 공장
 - 항산화가 아니라, 고용량 셀레늄은 T세포와 NK세포를 활성화
 - 암세포 선택적 사멸 유도 및 항암제 부작용 억제

7. 이뮤코텔 – 선천·후천 면역을 동시에 깨운다.
 - KLH 유래 이뮤노시아닌 성분으로 T세포의 정확한 타깃 활성화
 - TF 항원을 통한 암세포 특이적 면역 반응 유도

8. 셀레나제 + 이뮤코텔 = 차세대 면역항암 콤비
 - 병용 시너지: 면역세포 활성 + 암세포 타깃 정밀화, 기존 면역항암제와 차별화된 내재적
   면역 회복 중심 전략

9. 이것이 21세기형 통합면역 암 치료, 임보크(IMVOKE®)이다.
 - 단순한 투약이 아니라, 몸 전체의 면역 시스템을 재건하는 치료
 - 재발 없는 암 치료를 위한 새로운 표준의 시작

Contents

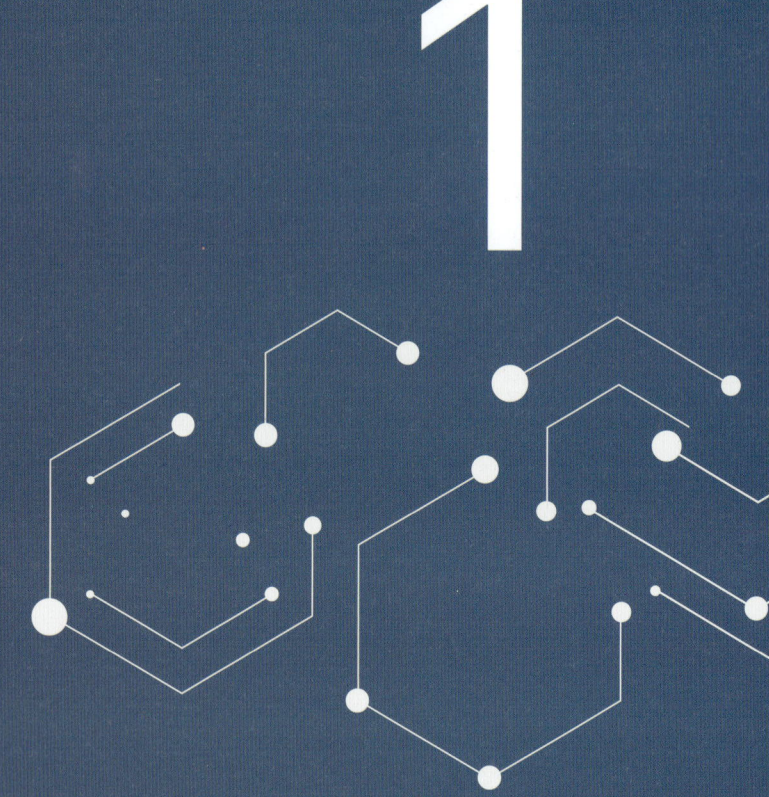

1

제 1 장

임보크는 면역 시스템을
다시 깨우는 것을 목표로 합니다.

암을 진짜로 이기려면,
내 몸의 면역이 먼저 깨어나야 합니다.

❓ 암 치료는 끝났는데, 왜 어떤 사람은 재발하고 어떤 사람은 건강하게 회복될까요?

- 수술, 항암, 방사선 같은 치료를 마쳐도 "암이 다시 생기면 어쩌죠?" 하고 걱정하는 환자들이 많습니다.
- 암이 재발되는 가장 큰 이유는 면역력 저하입니다.

🔬 암세포는 누구에게나 생깁니다.

- 암세포는 매일 우리 몸속에서 자연적으로 발생합니다.
- 건강한 사람은 면역세포가 암세포를 감시하고 조용히 제거하기 때문에 암으로 발전하지 않습니다.

⚠️ 하지만 치료 후 면역이 약해지면…

- 항암치료의 부작용, 영양 불균형, 만성 염증, 스트레스 등이 겹치면
- 약해진 면역이 암세포를 제대로 막지 못해 재발과 전이의 위험이 높아집니다.

💡 그래서 중요한 질문은?

- 👉 "내 몸의 면역이 다시 암을 감시하고 싸울 수 있을까?"

🌱 임보크(IMVOKE®) 통합면역치료의 목표

- 단순히 암세포만 없애는 것이 아니라, 면역 시스템을 다시 깨우는 것을 목표로 합니다.

[핵심전략]
1. 암을 정확히 인식하게 하고
2. 내 몸이 스스로 암세포를 제거할 수 있도록 돕는 치료

📖 이 책에서 알려드릴 내용

- 암과 면역의 진짜 관계
- 재발을 막는 치료의 기준
- 임보크(IMVOKE®)가 어떻게 몸을 다시 회복시키는지

⭐ 결론

치료의 방향은 단순히 "암세포를 없애는 것"에서 "내 몸을 회복시키는 것"으로 바뀌어야 합니다.

☀️ **이 장에서 다룰 주제**

암치료의 모든 단계에서 면역은 왜 중요한가요?

왜 암은 재발될까요?

면역 시스템이 깨어나야 암을 정확히 제거할 수 있습니다.

임보크(IMVOKE®) 콘셉트의 핵심은 무엇일까요?

🌱 이 장의 이해를 돕기 위한 정리

1 왜 면역이 중요한가요?

- 암 치료(수술, 항암, 방사선)는 암세포를 직접 제거하는 치료법입니다.

- 하지만 면역력이 무너지면 암세포가 다시 자라날 수 있습니다.

- 즉, 암 치료는 암세포 제거 + 면역 회복이 함께 이루어져야 완성됩니다.

👉 면역은 단순한 회복이 아니라, 치료 이후에도 계속 암을 감시하고 억제하는 힘입니다.

2 치료 후에도 왜 암이 재발되나요?

- 수술이나 항암치료를 잘 받아도 보이지 않는 암세포가 몸속에 숨어 있을 수 있습니다.

- 면역이 약해지면 이 숨어 있던 암세포가 다시 자라납니다.

- 특히 치료가 끝난 뒤 6개월~2년 사이에 재발 위험이 높습니다.

👉 재발을 막으려면 면역 회복이 핵심입니다.

3 임보크(IMVOKE®) 치료의 핵심은?

- 기존 치료처럼 단순히 암세포만 없애는 것이 아닙니다.

- 내 몸의 면역이 다시 깨어나 스스로 암을 감시하고 싸울 수 있도록 돕는 치료입니다.

　　✅ 임보크(IMVOKE®)의 목표

　　1. 내 몸이 암세포를 정확히 인식하도록 돕기

　　2. 스스로 암세포를 찾아 제거할 수 있도록 면역을 회복시키기

　　3. 재발과 전이를 막고 삶의 질을 향상시키기

4 환자에게 주는 희망

- 치료의 진짜 목적은 암세포를 없애는 것에서 끝나는 게 아니라,

👉 내 몸을 회복시켜 다시는 암이 자라지 않도록 만드는 것입니다.

💡 즉, "내 몸이 스스로 암을 이기게 만드는 치료"가 임보크(IMVOKE®)입니다.

암치료의 모든 단계에서 면역은 왜 중요한가요?

🎯 암 치료는 '암세포 제거'뿐 아니라 '면역력 유지와 회복'이 핵심입니다.

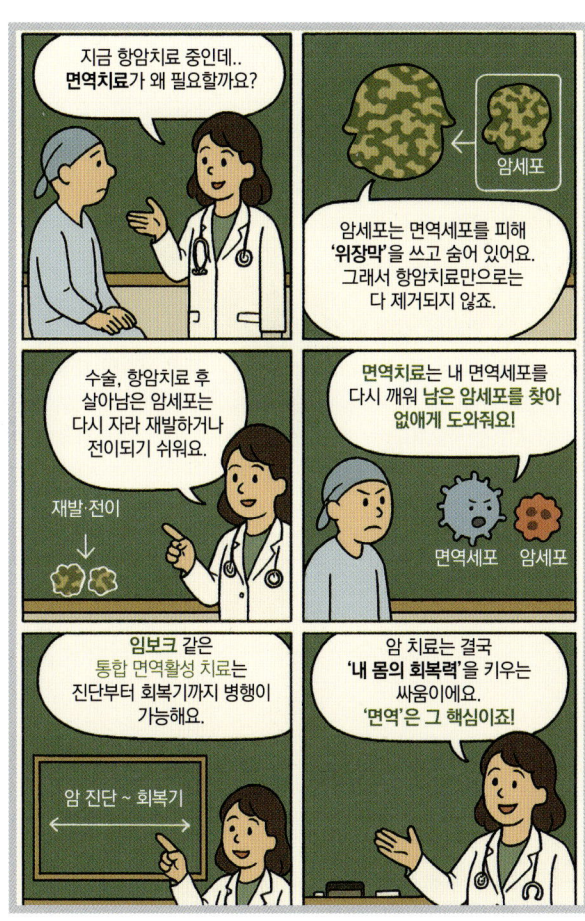

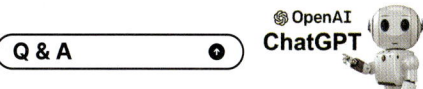

Q & A

Q 수술이나 항암치료만 하면 암이 없어지는것 아닌가요?

✅ 아닙니다. 눈에 보이는 암세포를 제거했다고 해서 치료가 끝난 것은 아닙니다. 암 치료 후에도 몸속 어딘가에 미세 잔존 암세포가 남아 있을 수 있기 때문에, **이를 면역세포가 제거해야 재발을 막을 수 있습니다.**

Q 암 치료 초기에 면역이 중요한 이유는 무엇인가요?

✅ 항암제나 방사선 치료는 암세포뿐 아니라 골수와 림프구 등 면역세포의 기능도 억제합니다. **면역 체계가 무너지면 암세포의 전이 가능성이 높아지기 때문에**, 치료 초기에 면역을 유지하는 것이 매우 중요합니다.

Q 암 치료 <u>중간 단계</u>에서도 면역 관리가 필요한가요?

✅ 그렇습니다. **면역 기능이 저하되면 감염, 염증, 체력 저하 등으로 항암 치료가 지연되거나 중단될 수 있습니다.** 면역을 유지하면 치료를 안정적으로 지속할 수 있고, 항암제에 대한 반응률도 향상됩니다.

Q 치료가 <u>끝난 뒤</u>에도 면역 관리가 필요하나요?

✅ 매우 중요합니다! 영상에서 암이 사라진 것처럼 보여도, 보이지 않는 미세 잔존 암세포가 남아 있을 수 있습니다. 이때 **면역이 약해지면 재발 위험이 높아지고, 면역이 강하면 면역 감시를 통해 암세포를 제거할 수 있습니다.**

Q 임보크(IMVOKE®)는 <u>어떤 역할</u>을 하나요?

✅ 임보크(IMVOKE®)는 치료 전 과정에서 손상된 면역 기능을 회복하고 면역감시 체계를 강화해 남아 있을 수 있는 암세포를 제거하며 재발을 예방하는 면역 중심 치료 전략입니다. 이는 단순한 보완적 치료가 아니라, 치료 성패를 좌우하는 핵심 전략입니다.

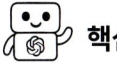 **핵심요약**

암 치료는 면역과 함께할 때 비로소 완성됩니다.
면역이 약해지면 암은 다시 자라날 수 있습니다.

왜 암은 재발될까요?

🎯 암은 수술이나 항암치료 후에도 '다시 자랄 수 있는 환경'이 남아 있으면 재발됩니다.

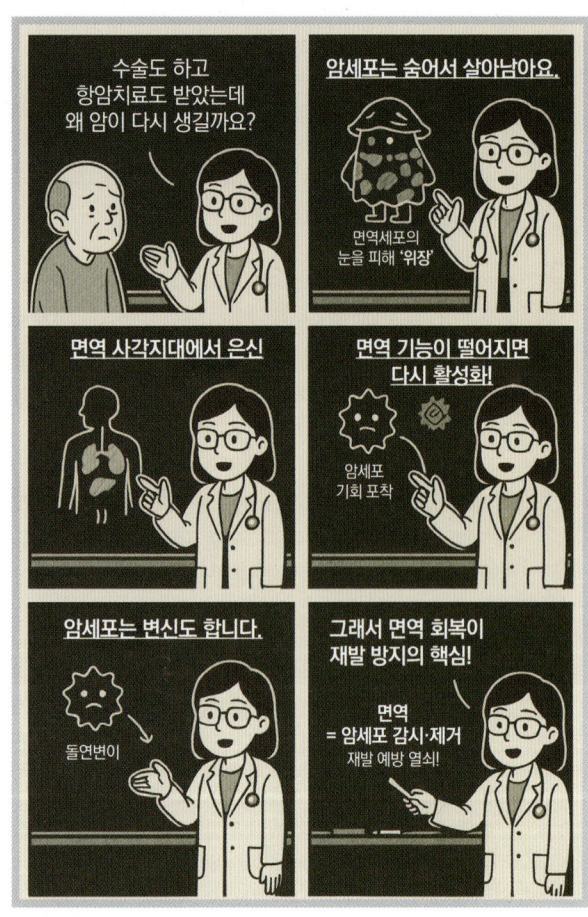

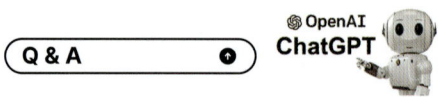

Q & A ⊙

Q 수술도 하고 항암치료도 잘 받았는데 암은 왜 재발하나요?

✅ 암 치료는 눈에 보이는 암세포를 제거하는 것으로 끝나지 않습니다. 몸속 깊은 조직, 혈관, 림프계 등에 눈에 보이지 않는 미세 잔존 암세포나 전이를 준비 중인 암세포가 남아 있다가, 면역기능이 떨어졌을 때 다시 활성화되어 성장하거나 전이될 수 있습니다.

Q 재발은 언제 잘 생기나요?

✅ 보통 치료 후 6개월~2년 사이가 재발 위험이 가장 높은 시기입니다. 이 시기에는 면역 기능이 가장 많이 손상되어 있고, 암세포가 살아남아 있으면 다시 자랄 수 있는 환경이 만들어지기 때문입니다.

Q 암이 재발하는 원인은 뭔가요?

원인	설명
남아 있는 암세포	치료 후에도 미세 암세포가 남아 있음
면역 시스템의 약화	손상된 면역이 회복되지 않아 감시 기능이 작동하지 않음
암 성장 환경 유지	염증, 대사, 순환 환경이 암세포 성장에 유리한 상태로 유지됨

Q 어떻게 해야 재발을 막을 수 있나요?

✅ 단순히 암을 '없애는 치료'만 해서는 안 됩니다.
면역 기능 회복, 염증·영양·대사 조절, 전신 환경 개선을 통해 암세포가 다시 자라기 어려운 환경을 만드는 것이 중요합니다.

Q 임보크(IMVOKE®) 면역치료는 어떤 역할을 하나요?

✅ 임보크(IMVOKE®)는 단순한 암을 제거하는 치료가 아닙니다. 진단 초기부터, 수술·항암치료 후까지 면역 기능을 회복·유지하고 암세포를 지속 감시하며, 재발을 예방하는 통합 면역치료 전략입니다.

 핵심요약

암은 완치보다 '재발을 막는 것'이 더 중요할 수 있습니다. 면역 기능이 회복되지 않으면 치료가 끝났다고 보기 어렵습니다.

면역 시스템이 깨어나야 암을 정확히 제거할 수 있습니다.

🎯 암을 정확히 인식하고 제거하는 힘은 '내 몸의 면역 시스템'에 달려 있습니다.

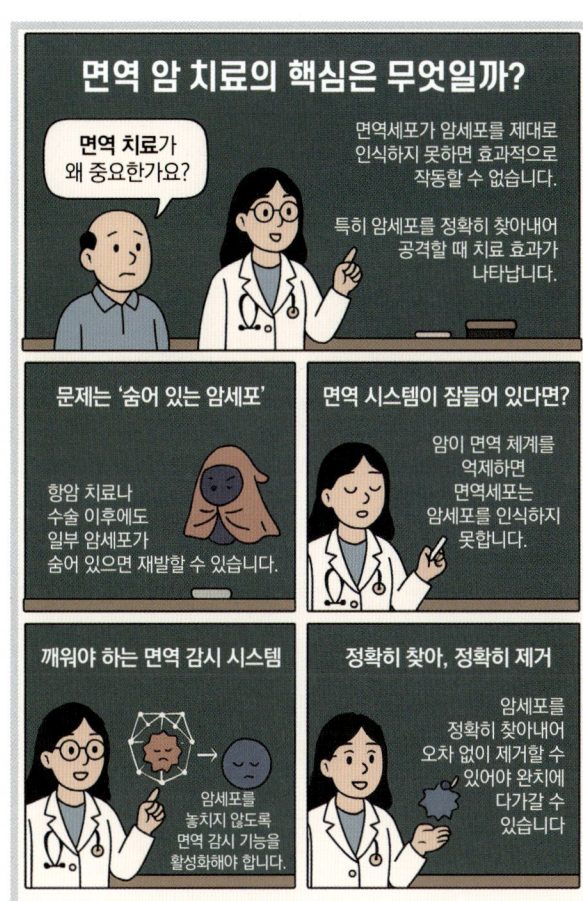

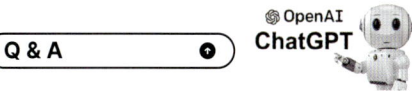

Q & A ⊕

Q 암세포는 왜 몸속에 숨어 있나요?

✅ 암세포는 정상세포처럼 위장하거나, 면역세포의 감시를 피하는 물질(면역 억제 단백질 PD-L1 등)을 만들어 면역 감시를 회피합니다. 따라서 **면역 시스템이 작동하지 않거나 잠들어(억제되어) 있으면** 암세포를 '보지 못하고 지나칠' 수 있습니다.

Q 면역세포는 원래 암세포를 제거하는 역할 아닌가요?

✅ 맞습니다! **면역세포(특히 T세포, NK세포)는 암세포를 감지하고 공격하는 핵심 역할**을 합니다. 하지만 암세포가 면역의 눈을 속이면, 공격을 피해 살아남아 자라게 됩니다.

Q 면역만 회복되면 암을 없앨 수 있나요?

✅ 그렇습니다. 면역 시스템이 다시 활성화되면 암세포를 인식하고 제거하는 면역 반응이 회복됩니다. **특히 눈에 보이지 않는 미세 잔존 암세포까지 추적해 제거할 수 있기 때문에** 재발 예방에 효과적입니다.

Q 치료 중 면역 회복이 왜 중요할까요?

면역이 약해짐	암세포를 감지하지 못해 재발 가능성 증가
면역이 활성화됨	암세포를 추적·제거해 생존율 향상

Q 임보크(IMVOKE®) 면역치료는 무엇을 하나요?

✅ 임보크(IMVOKE®)는 단순한 면역세포 증강 치료가 아닙니다.
① 면역 억제 상태를 해소하고 면역 감시 체계를 회복합니다.
② 암세포를 인식하고 제거하는 T세포 반응을 강화합니다.
③ 치료 전 과정에서 암 재발을 예방하는 통합 면역 전략을 제공합니다.
✅ 즉, 내 몸의 면역 시스템이 암을 스스로 감시하고 싸울 수 있도록 조율하는 치료입니다.

 핵심요약

암을 이기기 위해서는 '외부의 힘'보다 '내 몸의 면역 시스템을 깨우는 것'이 더 중요합니다. 잠든 면역이 깨어나는 순간이 암을 이겨내는 출발점입니다.

임보크(IMVOKE®) 콘셉트의 핵심은 무엇일까요?

🎯 단순한 '암세포 제거'가 아닌, '면역 회복과 재발 방지'가 핵심입니다.

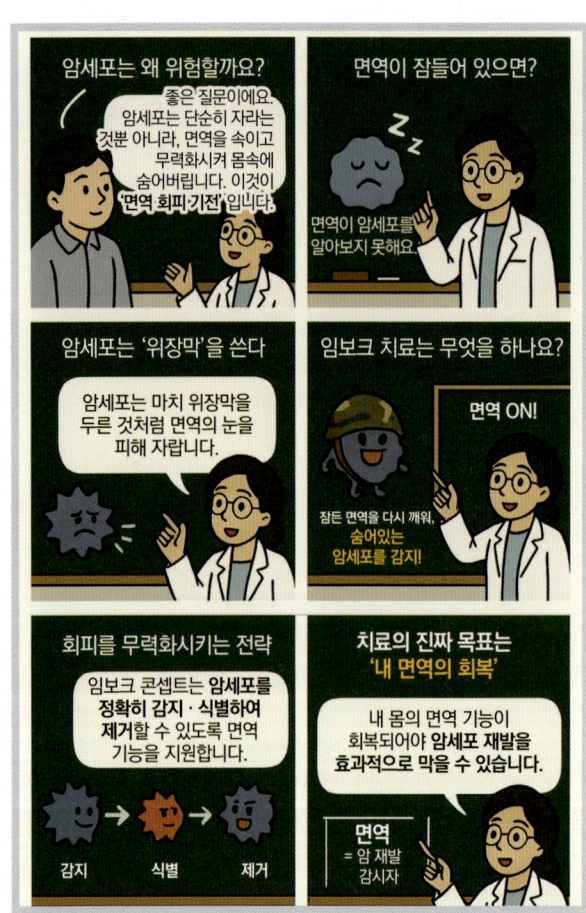

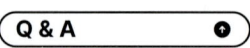 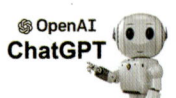

Q 임보크(IMVOKE®)는 어떤 치료인가요?

✅ 단순히 암세포만 공격하는 치료가 아니라, 몸 전체의 면역 시스템을 다시 깨워 암세포를 스스로 인식하고 제거하며 재발까지 막는 통합 면역 치료 전략입니다.

Q 기존 치료와 어떤점이 다른가요?

✅ 수술, 항암제, 방사선 등 기존 치료는 암세포를 '없애는 데 집중'했다면, 임보크(IMVOKE®)는 암세포가 다시 생기지 않는 환경을 만드는 데 집중합니다. 즉, '암세포만 보는 치료'가 아니라 '몸 전체의 생리적 균형을 회복시켜 재발을 예방하는 치료'입니다.

Q 임보크(IMVOKE®)는 어떤 원리로 작용하나요?

구분	기존 치료	임보크(IMVOKE®)
목표	암세포 제거 중심	면역 회복 + 재발 방지
접근	수술, 항암, 방사선	통합면역 + 대사조절 + 재발방지
핵심	암세포 파괴	몸 전체의 방어시스템 복원

Q '면역 회복'이 왜 중요한가요?

✅ 암은 면역 감시 체계가 무너졌기 때문에 발생하고 재발합니다. 면역 기능이 회복되지 않으면 치료 후에도 남은 암세포를 제거하지 못하고, 감염과 염증에 취약해져 전신 컨디션이 떨어져 결국 치료를 지속하기 어려워집니다.

Q 임보크(IMVOKE®)는 어떤 사람에게 필요할까요?

✅ 다음과 같은 환자에게 특히 필요합니다.
- 수술 후 재발이 걱정되는 분
- 기존 치료에 반응이 부족하거나 부작용으로 중단한 분
- 면역력이 약해진 고령 환자
- 전신 염증, 극심한 피로, 영양 결핍, 대사 장애가 동반된 분

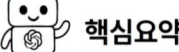 **핵심요약**

임보크(IMVOKE®)는 단순한 암세포 제거 치료가 아니라, 면역 기능을 회복하고 몸 전체의 환경을 바꿔 재발을 예방하는 통합 면역 치료 전략입니다.

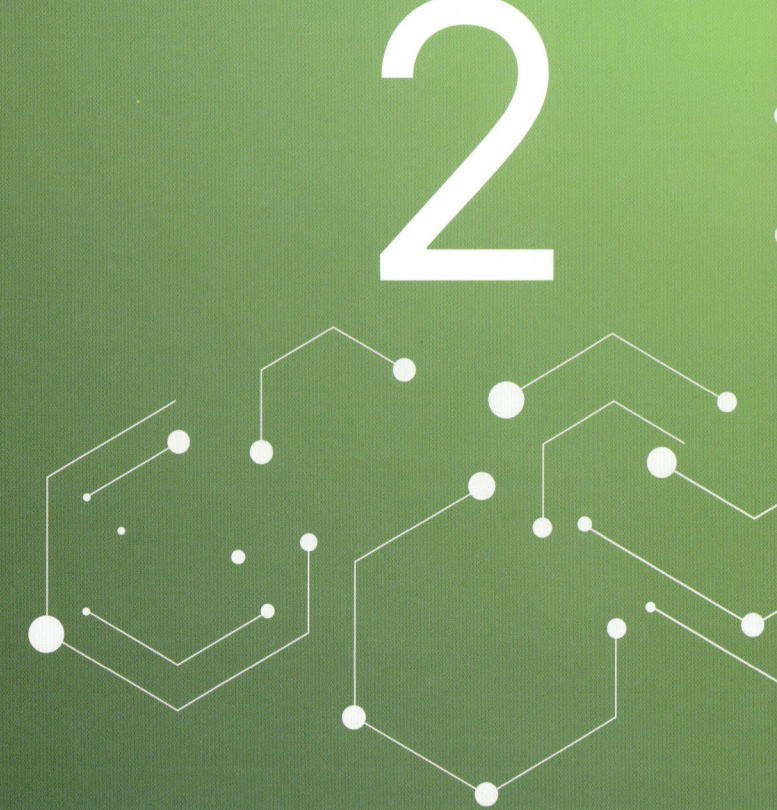

2

제 2 장

암의 발생 원인과
암세포만의 별난 특성이야기

암은 그냥 생기지 않습니다.
알고보면, 암세포는 매우 특별합니다.

---

1 암은 그냥 생기지 않습니다.

- 암은 우연히 생기는 것이 아니라,
- 👉 여러 가지 원인(환경, 생활습관, 유전, 면역력 저하 등)이 겹쳐서 발생합니다.

2 암 세포의 특별한 성질

- 암세포는 정상 세포와 달리 "눈에 잘 띄지 않고 숨어 있는 능력"을 가집니다.
- 면역의 감시망을 피해서 마치 위장술을 쓰듯 숨어 자라납니다.
- 특히 면역이 약해지면 이 기회를 놓치지 않고 더 빠르게 퍼집니다.

3 왜 암은 치료 후에도 재발할까?

- 수술이나 항암치료로 눈에 보이는 암세포는 제거됩니다.
- 그러나 작게 숨어 있는 암세포가 남아 있으면, 면역이 약해졌을 때 다시 자랍니다.
- 재발 방지의 핵심은 면역 회복입니다.

4 치료의 새로운 관점 – 임보크(IMVOKE®)

- 단순히 암세포를 없애는 것이 아니라,
- 내 몸의 면역 시스템이 깨어나 암세포를 스스로 인식하고 제거하는 것이 진정한 목표입니다.
- 면역이 회복되면 숨어 있는 암세포도 찾아내어 재발을 막을 수 있습니다.

🌱 핵심 메시지

- 암세포는 특별한 능력으로 면역의 눈을 피해 숨어 자라납니다.
- 치료만으로는 부족하고, 내 몸의 면역을 회복시키는 것이 가장 중요합니다.
- 결국 암 치료는 "암세포 제거 + 면역 회복" 두 가지가 함께 이루어질 때 완성됩니다.

☀ 이 장에서 다룰 주제

암은 물질대사의 균형이 깨지면서 시작되는 질환입니다.

암은 '세포 속 유전자 조절 시스템'이 고장난 결과입니다.

암은 유전자, 시간, 환경이 누적되어 발생합니다.

암은 면역이 무너질 때, 염증 단계에서 악성 종양으로 발전합니다.

암세포는 정상세포와 달리 스스로 죽지 않고, 면역을 피해서 몸 전체로 퍼집니다.

암은 진단 순간에 생긴 병이 아니라, 오랜 시간 자라온 결과입니다.

암은 진단 시점에 이미 다른 장기로 전이되어 있을 수 있습니다.

암세포는 정해진 경로를 따라 전이됩니다.

이 장의 이해를 돕기 위한 정리: 암은 왜 생기고 전이될까?

1 암은 몸의 균형이 깨지면서 생깁니다.

- 암은 단순히 세포 하나가 변해서 생기는 것이 아닙니다.

- 영양 불균형, 스트레스, 염증, 환경 독소, 생활습관 문제 등으로
  몸의 대사 균형이 무너질 때 암이 생기기 쉽습니다.

- 즉, 암은 "세포 속 에너지 공장(대사 시스템)"이 고장 나면서 시작되는 병입니다.

2 암은 유전자 조절 시스템이 고장 나서 생깁니다.

- 원래 세포에는 '자라라', '멈춰라', '죽어라'를 조절하는 유전자가 있습니다.

- 이 조절 기능이 망가지면 세포가 계속 자라서 암세포가 됩니다.

  - 암 유전자('자라라' 신호) → 지나치게 활성화

  - 종양 억제 유전자('멈춰라' 신호) → 기능이 꺼짐

  - 세포 사멸 유전자('죽어라' 신호) → 작동하지 않음

3 암은 단순한 유전병이 아닙니다.

- 암은 유전 때문만이 아니라 시간 + 환경 + 유전이 복합적으로 작용하여 생깁니다.

- 흡연, 스트레스, 독성 물질, 만성 염증 등이 오래 쌓이면 위험이 커집니다.

- 즉, 암은 한순간에 생기는 게 아니라 오랜 시간 누적된 결과물입니다.

4 암은 면역이 무너질 때 악화됩니다.

- 초기에는 면역세포가 암세포를 감시하고 제거합니다.

- 하지만 면역이 약해지면 암세포가 염증과 함께 퍼지면서
  1단계(면역 회피) → 2단계(염증 확산) → 3단계(악성 종양)으로 진행됩니다.

5 암은 생각보다 오래전부터 자라납니다.

- 암은 진단 시점에 갑자기 생긴 게 아닙니다.

- 보통 8~12년 전부터 서서히 자라온 결과입니다.

- 그래서 조기 진단과 조기 면역 관리가 무엇보다 중요합니다.

6 암은 혈액과 림프를 타고 퍼집니다.

- 암세포는 원래 자리에서 멈추지 않고,

- 혈관과 림프관을 따라 이동하면서 폐, 간, 뼈, 뇌 등 다른 장기로 전이될 수 있습니다.

- 전이가 되면 치료가 더 어려워지고, 재발 위험도 커집니다.

7 암세포는 정상세포와 다릅니다.

- 정상세포: 자라다 멈추고, 필요하면 스스로 죽습니다.

- 암세포: 죽지 않고, 계속 자라고, 면역을 피하고, 몸 전체로 퍼집니다.

🌱 핵심 메시지

- 암은 "갑자기 생기는 병"이 아니라,

  👉 몸의 균형이 무너지고 면역이 약해지면서 오랜 시간에 걸쳐 쌓여 생기는 질환입니다.

- 치료는 단순히 암세포만 없애는 게 아니라,

  👉 면역과 대사 균형을 회복해 다시는 암이 다시 자라지 않도록 만드는 것입니다.

암은 물질대사의 균형이 깨지면서 시작되는 질환입니다.

🎯 암은 왜 '대사 불균형'에서 비롯되는 것일까요?

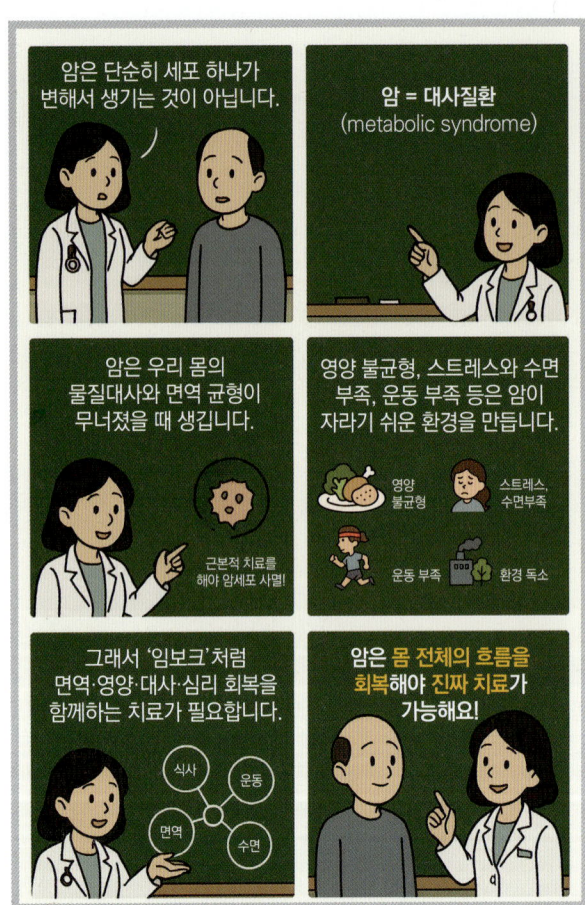

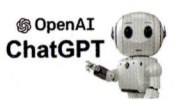
Q & A ↑

Q 암은 왜 생기나요?

✅ 암은 세포가 비정상적으로 증식하는 질환입니다.

유전자 돌연변이뿐 아니라, 몸속 환경과 대사 균형이 무너졌을 때 암 발생 위험이 높아집니다.

Q 몸속 환경이 무너진다는 건 무슨 뜻인가요?

✅ 가장 핵심은 **'물질대사의 불균형'**입니다.

몸속 환경이 무너졌다는 건 '에너지 대사, 해독, 면역, 산화 조절' 기능이 원활하지 않다는 뜻입니다. 즉 에너지를 잘 만들지 못하고 노폐물과 독소가 축적되며, 염증과 산화 스트레스가 높아지면 세포 기능이 약해지고, 암세포가 자라기 쉬운 환경이 됩니다.

Q 그럼 암은 유전병이 아니라 환경병인가요?

✅ 유전적 요인도 있지만, 대부분은 **'후천적 대사 이상'** 때문입니다. 잘못된 식습관, 만성 스트레스, 수면 부족, 독소 축적, 염증 등이 겹치면 세포 기능이 저하되고 자가회복 능력과 면역력이 떨어져 암이 생길 수 있습니다.

Q 물질대사가 회복되면 암도 좋아지나요?

✅ 맞습니다! 이것이 통합의학이 중점을 두는 부분입니다.

① 몸의 에너지 생산 체계를 회복시키고
② 산화-환원의 균형을 안정화하며
③ 면역 대사를 활성화하면
암세포가 스스로 사멸하고, 몸의 균형을 회복할 수 있습니다.

Q 암세포만 없애면 되는 게 아니었네요?

✅ 암세포를 제거하는 치료도 매우 중요하지만, 그와 동시에 암이 자라기 쉬운 환경을 바꾸는 것도 재발을 막는 데 꼭 필수적입니다. 이를 위해 면역 기능 회복, 대사와 영양 상태 개선, 해독요법, 온열치료 등을 통해 전신의 균형을 회복하는 통합치료가 병행되어야 합니다.

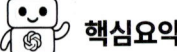 **핵심요약**

암은 '세포 속 에너지 공장'이 고장이 나 생기는 질환입니다. 따라서 암치료의 핵심은 단순한 암세포 제거가 아니라 몸 전체의 대사 기능을 회복하는데 있습니다.

암은 '세포 속 유전자 조절 시스템'이 고장난 결과입니다.

🎯 암은 유전자 조절 시스템이 손상되어 발생합니다.

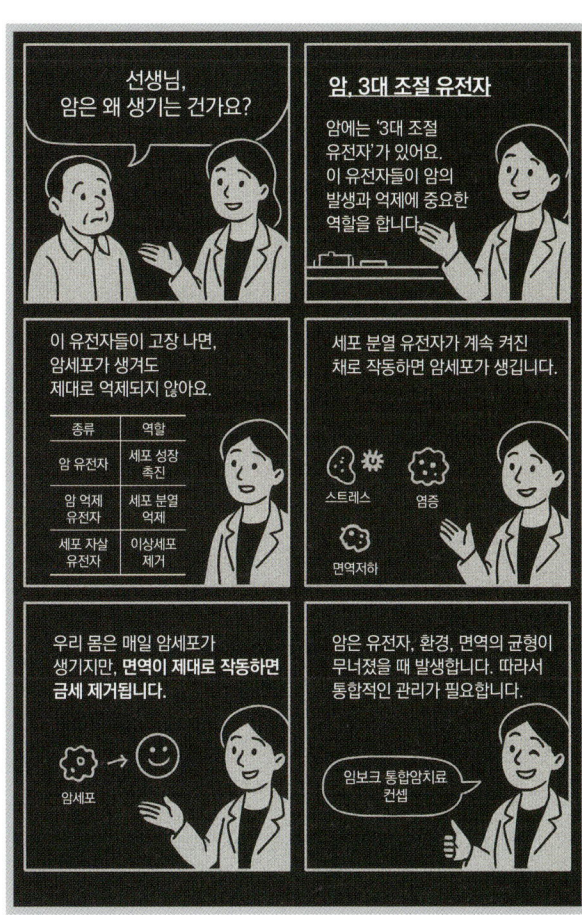

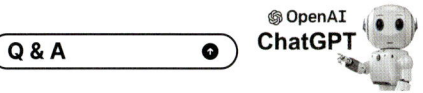
Q 암은 왜 생기나요?

✅ 암은 세포 안의 유전자 조절 시스템에 이상이 생겨 세포분열과 균형이 무너질 때 발생됩니다. 모든 세포는 분열 · 복제 · 죽음까지 정교하게 조절되고 있어요. 그런데 **유전자에 이상이 생기면 이 조절 기능이 망가지고 세포가 멈추지 않고 계속 증식해 암으로 발전합니다.**

Q 어떤 유전자가 고장나면 암이 되나요?

✅ 암 발생에는 세 가지 핵심 유전자 시스템이 관여합니다.

유전자	역할	고장나면 생기는 문제
암 유전자 (Oncogene)	세포 분열 촉진	지나치게 세포가 증식함
암 억제 유전자 (Tumor Suppressor Gene)	세포 분열 억제	멈춰야 함에도 계속 분열
세포 자살 유전자 (Apoptosis Gene)	세포 스스로 죽음	망가진 세포가 죽지 않고 살아 남음

이 중 하나라도 제대로 작동하지 않으면 세포가 비정상적으로 증식하면서 암세포로 변할 수 있습니다.

Q 유전자 고장은 왜 생기나요?

✅ 환경적 요인, 잘못된 식습관, 스트레스, 면역 저하, 독소 축적 등으로 세포 손상과 유전자 돌연변이가 생깁니다. 대부분의 암은 **유전적 요인보다 후천적인 환경, 생활습관, 면역력 저하와 더 밀접한 관련이 있습니다.**

Q 고장 난 유전자를 고칠 수 있나요?

✅ 고장 난 유전자는 자연적으로 복구되기 어렵습니다. 하지만 **면역 시스템이 건강하면 손상된 세포를 초기에 제거해 암세포로 발전하는 것을 막을 수 있습니다.** 따라서 면역 회복 치료가 매우 중요합니다.

Q 임보크(IMVOKE®) 같은 통합의학은 어떤 치료를 하나요?

✅ 고장 난 세포 조절 시스템을 회복시키기 위해 면역 조절, 대사 정상화, 세포 사멸 유도 등의 치료를 함께 합니다. 이를 통해 몸이 스스로 균형을 회복하고 암의 재발을 차단할 수 있는 환경을 만듭니다.

 **핵심요약**

암은 '세포 하나'의 문제가 아니라 '세포 조절 시스템 전체'의 문제입니다. 따라서 단순한 암세포 제거가 아니라 면역과 대사 회복을 통한 근본적 치료 전략이 필요합니다.

암은 유전자, 시간, 환경이 누적되어 발생합니다.

🎯 유전·환경·시간이 맞물리면서 몸속 균형이 무너질 때 암은 발생됩니다.

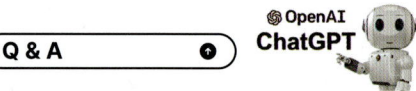

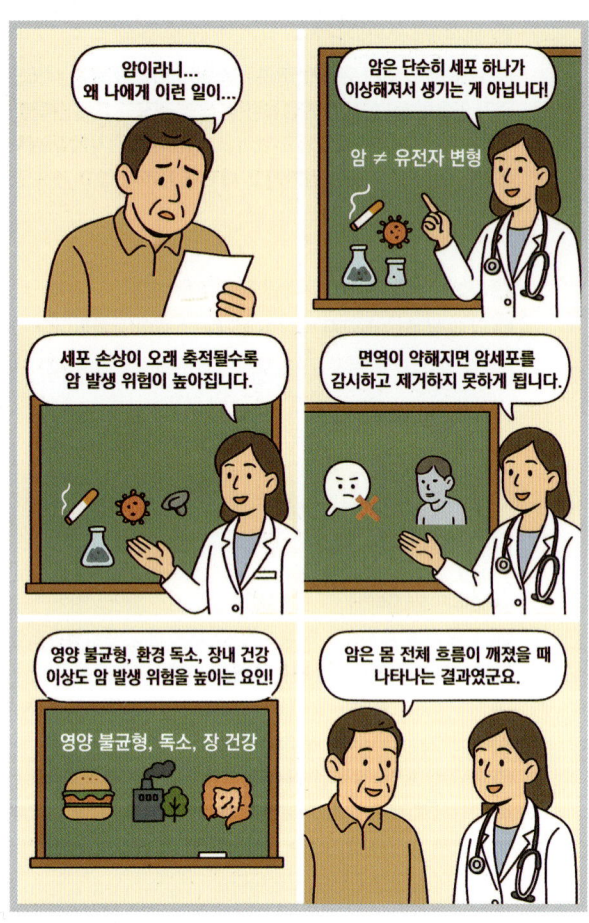

Q 암은 유전병인가요?

✅ 일부 유전적 요인도 있지만, 대부분은 후천적인 요인이 더 큽니다. 암은 단순히 유전자 하나의 문제가 아니라 유전적 소인과 오랜 시간 나쁜 환경에 반복적으로 노출되면서 세포가 망가질 때 생깁니다.

Q 암이 생기려면 어떤 조건들이 필요한가요?

✅ 암 발생에는 3가지 필수 요인이 있습니다.(G×E×A모델)

유전적 요인 (Genetic)	암 관련 유전자에 이상이 있거나, 암에 취약한 체질
환경적 요인 (Environment)	외부 발암 물질, 흡연, 스트레스, 만성 염증, 독소 등
시간 요인 (Aging)	수십 년에 걸친 만성 노출과 노화, 세포의 반복 손상

Q 세 가지가 모두 겹쳐져야 암이 생기나요?

✅ 대부분의 경우 세 가지 요인이 같이 작용할때 암이 생깁니다. 하지만 유전적 소인이 있더라도, **생활습관과 면역이 잘 유지되면 암 발생을 억제할 수 있습니다.** 반대로 유전적 문제가 없더라도 환경이 나쁘고 면역력이 약해지면 암세포가 생길 수 있습니다.

Q 암을 예방하거나 치료하려면 어떻게 해야 하나요?

✅ 유전은 바꿀 수 없지만, 환경과 면역은 바꿀 수 있습니다.
① 스트레스를 줄이고,
② 균형 잡힌 식사, 충분한 수면, 규칙적 운동
③ 면역 대사를 회복시키는 치료를 통해
   암이 생기지 않는 몸 상태를 만들 수 있습니다.

Q 임보크(IMVOKE®)는 무엇을 하나요?

✅ 유전적 소인이 있는 경우에도 암이 자라지 않도록 환경을 조절하고 면역을 회복시키는 통합 치료 전략입니다.
① 환경 정화: 해독과 독성물질 제거
② 대사 정상화: 영양과 에너지 균형 회복
③ 면역 회복: 항염 작용 및 면역세포 활성 강화

 핵심요약

암은 유전, 환경, 시간이라는 세 가지 요인이 누적되어 발생하는 질환입니다. 유전은 바꿀 수 없어도 환경과 면역은 조절할 수 있으며, 이를 통해 암의 발생과 재발을 충분히 예방할 수 있습니다.

암은 면역이 무너질 때, 염증 단계에서 악성 종양으로 발전합니다.

🎯 암은 면역 기능이 저하되어 염증이 조절되지 못할 때 생기는 질환입니다.

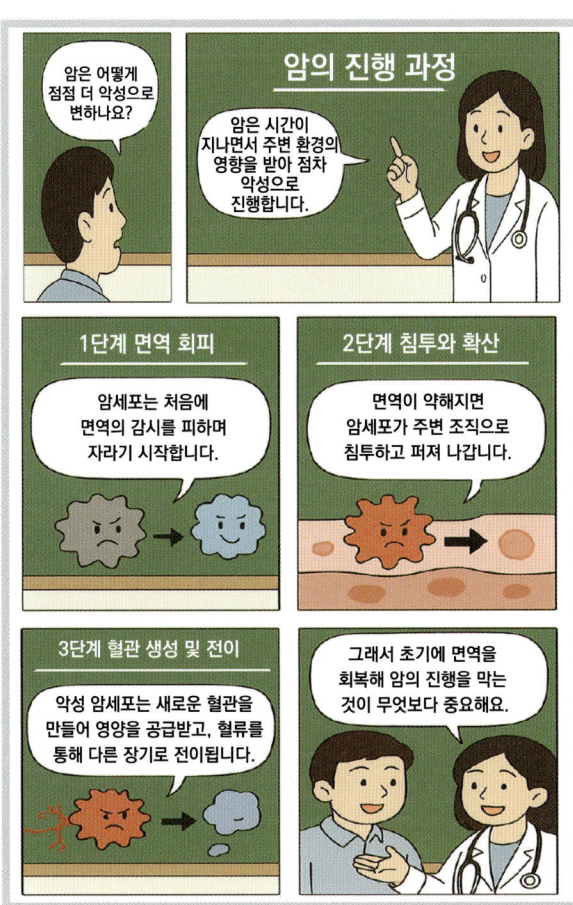

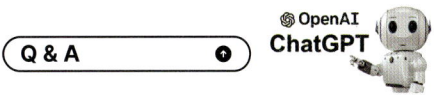

Q 암은 한순간에 갑자기 생기는 건가요?

✅ 아니요, 암은 오랜 시간 걸쳐 '단계적으로' 진행되는 병입니다. 처음에는 세포 손상과 염증 같은 가벼운 이상 반응에서 시작해, 조절되지 못할 경우 손상된 세포가 축적되고 돌연변이가 발생해 결국 악성 종양(암세포)로 발전됩니다.

Q 염증이 왜 문제가 되나요?

✅ 염증은 몸을 보호하는 정상적인 반응이지만, 장기화되면 세포 손상과 유전자 돌연변이를 일으킬 수 있습니다.
특히 면역 기능이 떨어지면 이러한 염증을 조절하지 못해 암세포가 자라기 쉬운 환경이 만들어집니다.

Q 암 발생 단계는 어떻게 되나요?

✅ 암 발생은 일반적으로 3단계로 설명합니다.

1단계	2단계	3단계
면역 회피 단계	염증 확산 단계	악성 종양 단계
암세포가 면역 감시를 피하며 증식 시작	염증이 조절되지 않아 주변 조직 침범	혈관 생성과 전이로 악성화

Q 면역이 강하면 암이 안 생기나요?

✅ 맞습니다! 면역이 강하면 손상된 세포를 초기에 제거하고 염증 반응을 효과적으로 제어할 수 있습니다. 하지만 **면역력이 약해지면** 이러한 조절 기능이 무너지면서 돌연변이 세포가 자라 암으로 진행될 수 있습니다.

Q 임보크(IMVOKE®)는 어떻게 작용하나요?

✅ 임보크(IMVOKE®)는 손상된 면역 시스템을 회복시켜 염증이 암으로 진행되는 것을 차단합니다. 이미 암세포가 생긴 경우에는 면역세포가 암세포를 인식하고 제거하는 기능을 강화합니다.

 핵심요약

암은 염증과 면역의 반복으로 생긴 결과입니다. 염증을 초기에 제어하고 면역 기능을 회복하는 치료를 통해 암의 진행을 막고 재발을 예방할 수 있습니다.

암세포는 정상세포와 달리 스스로 죽지 않고, 면역을 피해서 몸 전체로 퍼집니다.

🎯 **암세포는 스스로 죽지 않고 면역 감시를 피하며, 전신으로 전이됩니다.**

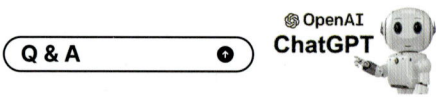
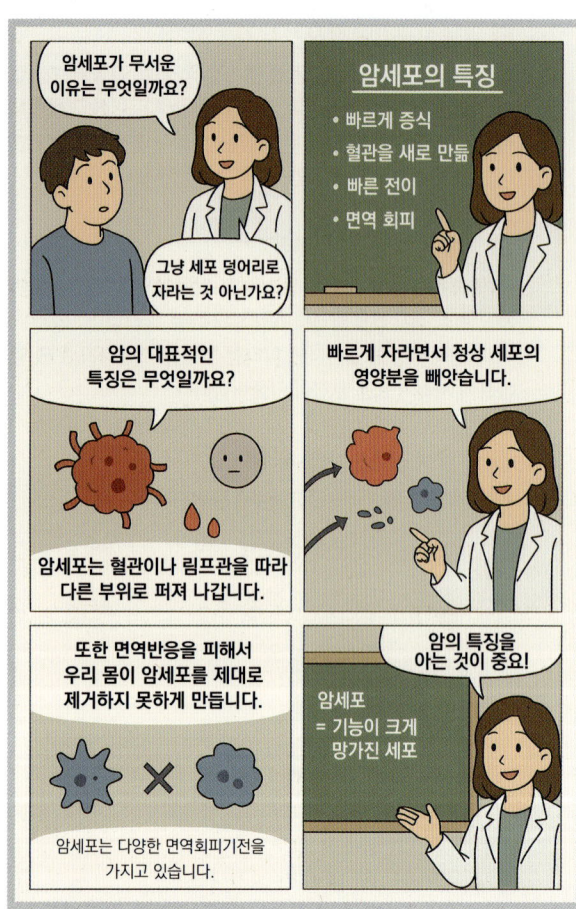

Q 정상세포는 자라다 멈추는데, 암세포는 왜 계속 자라나요?

✅ 정상세포는 손상이나 수명이 다하면 '세포자멸사'로 스스로 죽습니다. 하지만 암세포는 이 기능이 손상되어 죽지 않고 무한 증식하며, DNA 손상이 있어도 멈추지 않아 **'죽지 않는 세포'**라고 불립니다.

Q 암세포는 면역세포가 잘 잡지 않나요?

✅ 초기에는 면역세포가 암세포를 감지해 제거하지만, 암세포는 ① PD-L1 같은 면역회피 단백질을 발현하거나, ② 정상세포처럼 위장하는 다양한 신호를 통해 면역 감시를 피하게 됩니다. 결국 시간이 지나면서 **면역세포가 암세포를 인식하지 못하게 되어 암이 자라게 되는 거죠.**

Q 암세포가 퍼질 수도 있나요?

✅ 네, 암세포는 주변 조직을 뚫고 들어가 혈관이나 림프관을 타고 다른 장기로 퍼질 수 있습니다. 이 과정을 **전이(轉移)**라고 부릅니다. 전이가 일어나면 치료가 더 복잡해지고 면역력도 크게 소모됩니다.

Q 암세포와 정상세포의 가장 큰 차이점은 무엇인가요?

항목	정상세포	암세포
수명	정해진 수명 후 자연사	죽지 않고 무한증식
면역반응	면역세포가 인식하여 제거 가능	면역을 피하거나 속임
성장	조절	조절 없이 계속 증식
전이 여부	정해진 위치	온몸으로 확산

Q 임보크(IMVOKE®)같은 통합면역치료는 어떤 역할을 하나요?

✅ 면역세포가 암세포를 다시 알아보고 제거할 수 있도록 면역 기능을 회복시키는 전략입니다. 암세포의 면역 회피 신호를 차단하고 면역 탐지 능력을 강화하여 전이와 재발을 막는 데 중요한 역할을 합니다.

 핵심요약

세포는 스스로 죽지 않고 면역의 감시를 피하며 전이되기 때문에, 치료가 복잡하고 재발 위험이 높습니다. 면역 기능을 회복하는 것이 암 치료 완성의 핵심입니다.

암은 진단 순간에 생긴 병이 아니라,
오랜 시간 자라온 결과입니다.

🎯 암은 갑자기 생기는 병이 아니라, 오랜 시간 자라다가 뒤늦게 발견되는 질환입니다.

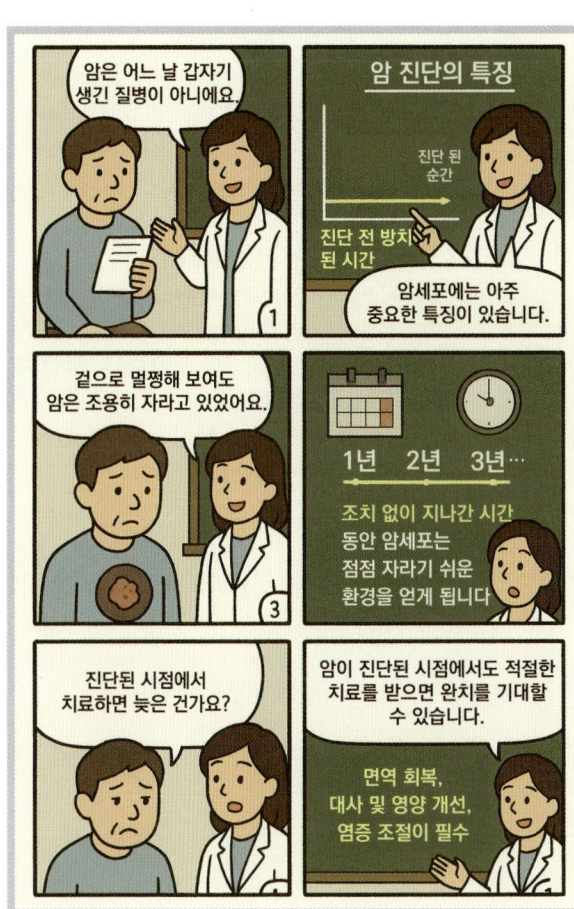

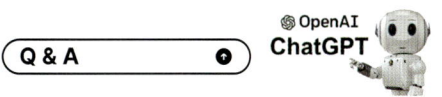

Q & A ⊕

Q 암은 갑자기 생기는 건가요?

✅ 아닙니다. 암은 수년 동안 몸속에서 조용히 자라다가 어느 날 '발견되는 것'일 뿐입니다. 눈에 보이거나 증상이 나타나기 전까지는 몸 안에서 몰래(자각증상 없이) 성장하고 있었던 거죠.

Q 암은 언제 시작되었나요?

✅ 일반적으로 암은 진단되기 8~12년 전부터 시작되어 점차 자랍니다. 암 종류에 따라 성장 속도는 다르지만, 암세포가 1cm(약 10^9) 크기로 자라기까지는 수년 이상 걸립니다.

1~2년차	세포 돌연변이 시작
3~7년차	염증 유발, 비정상 세포증식
8년차 이후	영상검진에 잡힐만큼 커짐
10년차	증상이 나타난다고 진단됨

암이 진단된 시점에는 이미 수억~수십억 개의 암세포로 자라고 있었을 가능성이 높습니다.

Q 진단된 시점에서 치료하면 늦은 건가요?

✅ 암이 진단된 시점이라도 적절한 치료를 받으면 완치를 기대할 수 있습니다. 다만 이미 면역기능이 손상되고, 눈에 보이지 않는 미세 전이(micrometastasis)가 시작되었을 가능성이 있어 단순 수술만으로는 완치가 어려운 경우도 많습니다. 따라서 면역 회복, 대사 및 영양 개선, 염증 조절이 함께 이뤄져야 합니다.

Q 왜 조기 모니터링과 개입이 중요한가요?

✅ 암세포가 작고 면역회피 기전이 약할 때
① 면역 시스템을 활성화하고
② 염증을 억제하며
③ 세포 대사를 조절하는 치료를 병행 하면
암의 성장을 억제하거나 진행을 지연시킬 가능성이 높습니다. 특히 1cm 미만의 초기에는 면역 중심 치료와 병행 시 완치율이 크게 향상됩니다.

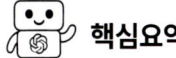 **핵심요약**

암은 갑자기 생기는 질환이 아니라 수년에 걸쳐 서서히 성장하다가 뒤늦게 발견되는 경우가 대부분입니다. 따라서 조기 모니터링과 면역·대사·염증 조절을 통한 개입이 치료 성패를 높일 수 있습니다.

암은 진단 시점에 이미 다른 장기로 전이되어 있을 수 있습니다.

🎯 암의 진단 시점은 단순히 '발견된 순간'일 뿐, 실제로는 전이가 먼저 진행되었을 수도 있습니다.

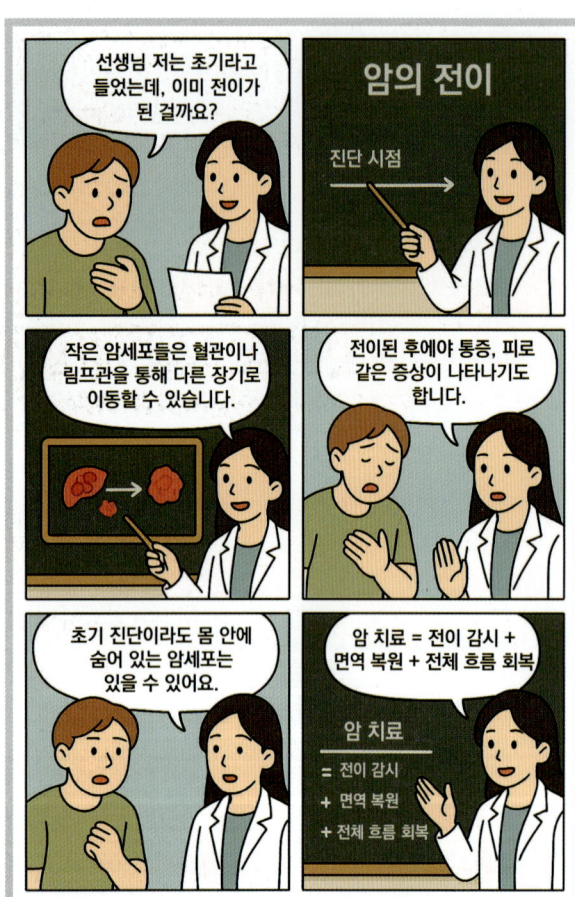

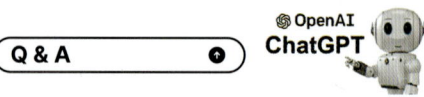

Q & A

Q 진단된 암은 최근에 생긴 것인가요?

✅ 아닙니다. 암은 대부분 수년~수십 년 동안 조용히 진행된 뒤 뒤늦게 발견됩니다. 영상 검사에 보일 정도면 이미 1cm 이상으로 성장한 상태이며, 약 50~60%의 환자에게서 이미 미세 전이나 림프절 전이가 동반된 것으로 보고되고 있습니다.

Q 암은 언제부터 전이가 시작되나요?

✅ 암은 0.3~1cm 크기로 자라는 시점부터 혈관이나 림프관을 통해 '미세 전이(micrometastasis)'가 시작될 수 있습니다. 따라서 **진단시점에서는 이미 눈에 보이지 않는 전이가 이미 진행되었을 가능성이 높습니다.**

Q 전이된 암은 더 위험한가요?

✅ 전이된 경우 암세포가 이미 몸 전체에 퍼져 있을 가능성이 높기 때문에 수술이나 방사선 같은 국소 치료만으로는 한계가 있습니다. 또한 암과 싸우는 과정에서 면역 기능이 소모되어 치료가 복잡해지고 재발률도 더 높습니다.

Q 진단 당시 전이된 암의 통계는 어떤가요?

진단가능한 크기	자라는데 걸리는 시간	전이된 상태 비율
1cm 이상 암세포 덩어리	평균 8 ~ 12년	진단 시점에 약 50~60%환자: ' 전이' 된 상태

Q 어떻게 해야 하나요?

✅ 암이 진단되기 이전부터 조기 모니터링과 면역 대응을 시작하는 것이 중요합니다.

✅ **임보크(IMVOKE®)와 같은 통합 치료는**
① 면역 회복, ② 염증 조절, ③ 대사 및 해독 균형 회복을 통해 눈에 보이지 않는 미세 전이까지 고려한 전신 치료 전략을 실행합니다

 핵심요약

암은 진단되기 전부터 전이되었을 가능성이 높기 때문에, 조기 대응과 전신 면역·대사 회복이 치료의 성패를 좌우합니다.

48

암세포는 정해진 경로를 따라 전이됩니다.

🎯 **암은 혈액과 림프를 통해 전이되는 특성이 있습니다.**

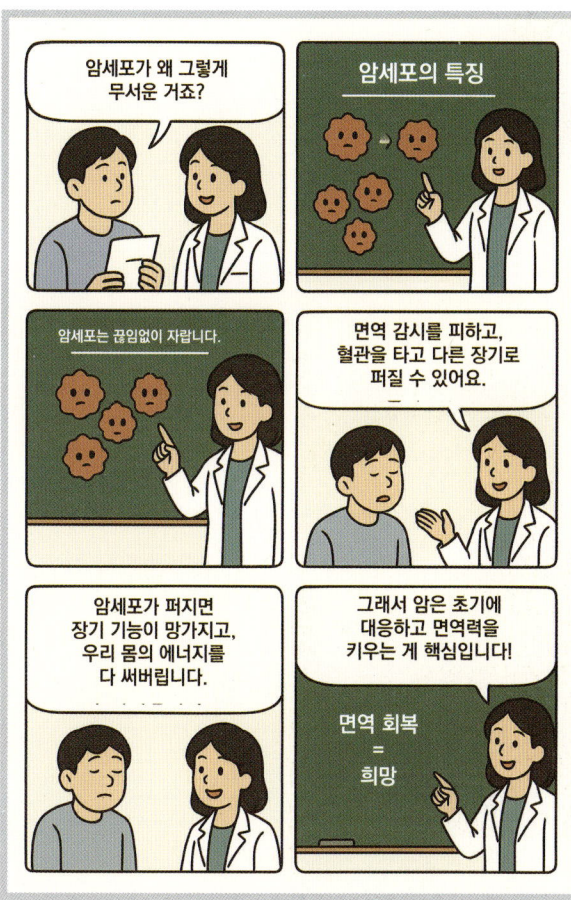

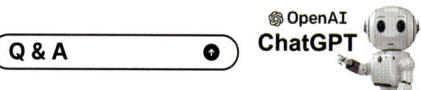

Q & A

Ⓠ **암은 처음 생긴 자리에서만 자라나요?**

✅ 아닙니다. 암세포는 처음 생긴 자리(원발 부위)에만 머무르지 않고 **혈관이나 림프관을 통해 다른 장기로 이동할** 수 있습니다. 이것이 바로 '전이'입니다.

Ⓠ **암세포는 어떻게 다른 장기로 전이되나요?**

✅ 암세포는 주변 혈관이나 림프관을 뚫고 침투한 뒤, 혈류를 따라 폐·간·뇌·뼈 등으로 이동할 수 있습니다. 또한 림프계를 통해 림프절이나 복강, 흉강 등으로 퍼질 수 있습니다.

Ⓠ **어떤 장기로 전이되기 쉬운가요?**

✅ 암세포는 혈류가 풍부하고, 착상하기 좋은 조직 구조를 가진 장기로 전이되기 쉽습니다.

- 폐암 → 뇌, 간, 뼈
- 대장암 → 간, 폐
- 유방암 → 뼈, 폐, 간, 뇌
- 위암·난소암 → 복막

Ⓠ **전이되면 왜 더 위험한가요?**

✅ 전이된 암은 원발 부위뿐 아니라 전이된 장기까지 치료해야 하므로 치료 범위가 넓어지고 복잡해집니다. 또한 전이 부위마다 항암 반응성과 예후가 달라 면역력이 약화되고 재발 위험도 증가할 수 있습니다. 그래서 전이되면 완치가 훨씬 어려워집니다.

Ⓠ**임보크(IMVOKE®)는 전이 예방에 어떤 도움을 주나요?**

✅ 전이 전 단계에서는 면역세포를 활성화하고 염증 및 혈관 환경을 안정화시켜 암세포의 침윤과 이동 경로를 차단합니다. 암이 이미 전이된 경우라면 면역 감시체계를 회복시켜 암세포의 증식을 억제하는데 도움을 줍니다.

즉, **임보크(IMVOKE®)는 전이의 진행을 늦추고 재발을 예방하는 통합 면역 전략입니다.**

 핵심요약

암은 혈관과 림프를 통해 다른 장기로 전이되는 특성이 있습니다. 전이를 막기 위해서는 조기 면역 강화와 전신 환경의 조절이 중요합니다.

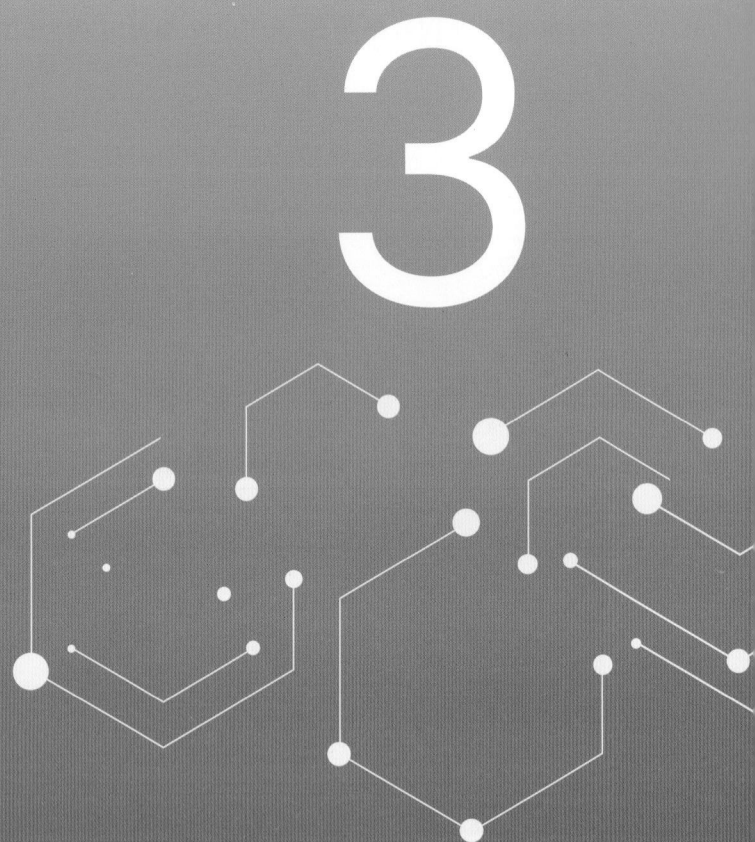

3

제 3 장

면역의 관계를 이해하는
통합 암치료 이야기

암은 면역력이 약해져 있을 때 움직입니다.

1 **치료만으로는 부족할 수 있습니다.**
- 많은 분들이 "암은 치료만 잘하면 된다"라고 생각합니다.
- 하지만 암은 면역이 약해졌을 때 더 쉽게 자라고, 퍼지고(전이되며) 재발할 수 있습니다.

2 **암은 면역과 끊임없이 싸우는 존재입니다.**
- 암세포는 우리 몸속에서 매일 생기지만, T세포, NK세포, 대식세포 같은 면역세포가 이를 감시하고 제거합니다.
- 면역력이 강하면 암세포가 생겨도 조용히 사라집니다.

3 **면역이 약해지는 상황**
- 스트레스가 많을 때, 수면이 부족할 때, 항암치료나 수술 후 체력이 떨어졌을 때
  👉 이때 면역이 약해지고, 암세포가 다시 자라거나 퍼지며 재발할 수 있습니다.

4 **중요한 결론**
- "암을 치료하려면, 면역부터 다시 세워야 합니다."
- 암세포만 없애는 치료가 아니라, 몸 전체를 회복시키고 면역이 다시 싸울 수 있는 힘을 만드는 치료가 필요합니다.
- 암과 면역의 관계를 이해하고, 자신에게 맞는 통합적 치료 전략을 세워야 합니다.
  👉 즉, 암 치료의 목표는 암세포 제거 + 면역 회복입니다.

🌱 **암을 이기려면 치료만으로는 부족합니다.**
  👉 "내 면역이 살아나야 진짜 회복이 시작됩니다."

☀ **이 장에서 다룰 주제**

암 치료 모든 단계에서 면역이 왜 중요한가요?

체중과 체온이 떨어지면 암이 진행되고 있다는 신호일 수 있어요.

암 환자의 사망 원인, 면역력 저하 때문입니다.

암세포의 '3가지 신호(표지판)

암 진단 시스템과 암 표지자(Cancer Marker)

암을 이기기 위한 3가지 면역치료 방법

면역 균형 회복의 중요성

면역감시(Immuno-surveillance)

암세포는 면역감시를 어떻게 피하는가?

암세포의 항원과 MHC 시스템

내 몸의 면역시스템은 어떻게 암세포를 감지하고 제거하나요?

암세포가 면역치료와 항암치료 효과를 떨어뜨리는 6가지 원인

몸 전체를 깨워서 암세포를 간접적으로 공격하는 비특이적 면역치료

면역치료에서 꼭 필요한 면역 모니터링의 중요성

면역조절치료란 무엇인가?

면역조절치료의 효과를 높이고 부작용을 막기 위한 5가지 원칙

🌱 암 치료와 면역 – 꼭 알아야 할 사실

1 암 치료 모든 단계에서 면역이 중요합니다.

- 수술, 항암, 방사선 치료만으로는 충분하지 않습니다.
- 면역 시스템이 암세포를 지속적으로 감시하고 억제해야 치료 효과가 오래 유지됩니다.

2 면역이 저하되면 나타나는 신호

- 체온 저하: 정상 체온(36.5℃)이 무너지면 면역세포의 기능이 저하됩니다.
- 체중 감소: 암이 진행되고 있다는 신호일 수 있습니다.

  👉 체온과 체중은 단순한 숫자가 아니라, 내 몸의 면역 상태를 보여주는 중요한 지표입니다.

3 암 환자의 사망 원인 – '암세포'가 아니라 사실은 '면역 저하'

- 많은 환자가 직접적인 종양의 영향보다
- 면역력 저하로 인한 합병증(감염, 영양실조 등) 때문에 위태로워집니다.
- 그래서 치료 과정에서 면역 회복은 생명을 지키는 가장 큰 열쇠가 됩니다.

🌱 핵심 메시지

- 암 치료는 "암세포 제거 + 면역 회복" 두 가지가 함께 병행되어야 완성됩니다.
- 체온을 유지하고, 체중을 지키는 것은 곧 면역을 지키는 첫걸음입니다.
- 암을 이기는 힘은 결국 내 몸의 면역 안에 있습니다.

🌱 암 환자를 위한 면역·진단 가이드

1 면역감시란?(우리 몸의 CCTV)

- 면역세포는 마치 CCTV처럼 암세포를 찾아내고 제거합니다.
- 면역 시스템이 정상적으로 작동하면 암이 자라기 전에 차단할 수 있습니다.
- 하지만 면역이 약해지면 암세포가 숨어 자라날 수 있습니다.

2 면역 균형이 중요한 이유

- 면역은 너무 약해도, 너무 강해도 문제가 됩니다.
  - 약하면 암세포를 제거하지 못하고,
  - 강하면 정상 세포까지 공격해 염증과 자가면역 반응이 생길 수 있습니다.
- 중요한 것은 '내 몸에 맞는 면역 균형'을 유지하는 것입니다.
- 면역치료의 핵심은 면역을 무조건 높이는 것이 아니라, 균형을 회복하는 것에 있습니다.

3 암 표지자 검사(혈액으로 보는 암의 단서)

- 암 표지자(Cancer Marker)는 암 발생 시 혈액에서 증가하는 단백질입니다.
  - 간암 → AFP
  - 대장암, 위암 → CEA
  - 전립선암 → PSA
  - 췌장암, 담도암 → CA19-9
- 암 표지자만으로는 암을 확진할 수 없으며, 영상검사와 조직 검사가 필요합니다.
- 암 표지자는 재발 추적과 치료 효과 평가에 유용하게 활용됩니다.

4 암을 이기는 3단계 면역치료

1. 보충(Supplementation) → 고용량 비타민, 아미노산, 셀레늄, KLH 등으로 면역 기반 강화
2. 조절(Modulation) → 암의 특성에 맞게 면역을 다시 훈련시키고 균형잡기
3. 모니터링(Monitoring) → 치료 후 암 표지자, 면역세포 상태를 꾸준히 검사하며 관리

👉 면역치료는 "한 번의 치료"가 아니라 보충 → 조절 → 모니터링의 3단계 전략입니다.

5 암세포가 보내는 신호(표지판) 3가지

암세포는 자신을 숨기려 하지만, 결국 흔적(표지판)을 남깁니다.

1. 분화항원(Differentiation Antigen) – 정상 세포와 유사하지만, 구조적으로 차이가 있는 단백질
2. 역발현항원(Oncofetal Antigen) – 태아 시기에만 발현되던 단백질이 다시 나타남
3. 종양관련항원(Tumor-Associated Antigen) – 정상 조직에서는 거의 나타나지 않는 특수 단백질

👉 이 표지판을 활용하면 암을 보다 정밀하게 진단하고 치료할 수 있습니다.

6 암세포가 면역을 피하는 방법

- 표지판 없애기: 자기 신분증(MHC)을 숨김
- 가짜 신호 보내기: 정상 세포처럼 위장
- 면역세포 무력화: T세포 활동을 차단(PD-L1 등)

👉 이러한 전략 덕분에 암세포는 면역 감시를 회피하고 생존합니다. 이를 차단하기 위해 면역 관문 억제제
(Immune Checkpoint Inhibitor) 와 면역 활성치료(Immune Activation Therapy) 가 필요합니다.

7 우리 몸이 암세포를 잡는 방식 (MHC 시스템)

- 모든 세포는 "나는 정상 세포야"라는 신분증(MHC)을 가지고 있습니다.
- 암세포는 이 MHC 위에 비정상적인 단백질(항원)을 붙입니다.
- 면역세포는 MHC와 항원을 인식해 암세포를 공격합니다.
- 만약 암세포가 MHC를 없애면? NK세포가 이를 '신분증 없는 세포'로 인식해 제거합니다

👉 MHC는 안테나, 항원은 신호입니다. 이 두 가지가 있어야 면역이 암을 정확히 겨냥할 수 있습니다.

✅ 핵심 정리

- 면역은 우리 몸의 보안 시스템입니다.
- 암은 면역의 감시를 피하려고 여러 전략을 쓰지만, 균형 잡힌 면역을 유지하면 막을 수 있습니다.
- 암 치료 후에도 보충 → 조절 → 모니터링이 필수입니다.
- 암 표지자와 MHC 시스템을 통해 암을 조기에 발견하고 억제할 수 있습니다.

👉 면역은 내 몸의 경비원, 암세포는 위장한 도둑, 치료는 경비원을 훈련하고 무장시키는 과정입니다.

🌱 암 환자를 위한 면역치료 쉽게 이해하기

1 면역조절 치료란?

- 단순히 암세포만 공격하는 게 아니라, 몸 전체의 면역 균형을 바로잡아 치료 효과를 높이는 방법입니다.
- 면역이 너무 약하거나, 지나치게 강할 때 모두 문제가 되므로, "올리는 것"보다 "조절하는 것"이 중요합니다.
- 👉 즉, 내 몸에 맞게 맞춤형으로 면역 균형을 회복하는 과정입니다.

2 면역 모니터링은 왜 필요할까?

- 치료 중 면역 기능이 제대로 작동하고 있는지 확인하는 과정이 '면역 모니터링'입니다.
- 단순히 치료만 받는 게 아니라, 내 몸의 면역 상태를 정기적으로 체크해야 합니다.
- 대표적인 검사 항목:
  - CD3, CD4, CD8 (T세포 기능)
  - NK세포 활성도 (암세포 직접 공격 능력)
  - CD4/CD8 비율 (면역 균형 지표)
- 👉 면역 모니터링을 통해 치료 효과를 극대화하고, 재발 위험을 조기에 관리할 수 있습니다.

3 비특이적 면역치료란?

- 암세포만 표적으로 삼는 치료가 아니라, 몸 전체의 면역을 깨워 암에 맞설 힘을 키우는 방식입니다.
  대표 예: 이뮤노시아닌(KLH), 미슬토(겨우살이 추출물), Thymus(흉선 추출물), BCG백신 등
- 주요 효과:
  - 면역세포 전반의 활성화
  - 숨어 있는 암세포 탐지 능력 강화
  - 치료 효과 향상 및 재발 억제
- 👉 쉽게 말해, 몸 전체의 면역 군대를 깨워 암과 싸우도록 돕는 치료입니다.

4 면역조절 치료에서 주의할 점 (5가지 원칙)

1. 정확한 타이밍: 현재 상태에서 면역치료가 필요한 시점인지 판단

2. 맞춤형 조절: 모든 환자에게 동일한 방식이 아닌, 개인별 강도·방식 적용

3. 효과 극대화: 항암치료 후 회복 및 재발 방지 목적

4. 부작용 조기 확인: 피로, 발열, 염증 반응 등을 조기에 발견해 안전 확보

5. 지속적 모니터링: 정기 검사로 상태를 점검하며 치료 방향을 유연하게 조정

👉 면역치료는 '정밀하고 조심스럽게, 맞춤형으로' 접근해야 합니다.

5 암세포가 치료에 잘 반응하지 않는 이유 (6가지)

암세포는 생존을 위해 정교하고 다양한 회피 전략을 사용합니다.

1. 면역세포와의 신호 전달 방해

2. PD-L1 같은 단백질을 발현하여 공격 피함

3. 신분증(MHC)을 숨겨 면역 감시망 회피

4. 억제성 사이토카인(TGF-β, IL-10 등)을 분비해 공격 저지

5. 암 주변 환경(암 미세환경)을 변형시켜 면역세포가 약해지게 함

6. 억제성 면역세포를 동원해 공격을 막음

👉 이러한 이유로 단일 약물치료만으로는 충분하지 않으며, 복합적이고 통합적인 접근이 필요합니다.

✅ 핵심 정리

• 면역치료는 "내 몸의 균형을 회복하고 암과 싸우는 힘을 키우는 치료"입니다.

• 치료는 '보충 → 조절 → 모니터링'의 3단계가 핵심입니다.

• 암세포는 교묘하게 숨어서 면역 감시를 피하므로, 정밀하고 맞춤형 치료가 중요합니다.

• 정기적인 면역 상태 점검과 균형 잡힌 면역 강화가 치료 성패를 가릅니다.

👉 면역은 우리 몸의 군대, 암세포는 교묘하게 위장한 도둑입니다.

👉 치료는 이 군대가 도둑을 잘 찾아내고 끝까지 지켜낼 수 있도록 훈련하고 무기(치료제)를 주는 과정입니다.

암 치료 모든 단계에서 면역이 왜 중요한가요?

🛡 **암 치료는 단순한 '암세포 제거'가 아니라, '면역력 유지와 회복'이 핵심입니다.**

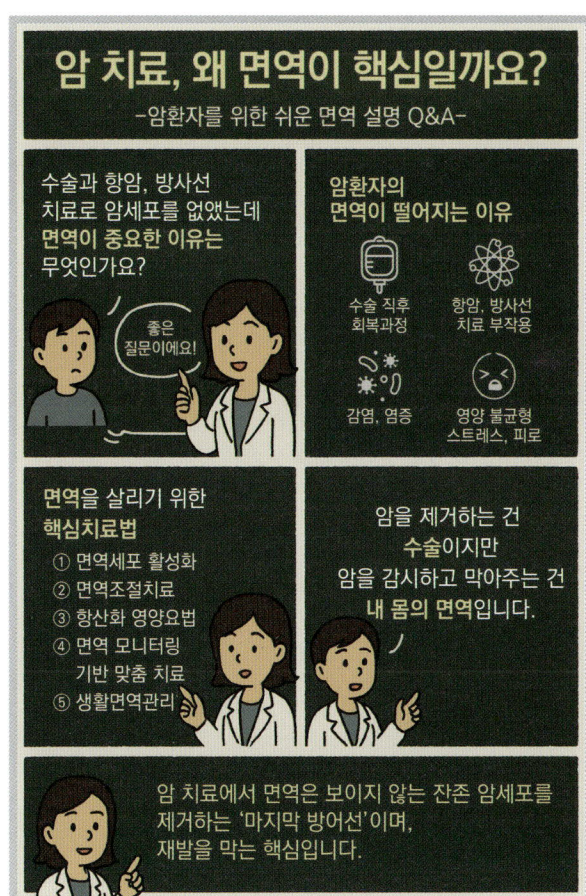

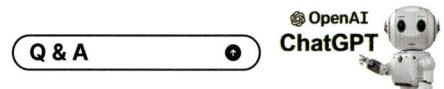

Q & A ⬆

Q 수술과 항암치료로 암세포를 없앴는데, 왜 면역이 중요한가요?

🧑‍⚕️ 수술이나 항암치료는 영상에 보이는 암세포를 제거하는 데 탁월합니다. 그러나 보이지 않는 미세 잔존 암세포나 새로 자라는 암세포까지 제거하려면 우리 몸의 면역 시스템이 반드시 작동해야 합니다.

결국, 면역은 암 치료의 '마지막 방어선' 이예요!

Q 암은 언제 다시 자라나요?

🧑‍⚕️ 암세포는 면역력이 약해지는 다음과 같은 상황에서 재발 가능성이 높아집니다.

상황	이유
수술 직후	몸이 회복 중이라 면역이 떨어짐
항암 · 방사선 후	정상세포까지 손상되어 면역 기능 저하
스트레스, 피로	면역기능 저하
고열, 감염	에너지가 소모되어 암 감시기능 약화

Q 면역을 어떻게 살려야 하나요?

🧑‍⚕️ 암 치료에는 2가지 축이 있습니다.
① 암세포를 제거하는 치료(수술, 항암제, 방사선 등)
② 내 몸을 지켜 암이 다시 자라지 않도록 돕는 치료(면역 회복 중심)
①은 '공격', ②는 '방어', 이 두 가지가 함께 작동해야 암을 이길 수 있어요!

Q 면역을 살리기 위한 핵심 치료법은 무엇이 있나요?

✅ 면역세포 활성화: NK세포, T세포의 기능 강화
✅ 면역조절치료: 싸이모신-α, 인터루킨-2(IL-2) 등으로 조절능력 향상
✅ 항산화 영양요법: 고용량 셀레늄, 아르기닌, 글루타민 등
✅ 면역 모니터링 기반 맞춤 치료: 면역세포 분석→전략수립
✅ 생활면역관리: 스트레스 완화, 영양 균형, 수면 리듬 회복

 핵심요약

암 치료에서 중요한 것은 암세포를 없애는 것뿐 아니라 면역력을 회복하는 것입니다. 면역이 살아 있어야 재발을 막고 치료 효과를 극대화할 수 있습니다.

체중과 체온이 떨어지면 암이 진행되고 있다는 신호일 수 있어요.

⚠️ 체중과 체온은 생존의 중요한 지표입니다.

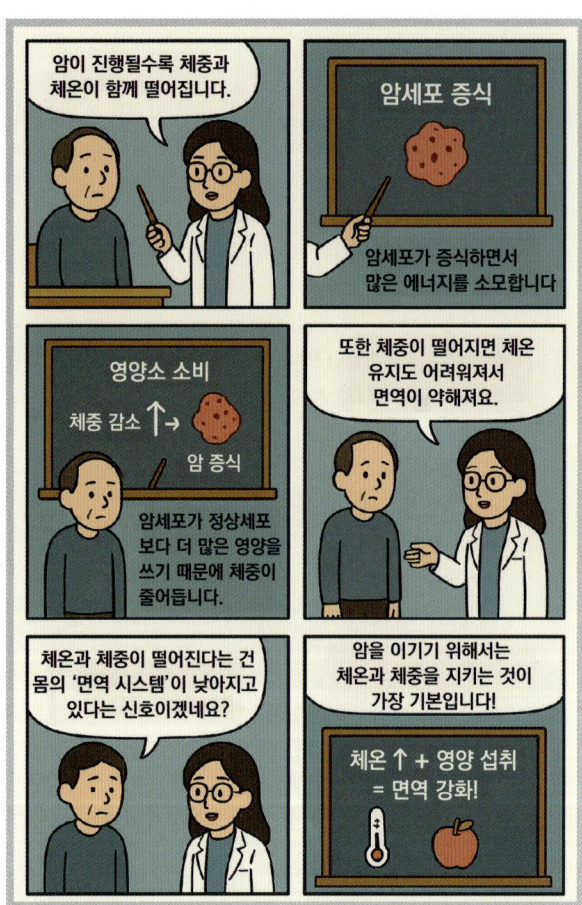

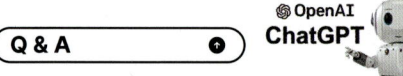

Q & A ↑

Q 최근에 체중이 갑자기 줄었어요. 왜 그럴까요?

🤖 갑작스러운 체중 감소는 암 진행 또는 대사 이상을 나타내는 신호일 수 있어요. 암세포는 많은 에너지를 소모하고, 우리 몸도 암세포와 싸우기 위해 에너지 요구량이 증가합니다. 특히 **체중이 계속 줄고, 체온까지 낮아진다면** 집중적인 관리가 필요합니다.

Q 왜 체중과 체온이 동시에 떨어지나요?

🤖 그 이유는 다음과 같아요:
① 암세포는 에너지를 비정상적으로 많이 소모해요.
② 면역 반응으로 인한 에너지 소모 증가
③ 식욕 저하 및 흡수 기능 저하
④ **영양 결핍 → 근육 손실 → 체중 감소**가 일어나고, **기초대사량**이 떨어지면 체온 유지 능력도 약화되어 **저체온증**이 나타날 수 있어요.

Q 체온이 낮아지면 어떤 문제가 생기나요?

🤖 체온이 떨어지면 면역력이 크게 약화됩니다.

체온 저하 결과	영향
면역세포 활동 감소	암세포 감시 기능 저하
치료 회복력 저하	치료 반응성 감소, 피로 증가
감염 위험 증가	염증·패혈증 위험
암 진행 속도 빨라짐	생존율 저하 가능성 있음

▶ 체온이 36.5℃ 미만으로 장기간 유지될 경우 면역 기능이 저하될 가능성이 높습니다.

Q 어떻게 관리해야 하나요?

✓ 균형 잡힌 영양 섭취: 단백질, 지방, 탄수화물
✓ 따뜻한 환경 유지: 실내 온도 조절, 보온 의류 착용
✓ 기초대사량 유지: 가벼운 운동, 규칙적인 활동
✓ PBM(광생물조절) 치료 및 온열치료: 미세혈류 개선, 면역세포 활성화, 체온 유지에 도움

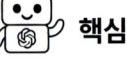 **핵심요약**

체온과 체중이 떨어진다는 것은 몸의 '면역 시스템'이 약화되고 있다는 경고 신호입니다. 체온과 영양 상태를 유지하는 것은 면역 기능을 보호하고 암 치료 효과를 극대화하는 핵심 전략입니다.

암 환자의 사망 원인, 면역력 저하 때문입니다.

⚠️ **암 환자의 사망 원인은 단순한 암세포 증식이 아니라, 면역력 저하와 그로 인한 합병증입니다.**

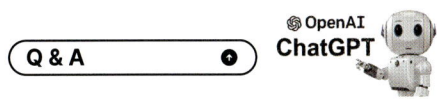

Q & A

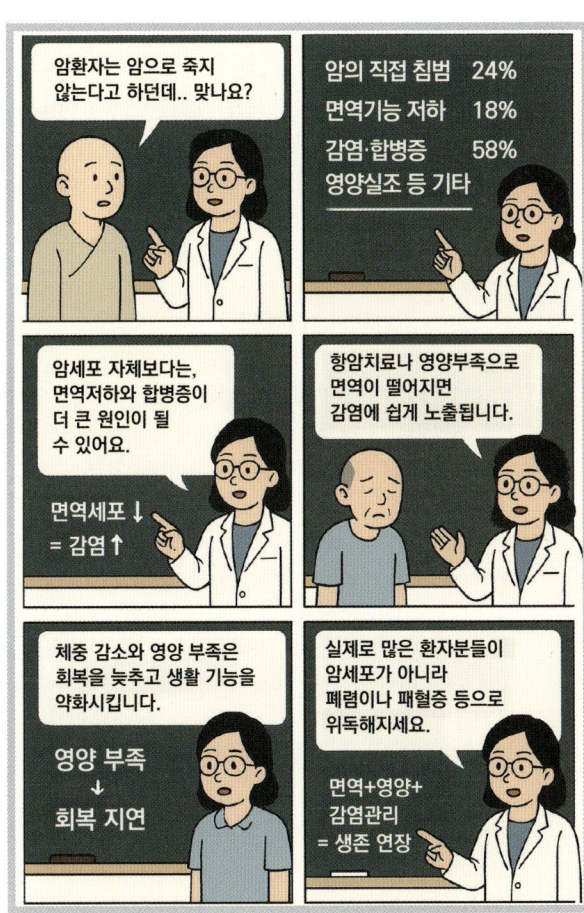

Q 암으로 사망하는 건 암세포 때문인가요?

👩‍⚕️ 많은 분들이 그렇게 생각하시지만, 실제로 암 환자의 사망 원인 중 약 50%는 면역력 저하와 관련이 있어요. 면역 기능이 약해지면 감염과 패혈증, 영양실조·악액질, 혈전색전증, 출혈, 다기관 기능저하로 이어질 위험이 커집니다. **암세포 보다 무서운 건 면역이 무너지는 것**이에요.

Q 암 환자는 왜 면역이 약해지나요?

👩‍⚕️ 암세포는 우리 몸의 에너지를 소모하고, 수술, 항암, 방사선 등의 치료는 정상 면역세포까지 함께 손상시켜요. 여기에 식욕 저하·흡수 장애로 영양상태가 나빠지면 면역저하는 더 심해집니다

Q 실제로 면역 저하로 어떤 문제가 생기나요?

👩‍⚕️ 합병증은 암 환자의 생명을 위협해요.

27.2%	■ 면역저하로 인한 감염
24.4%	■ 암 자체에 의한 장기기능 상실
24.4%	■ 암 관련 영양장애(체중,체온감소)
24%	■ 기타(패혈증 등)

암 환자의 사망 원인 중 절반 이상은 암세포 자체가 아니라, 면역 기능 저하와 그로 인한 합병증에서 비롯된 것으로 보고되고 있습니다.

Q 면역을 어떻게 지켜야 하나요?

✅ **암 치료와 함께 반드시 면역 유지 전략이 병행되어야 해요.**
① 고단백·적정 열량·미량영양소 보충: 근육과 면역세포 회복
② 체온 관리: 36.5℃ 이상에서 면역세포가 가장 잘 작동
③ 맞춤 면역치료: 이뮤노시아닌, 셀레늄, 미슬토 등
④ 면역 모니터링: 백혈구 수치, 면역세포 활성도 검사
⑤ 감염 예방: 손 위생, 구강·피부관리 등
⑥ 회복기 관리: 휴식·영양·활동량 균형, 필요 시 재활·영양치료

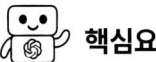 **핵심요약**

암 환자의 상태가 악화되는 것은 면역력 저하로 인한 합병증입니다. 따라서 암 치료의 목표는 암세포 제거뿐 아니라 면역 회복과 유지에 있습니다.

암세포의 '3가지 신호(표지판)

🧬 면역이 암세포를 찾아내는 단서, 3가지 표지항원 이야기

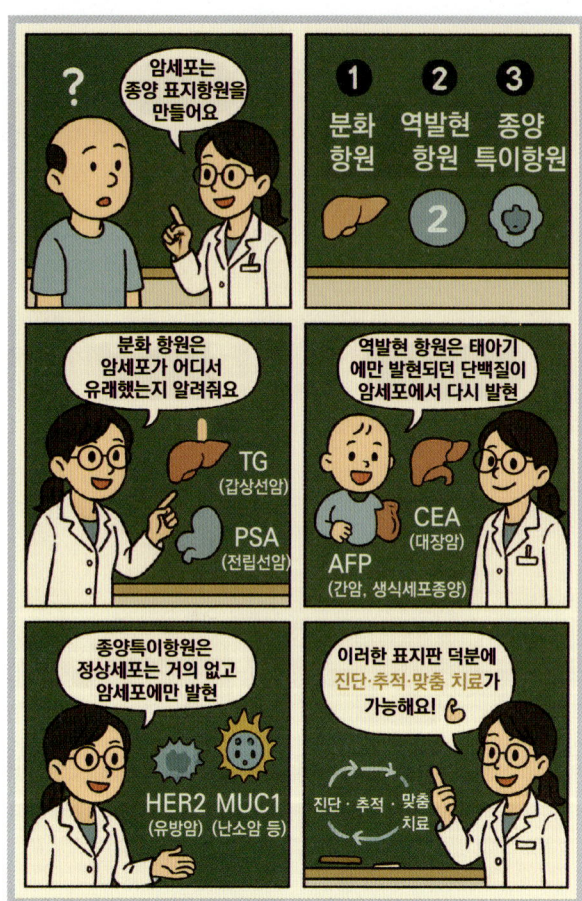

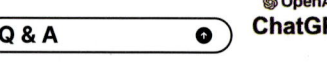
Q 암세포는 정상세포랑 비슷해 보이는데... 어떻게 구별해요?

👩‍⚕️ 겉모습만 보면 암세포와 정상세포는 비슷해 보일 수 있어요. 하지만 암세포는 특정 단백질 신호, 즉 **'표지판'**을 통해 정상세포와 구별할 수 있습니다. 이 표지판은 크게 분화항원, 역발현항원, 종양관련항원으로 나뉘어요.

Q 분화항원(Differentiation Antigen)이란?

👩‍⚕️ 분화항원은 암세포가 어떤 조직에서 생겨났는지를 알려주는 단서예요. 예를 들어 간세포에서 생긴 암이라면, 간세포 특이 단백질(AFP 등)이 남아있어, 이걸 보고 "이 암은 간에서 유래했구나!"처럼 암의 기원을 추정할 수 있는 거죠.
🧬 예: TG(갑상샘암), CEA(대장암), AFP(간암) 등

Q 역발현항원(Retrogenetic Antigen)이란?

👩‍⚕️ 역발현항원은 태아 시기에만 발현되던 단백질이 암세포에서 다시 나타나는 현상을 말해요. 암세포가 '성숙하지 못하고 퇴행'하면서 마치 태아 상태로 되돌아간 것 같은 특징을 갖게 되죠. 이 단백질들은 정상인에겐 거의 없기 때문에, 암의 민감한 신호로 사용돼요.
🧬 예: AFP(간암), CEA(대장암), B-HCG(생식세포종양)

Q 종양특이항원(Tumor-associated Antigen)은 어떤 표지판인가요?

👩‍⚕️ 정상세포에도 소량 존재하지만, 암세포에서는 비정상적으로 많이 발현되는 단백질이에요. 그래서 "수치가 높다면 암세포 가능성을 의심할 수 있고, 이 항원은 표적치료제와 면역항암제에서 중요한 치료 타깃으로 활용됩니다.
🧬 예: HER2(유방암), MUC1(유방암, 난소암, 췌장암 등 다양한 고형암)

Q 이 표지판을 알면 좋은 점은 뭔가요?

👩‍⚕️ 이 세 가지 표지항원은 진단, 치료 타깃 설정, 예후 예측, 재발 감시 등 여러 단계에서 중요한 정보를 제공합니다

 핵심요약

암세포는 신호(표지판)를 숨기지 못합니다.
3가지 표지판을 이해하면 암을 더욱 정밀하게 치료할 수 있습니다.

암 진단 시스템과 암 표지자(Cancer Marker)

🧪 암 표지자 검사의 의미와 한계, 그리고 암 진단 과정에서의 역할

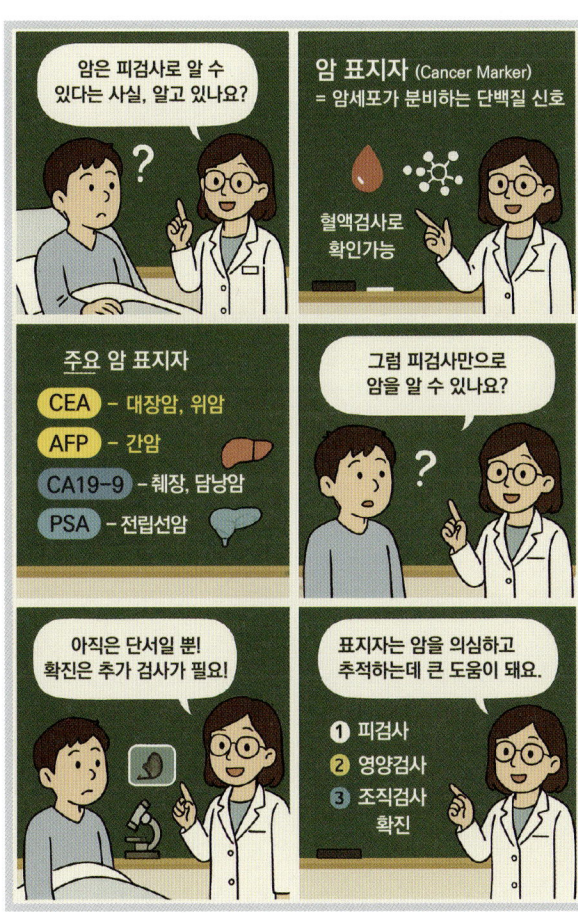

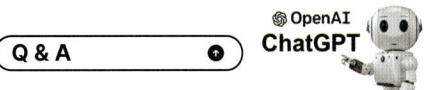

Q & A

Q 암 진단은 어떻게 하나요?

🧑‍🔬 암 진단은 단순한 한 가지 검사로 끝나지 않습니다. 암 의심 → 혈액검사(표지자 검사) → 영상검사(CT, MRI, PET 등) → 조직검사 과정을 거쳐 최종적으로 확진됩니다.

Q '암 표지자'란 무엇인가요?

🧑‍🔬 암 표지자(Cancer Marker)는 암세포나 암 관련 세포에서 생성되어 혈액 속에 나타나는 특정 단백질 또는 물질입니다. 이 수치가 높아지면 암의 가능성을 의심할 수 있어 진단 과정에서 중요한 단서를 제공합니다.

Q 혈액 검사만으로 암을 확진할 수 있나요?

🧑‍🔬 아니요. 암 표지자는 "암이 있을 수도 있다"라는 가능성을 보여주는 신호일 뿐이고, 확진은 영상검사와 조직검사를 통해 이루어져요. 암 표지자는 선별 검사나 치료 후 추적 검사에서 많이 사용돼요.

Q 암마다 표지자가 다른가요?

🧑‍🔬 네. 암의 종류에 따라 나타나는 표지자들이 다릅니다.

암 종류	주요 표지자	특징
대장암	CEA	흡연 시 수치 상승 가능
간암	AFP	500ng/mL 이상 고위험
전립선암	PSA	전립선염, 비대증도 포함
유방암	CA15-3	전이시 민감도 증가
췌장암·담도암	CA19-9	담도폐쇄 시 비특이적 상승

Q 정상인데도 암 표지자가 나올 수 있나요?

🧑‍🔬 네, 정상인도 약간의 수치가 나올 수 있어요! 그러나 수치가 지속적으로 높거나 급격히 오르면, 정밀 검사가 필요해요.

Q 암 표지자 수치가 높으면 무조건 암인가요?

🧑‍🔬 아니에요. 염증, 간질환, 흡연 등으로도 일시적으로 수치가 올라갈 수 있어요. 다른 검사 결과와 함께 종합적으로 해석해야 합니다.

Q 암 환자가 꼭 알아야 할 포인트는?

🧑‍🔬 암 표지자는 진단 보조 도구일 뿐입니다. 정확한 진단은 영상검사와 조직검사로 이뤄지며, 암 종류에 따라 표지자가 다르고 치료 후 재발 모니터링에도 유용하게 사용됩니다.

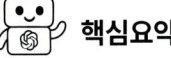 **핵심요약**

암 표지자는 암을 말해주는 힌트!
하지만 암종마다 특성이 다르고, 염증이나 비암성 질환에서도 수치가 변할 수 있으므로 다른 검사 결과와 함께 종합적으로 해석해야 합니다.

암을 이기기 위한 3가지 면역치료 방법

🧬 **면역치료는 전략적으로 재발을 낮추기 위한 치료입니다.**

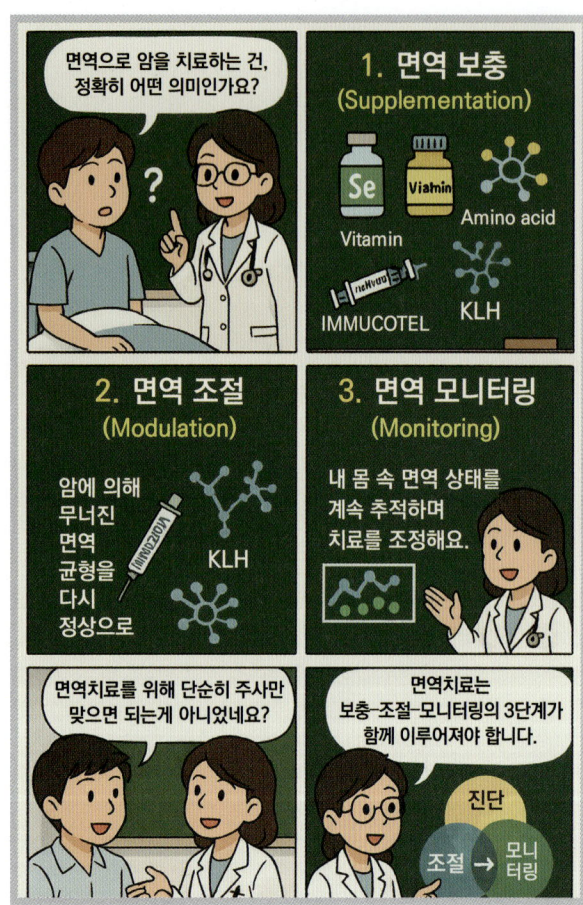

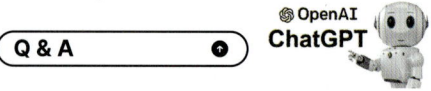

Q&A ⬆

Q 면역치료는 그냥 영양제나 주사만 맞으면 되나요?

🧑‍⚕️ 면역치료는 단순히 '면역력 높이기'가 아니라, 내 몸의 방어 체계를 체계적으로 회복하는 3단계 치료입니다.
① 보충(Supplementation)
② 조절(Modulation)
③ 감시(Monitoring)

Q 가장 먼저 해야 하는건 무엇일까요?

🧑‍⚕️ 면역 보충(Supplementation)입니다.
암 환자는 수술이나 항암치료, 방사선 치료로 인해 면역세포가 손상되는 경우가 많기 때문에, 비타민, 셀레늄, 아르기닌, 이뮤노시아닌(KLH) 등을 통해 면역의 '에너지 기반'을 회복해야 합니다.
예: 고용량 비타민, 이뮤노시아닌(KLH), 셀레늄, 아미노산

Q 면역 보충만 하면 끝인가요?

🧑‍⚕️ 아니에요.
활성화된 면역세포들이 암세포만 정밀 타격할 수 있도록 면역 균형을 조절하는 단계, "면역 조절(Modulation)"단계가 필요해요.
우리 몸은 때때로 면역이 과도하게 반응하거나 정상세포를 공격하기도 하기 때문에 과잉된 면역은 억제하고, 부족한 면역은 강화하는 균형 조절이 중요합니다.
예: 이뮤노시아닌(KLH), 싸이모신알파, 인터루킨 조절제 등

Q 치료 후에는 무엇이 필요해요?

🧑‍⚕️ 치료 효과를 확인하고 재발을 예방하기 위한 "면역 모니터링(Monitoring)" 단계가 필요합니다.
암 표지자(Cancer Marker), NK세포 활성도, T세포 기능검사 등을 통해서 면역 상태를 정기적으로 점검하고 필요 시 치료를 보강하거나 반복합니다.
예: CEA, CA19-9, NK/T세포 활성도 검사 등

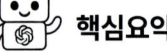 **핵심요약**

면역치료는 단순한 주사 치료가 아니라, 보충 → 조절 → 모니터링의 3단계 전략으로 면역의 기반을 세우고 균형을 유지하며, 재발을 예방하는 통합적 치료 과정입니다.

면역 균형 회복의 중요성

🧬 '면역 균형 회복'은 단순한 면역 증강이 아니라 암 치료의 근간입니다.

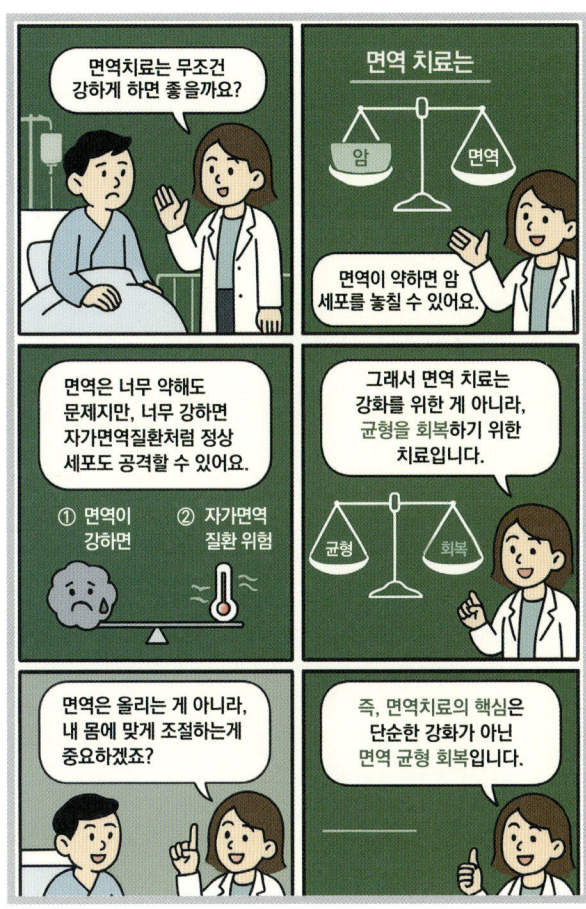

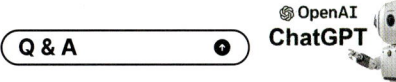

Q & A

Q 면역치료는 면역을 무조건 높이면 되지 않나요?

👩‍⚕️ 많은 분들이 그렇게 생각하세요.
하지만 진정한 면역치료는 단순히 면역력을 '올리는 것'이 아니라, **'면역의 균형을 회복하는 것'입니다.** 면역이 너무 약하면 암세포를 제거하지 못하고, 너무 강하면 오히려 정상세포를 공격해 자가면역 반응이 생길 수 있기 때문입니다.

Q 왜 '면역 균형'이 중요한가요?

👩‍⚕️ 우리 몸은 면역이 너무 약해도, 너무 강해도 문제예요.

상태	결과
면역이 너무 약하면	암세포를 감시하지 못해 재발 위험이 커져요
면역이 너무 강하면	내 몸(정상세포)을 공격해 염증과 부작용이 생겨요
면역이 균형을 이루면	암세포만 정확히 제거하고, 건강한 회복이 가능해요

Q 균형 잡힌 면역치료를 하려면 어떻게 해야 하나요?

치료방법	설명
자가백신 요법 (Autologous Vaccination)	내 암세포로 백신을 만들어 면역반응 유도
단클론항체요법 (Monoclonal Antibody)	종양 표적 단백질에 선택적으로 작용하는 면역치료
감작요법 (Sensitization therapy)	암세포를 면역세포가 잘 인식하도록 자극
발열요법 (Febrile therapy)	체온을 높여 면역세포 활성을 강화
생물 면역조절 물질 (BRMs)	인터페론·인터루킨 등으로 면역반응 조절
해독요법 (Entgiftung)	염증·독소 제거로 면역 균형 회복

Q 면역치료는 누구나 똑같이 하나요?

👩‍⚕️ 아닙니다. 사람마다 면역 상태는 다릅니다. 따라서 '면역검사'를 통해 현재 상태를 평가하고, 그 결과에 맞는 맞춤형 면역치료 계획을 세워야 합니다.

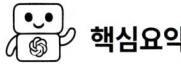 **핵심요약**

> 면역치료는 단순한 면역력 증강이 아니라, 내 몸에 딱 맞는 균형을 찾는 것이 핵심입니다.

면역감시(Immuno-surveillance)

🔰 **면역감시는 내 몸의 CCTV입니다. 감시력이 강할수록 암은 자라기 전에 막을 수 있습니다.**

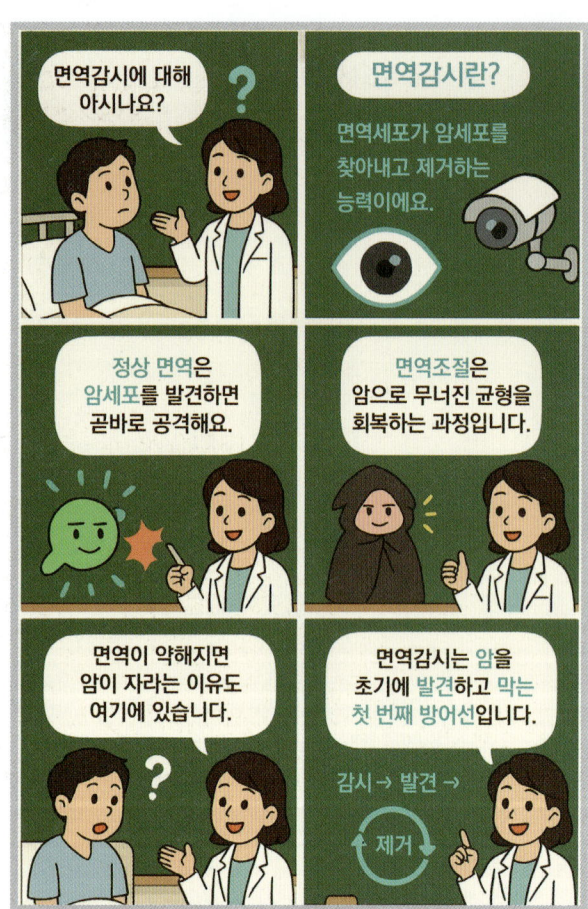

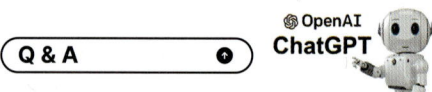

Q **'면역감시'라는 말은 처음 들어봐요. 무슨 뜻인가요?**

👩‍⚕️ 면역감시란, 면역세포가 우리 몸을 지속적으로 순찰하며 이상세포(암세포)가 나타나면 바로 찾아내어 제거하는 기능을 말해요.
마치 CCTV처럼 우리 몸을 24시간 지켜보는 역할이에요!

Q **그러면 암은 왜 생기나요? 면역이 못 본 건가요?**

👩‍⚕️ 맞아요. 처음에는 면역이 암세포를 잘 제거하지만, 면역력이 약해지거나 지치면 암세포가 그 틈을 타 성장할 수 있습니다.
면역감시가 제대로 작동하면 암세포는 자라기 전에 제거됩니다. 스트레스, 노화, 항암치료 후 회복 저하 등이 면역감시 기능을 약화시키는 대표적인 원인입니다.

Q **암이 생긴 건 '면역감시 실패'인가요?**

👩‍⚕️ 부분적으로 맞아요. 암세포는 원래 내 세포에서 생겨났기 때문에 면역 입장에서는 다른 외부 침입자처럼 뚜렷하게 인식되지 않아요.
게다가 암세포는 면역을 속이거나 피하는 '면역회피(immune evasion)' 능력까지 갖고 있어 감시망을 피할 수 있습니다. 그래서 면역감시 기능을 회복·강화하는 치료가 중요합니다.

Q **암 환자에게 면역 감시력을 키우는 방법이 있나요?**

👩‍⚕️ 물론이죠! 영양 보충, KLH 면역자극, 싸이모신 알파1 등 면역 조절·활성화 치료를 통해 감시 능력을 전략적으로 높일 수 있습니다.
면역감시가 제대로 작동하면 암세포가 자리 잡기 전에 제거할 수 있습니다.

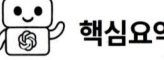 **핵심요약**

면역감시는 몸속 보안 시스템입니다.
이 기능이 약해지면 암이 자랄 수 있으므로, 영양·면역자극·면역조절 치료 등을 통해 감시력을 유지·강화하는 것이 매우 중요해요.

암세포는 면역감시를 어떻게 피하는가?

🧬 **암세포는 면역세포의 공격을 회피하도록 스스로를 위장합니다.**

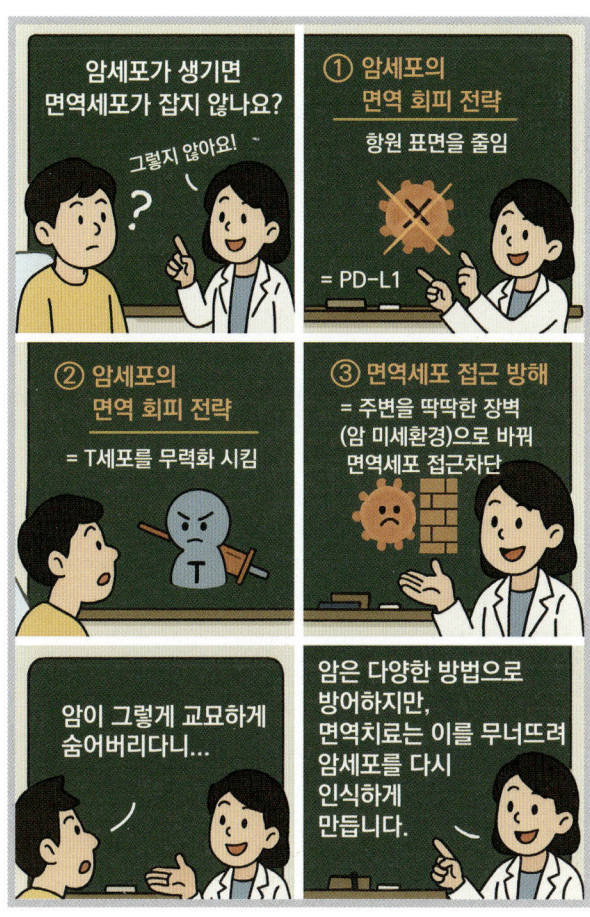

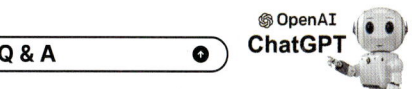

Q&A

Q 암세포는 왜 몸속에서 자라날 수 있나요? 면역세포가 잡아내지 못한 건가요?

🧑‍⚕️ 맞아요. 우리 몸의 면역세포는 원래 암세포를 감시하고 제거할 수 있는 능력을 갖고 있어요. 하지만 **암세포는 교묘하게 면역의 감시망을 회피하며 살아남는 전략을 써요.**

Q 암세포는 어떻게 면역을 회피하나요?

① 자기 표지판을 없애기
 → "나는 정상세포야. 면역세포야, 공격하지 마~"
암세포는 자신의 표지단백질(MHC-I)을 일부러 줄이거나 없앱니다. 면역세포는 표지가 사라진 암세포를 이상세포로 인식하지 못해 공격하지 못하게 됩니다.

② 정상세포인 척 흉내 내기
 → "어? 나도 너같이 생겼어~"
암세포는 정상세포에서 나오는 단백질을 흉내 내는 표지자를 달아요. 그래서 면역세포가 "어? 정상처럼 보이는데..." 하며 속게 되죠.

③ 면역 억제 신호 보내기
 → "조용히 해! 나 건드리지 마!"
암세포는 PD-L1 같은 억제 단백질을 발현해 면역세포의 '공격 스위치'를 꺼버립니다. 이로 인해 면역세포는 암을 공격하지 못하게 됩니다.

④ 면역세포를 피해서 숨기기
 → "내가 여기 있는지 아무도 몰라 ~ "
암세포는 산소가 부족하고 산성이 강한 환경을 만들어 면역세포의 접근을 방해합니다.

Q 암세포는 정말 교활하네요. 어떻게 대처하죠?

🧑‍⚕️ 면역의 '눈'을 다시 열어주는 치료가 필요합니다.
'**면역관문억제제**', '**표적항체치료**', '**면역세포 활성요법**' 등을 통해 암세포의 위장술을 무력화하고, 면역이 다시 암을 인식하도록 돕습니다.

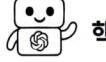 **핵심요약**

> 암세포는 숨어서 자신을 위장하지만,
> 면역치료는 이 위장술을 무력화해 면역세포가 암을 다시 인식하고 공격하도록 만듭니다.

암세포의 항원과 MHC 시스템

🧬 암세포는 어떻게 '표적'이 되나요?– 암세포 항원과 MHC 시스템

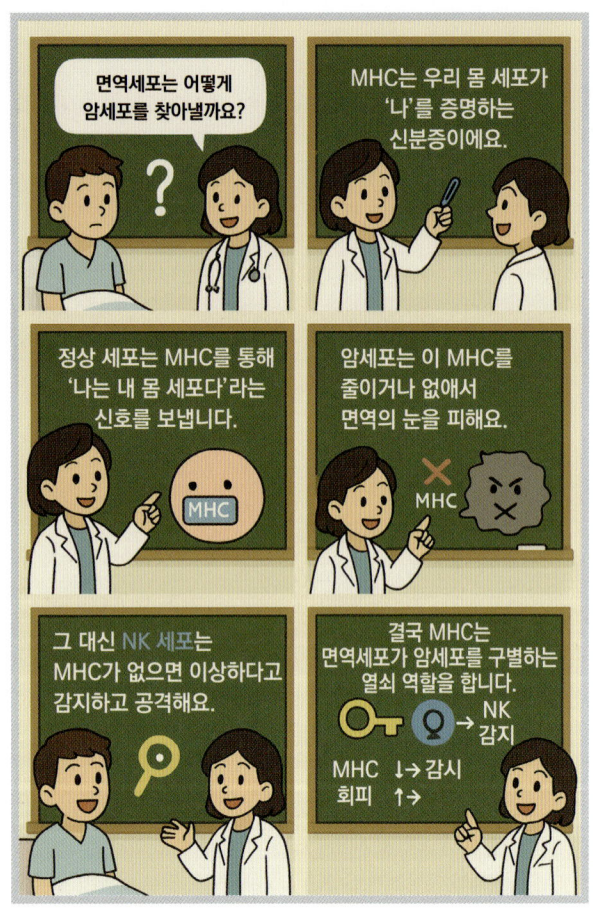

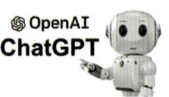

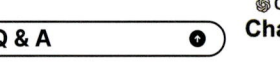

Q 암세포는 겉보기엔 정상세포랑 비슷하다던데, 면역세포는 어떻게 구별하죠?

🧑‍⚕️ 암세포는 '항원(antigen)'이라는 이름표를 달고 있어서, 면역세포가 '이상하다'라고 인식할 수 있어요. 이 항원은 정상세포는 거의 없거나 매우 적지만, 암세포 표면에서는 많이 나타나는 특정 암 관련 단백질이에요.
(예: HER2(유방암), CEA(대장암), PSA(전립선암)등)

Q 면역세포는 항원을 어떻게 알아보나요?

🧑‍⚕️ 여기서 MHC(주조직적합복합체)시스템이 필요해요!
MHC는 세포가 내부 단백질 정보를 면역세포에게 보여주는 '안테나' 역할을 합니다.

세포가 '내 안에 있는 단백질'을 MHC에 실어서 면역세포에 보여주면, 면역세포가 "이건 우리 몸에 있는 정상 단백질인가? 아니면 이상하거나 외부에서 들어온 물질인가?" 하고 판단해서 공격 여부를 결정합니다.

Q 암세포가 '항원과 MHC'를 같이 보여주면 면역세포가 잡아내겠네요?

🧑‍⚕️ 맞아요! MHC 위에 암항원이 올라가 있으면, T세포나 NK세포가 "이건 이상해!"라고 인식하게 제거합니다.
이 과정이 바로 면역 감시(Immuno-surveillance)의 핵심입니다.

Q 암세포가 MHC를 없애버릴 수도 있나요?

🧑‍⚕️ 그게 바로 '면역 회피 전략(Immune evasion)'입니다.
암세포는 MHC 발현을 줄이거나 없애거나, 항원을 숨기거나 조작해 "나는 정상세포야~"라고 위장합니다. 이렇게 되면 면역세포는 암세포를 인식하지 못하고 지나칠 수 있습니다.

 핵심요약

✓ 항원은 암세포의 '이름표', MHC는 면역세포에 정보를 '전달하는 안테나'
✓ 항원과 MHC가 제대로 작동해야 면역세포가 암세포를 인식하고 제거할 수 있습니다.

66

내 몸의 면역시스템은 어떻게 암세포를 감지하고 제거하나요?

💬 내 몸의 면역시스템, 암을 감시하고 제거하는 '보안 시스템'

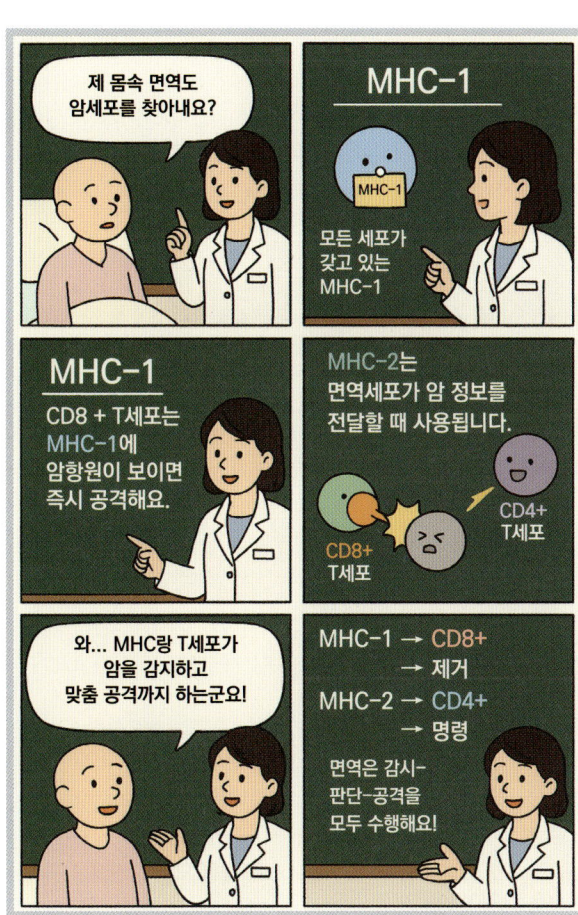

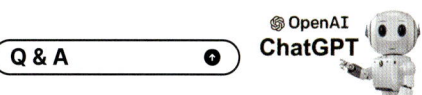

Q 제 몸도 암세포를 찾아낼 수 있나요?

👩‍⚕️ 네, 물론입니다! 우리 몸에는 암세포를 감지하고 제거하는 면역감시 시스템(Immuno-surveillance)이 있습니다. 이 과정의 핵심이 바로 MHC 시스템입니다.

Q 암세포가 있다는 걸 면역세포는 어떻게 알아요?

👩‍⚕️ 암세포는 '항원(Antigen)'이라는 단백질 신호를 만들어냅니다. 이 항원은 정상세포에는 거의 없거나 적고, 암세포 표면에는 특이하게 많이 존재해요.
면역세포는 MHC라는 복합체를 통해 "이건 암이야!"라고 인식하고 공격을 시작합니다.

- 암 항원(Antigen) = 암세포가 가진 표지 단백질
- MHC(Major Histocompatibility Complex)
  = 항원을 면역세포에 보여주는 안테나

MHC

암세포

항원제시 → 이상세포 감지
공격시작

도움 T세포

Q MHC는 어디에 있나요?

👩‍⚕️ 모든 세포는 MHC-I을 가지고 있고, 면역세포 중 일부는 MHC-II도 갖고 있습니다. 두 시스템이 협력해 암을 제거합니다.

MHC 종류	발현	인식 면역세포
MHC - I	모든 세포(암세포 포함) 발현	세포독성 T세포(CD8)의 면역활성
MHC - II	항원제시세포(대식세포, 수지상세포 등)에서 발현	면역조절세포(CD4)의 면역활성

Q 암세포가 MHC를 숨기면 어떻게 되나요?

👩‍⚕️ 그건 암세포의 면역회피 전략 중 하나예요. 암세포는 MHC-I 발현을 줄이거나 없애 T세포가 자신을 인식하지 못하게 만듭니다. 이렇게 되면 T세포의 표적에서 벗어나 공격을 피할 수 있습니다. 그래서 일부 치료는 MHC 발현을 다시 유도하거나, NK세포를 활성화해 MHC가 없더라도 암을 제거하는 방법을 써요.

 핵심요약

암세포는 자기 안의 이상 신호(항원)를 MHC라는 안테나에 실어 내보냅니다. 면역세포는 이 신호를 보고 '이건 암이야!' 하고 바로 찾아내 공격합니다.

암세포가 면역치료와 항암치료 효과를 떨어뜨리는 6가지 원인

❗ 암세포는 왜 치료에 잘 반응하지 않을까요?

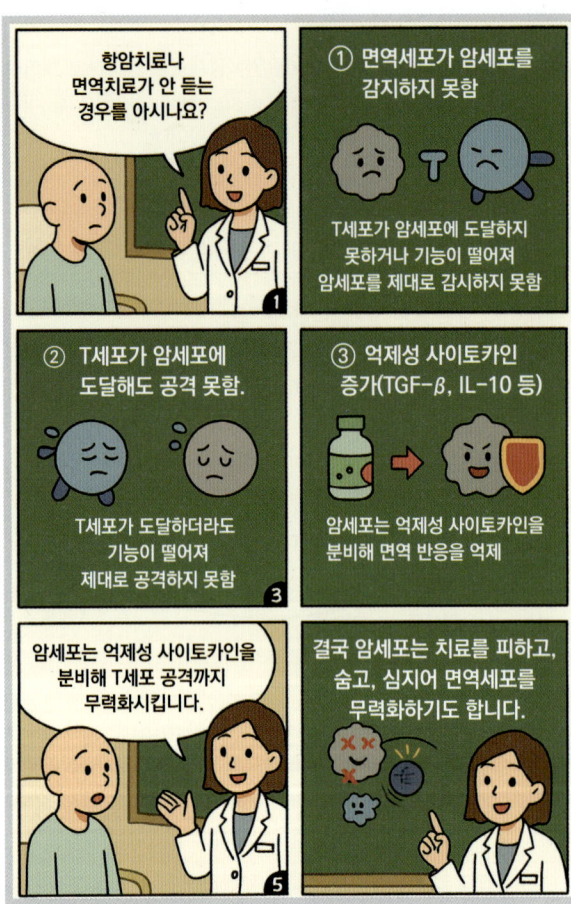

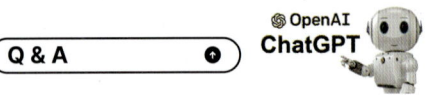

Q 치료를 열심히 받고 있는데 왜 효과가 없을까요?

🧑 좋은 질문이에요! 암세포는 생존을 위해 매우 교묘한 전략을 씁니다. 이 전략들이 면역과 항암치료의 효과를 떨어뜨리는 주요 원인입니다. 대표적으로 6가지 메커니즘이 있어요.

Q 그 6가지는 무엇인가요?

① **사이토카인 억제물질 분비**: 암세포는 'TGF-β', 'IL-10' 같은 물질을 분비해 면역세포끼리 신호를 주고받지 못하게 만듭니다. 이런 물질은 면역세포의 활성을 억제해서 암세포가 공격당하지 않도록 만들어요.

② **면역 억제 단백질(PD-L1 등) 발현**: 암세포 표면의 'PD-L1' 단백질이 T세포의 공격 스위치를 꺼버립니다.

③ **MHC 단백질 제거 또는 변형**: 암세포는 'MHC'라는 안테나를 없애거나 구조를 바꿔, 면역세포 눈에 띄지 않게 숨습니다.

④ **혈관 장벽으로 면역세포 차단**: 암세포는 비정상적인 혈관을 만들어 면역세포가 들어오지 못하게 길을 막습니다.

⑤ **암 미세환경 조성**: 암세포는 주변을 산성화하고 산소를 없애 면역세포가 활동하기 힘든 '독한 환경(TME)'을 만듭니다.

⑥ **면역억제 세포 모집**: 암세포는 'Treg', 'MDSC', 'TAM' 같은 면역억제 세포를 불러 모아 자신을 지키는 방어막을 만듭니다.

Q 치료 효과를 높이려면 어떻게 해야 하나요?

🧑 이런 **방해 전략을 파악한 뒤, 억제 물질을 차단하고, 표적 항체치료(PD-L1 억제제 등), 종양 미세환경 개선 치료, 면역세포 활성화 요법** 등을 맞춤형으로 병합 치료해야 해요.

 핵심요약

암세포는 신호를 끊고, 스위치를 끄고, 정체를 숨기고, 길을 막고, 환경을 독하게 만들고, 방어막까지 쳐서 치료 효과를 떨어뜨립니다. 그래서 단일 치료보다 복합 면역치료 전략이 필요합니다.

몸 전체를 깨워서 암세포를 간접적으로 공격하는 비특이적 면역치료

🛡 내 몸의 면역을 전반적으로 깨워 암을 간접 공격하는 방법

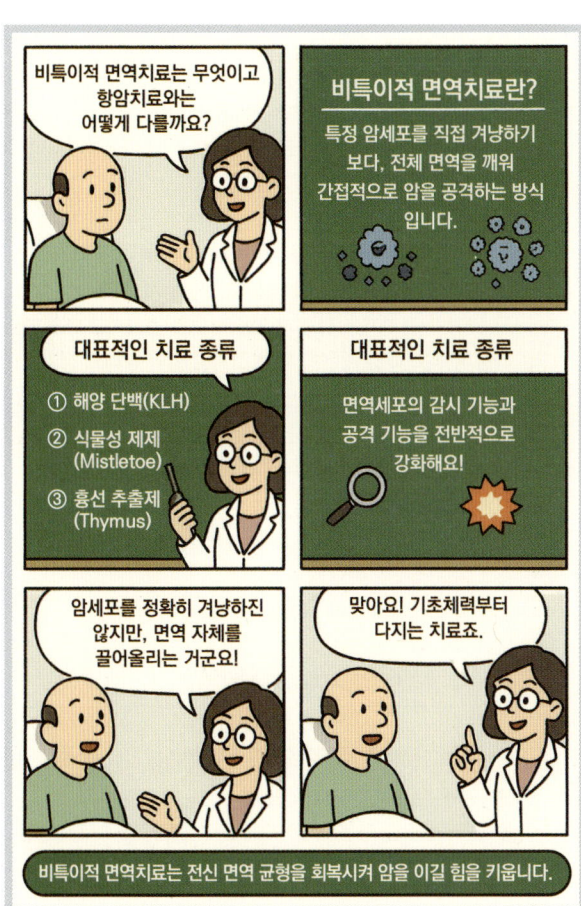

비특이적 면역치료는 전신 면역 균형을 회복시켜 암을 이길 힘을 키웁니다.

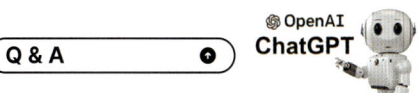

Q & A

Q '비특이적 면역치료'는 뭐예요?
면역세포가 암세포를 직접 공격하지 않나요?

👩 좋은 질문이에요!
비특이적 면역치료는 특정 암세포만 콕 집어 공격하는 대신, **몸 전체의 면역 상태를 끌어올려** 암세포가 자라기 어려운 환경을 만드는 치료입니다. 쉽게 말해 **"몸 전체에 싸우는 힘을 불어넣는 것"**이죠.

Q 이 치료는 언제 사용하나요?

👩 면역이 전반적으로 저하되었을 때, 또는 암세포가 면역회피 전략을 쓰고 있을 때, **다른 치료법과 병행해서 면역력을 보강할 때** 사용해요. 작용 방식은 다음과 같습니다.

면역세포를 자극하여 활성화	전신 면역 반응을 깨워 방어력 증가
면역세포 간 상호작용 조절	면역시스템 균형 회복
면역 억제물질 억제	암세포 주변 환경 정화
면역 기능 유지	장기적인 면역력 유지
암세포 간접 자극	면역세포가 암세포를 더 잘 인식하도록 도움

Q 어떤 약들이 비특이적 면역치료제로 사용되나요?

이뮤노시아닌(KLH)	항체 생성 촉진, TF항원 인식 강화
Thymus 추출물	T세포 활성화 및 면역 반응 조절
미슬토	면역세포 활성화, 항염·진정 효과
BRM (생물학적조절물질)	인터루킨·인터페론 등 면역 신호 조절
BCG백신	비병원성 결핵균, 선천·후천 면역 모두 자극
코리네박테리움, 펩타이드 추출물	암에 대한 간접적 면역 반응 촉진

Q 이 치료만으로 암이 낫는 건가요?

👩 아니요. 비특이적 면역치료는 보조적 역할이 핵심입니다.
① 항암치료 전후, ② 면역치료와 병용, ③ 재발 예방 및 면역 회복기에서 **치료 효과를 높이는 시너지 요법으로 활용됩니다.**

 핵심요약

암만 공격하는 것이 아니라, 내 몸 전체를 깨워야 암을 이길 수 있어요!
그것이 바로 비특이적 면역치료의 핵심입니다.

면역치료에서 꼭 필요한 면역 모니터링의 중요성

내 몸의 면역 반응을 확인해야 치료 효과를 놓치지 않습니다

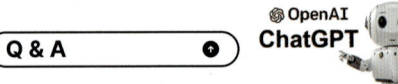

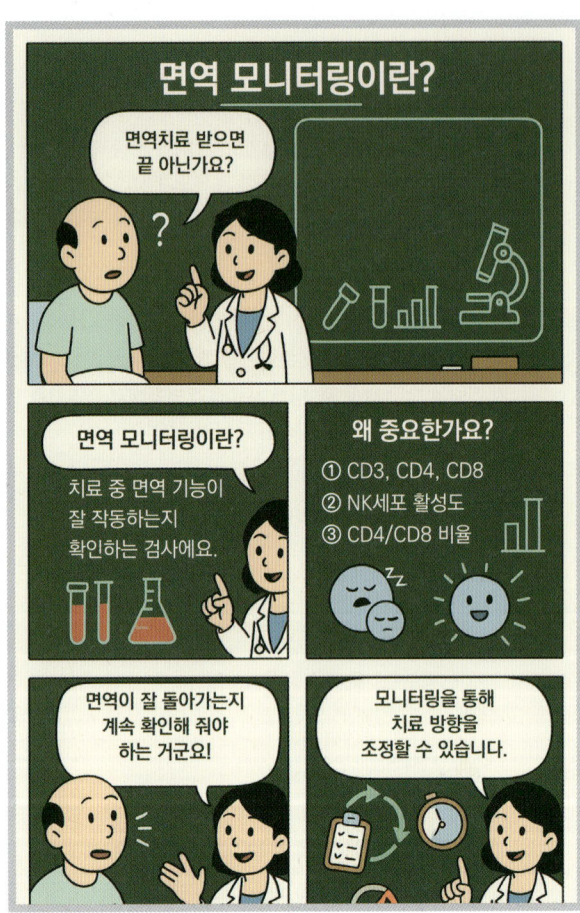

Q&A

Q 면역치료만 잘 받으면 되는 거 아닌가요?

아니에요. 면역치료만큼 중요한 건 '내 몸의 면역 상태를 정확히 아는 것', 즉 면역 모니터링입니다. 치료만 하고 내 몸의 면역 반응을 확인하지 않으면 치료 타이밍을 놓치거나 효과가 떨어질 수 있어요.

Q 면역 모니터링이란 게 정확히 뭐예요?

면역세포가 얼마나 잘 작동하고 있는지, 면역 기능이 너무 낮거나 과하지는 않은지 **지속적으로 검사하고 조절하는 과정**이에요. 매일 체온을 재는 것처럼 면역 상태도 정기적으로 확인해야 해요.

☑️ **면역 모니터링이 중요한 이유 3가지**

① 치료 타이밍 판단
→ 언제 치료를 시작하거나 멈출지 기준이 됨
② 면역 치료의 반응 확인
→ 환자 상태에 따라 치료 강도나 방향 조절
③ 과잉면역/저면역 조절
→ 지나치면 염증, 부족하면 재발 위험

Q 면역 상태는 어떻게 검사하나요?

혈액검사로 면역세포의 수치와 기능을 측정해요.

검사 항목	검사 내용
CD3, CD4, CD8	T세포의 면역 작동 상태 확인
NK세포 활성도	암세포를 직접 공격하는 능력 평가
CD4/CD8 비율	면역 균형 상태 평가
CD3 + HLA-DR	바이러스·암세포 인식 및 활성 상태 확인

Q 검사 결과가 나쁘면 어떻게 하나요?

걱정하지 마세요! **면역 상태는 조절 가능한 생리적 지표**입니다. 면역치료의 가장 큰 장점은 "반응성 조절이 가능하다"는 점이에요. 검사 결과에 따라 비타민, 아미노산 보충, 면역 활성 치료제 등을 활용해 면역 밸런스를 회복하고 치료 효과를 유지할 수 있습니다.

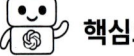 **핵심요약**

면역치료의 효과는 '지속적인 관찰과 조절'에 달려 있습니다. 면역 모니터링 없이는 제대로 된 면역치료가 어렵습니다!

면역조절치료란 무엇인가?

💬 **면역조절치료란 암세포만 공격하는 것이 아니라,
몸 전체의 면역 균형을 회복시켜 암 치료 효과를 높이는 치료입니다.**

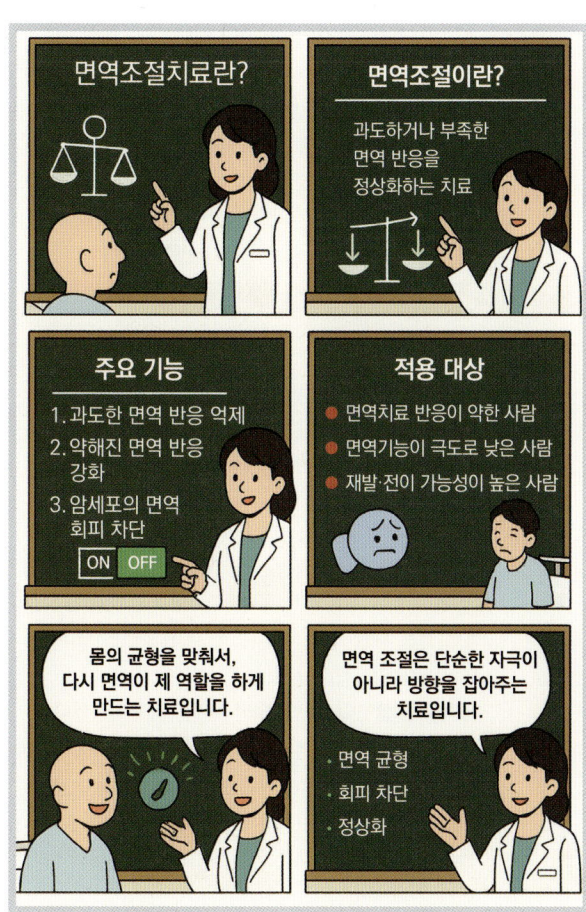

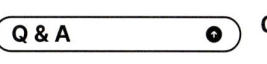 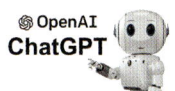

Q & A ⊕

Q 면역치료와 면역조절 치료는 어떻게 다른가요?

👩 면역치료(면역항암치료)는 면역을 전반적으로 활성화시켜 암세포를 공격하지만, 면역조절 치료는 면역이 너무 강하거나 너무 약할 때 이를 조절해 균형을 맞추는 치료입니다. 쉽게 말해, 자동차의 속도를 상황에 따라 높이거나 줄이는 것과 같습니다.

Q 왜 면역 균형이 중요하죠?

👩 면역이 너무 약하면 암세포를 놓치고, 너무 강하면 과도한 반응으로 인해 자가면역 질환이 생길 수 있습니다. 그래서 "면역을 적절하게 조절하는 치료"가 필요합니다.

✅ **면역조절 치료의 핵심 목표**

면역 상태	문제	조절 방향
너무 약한 경우	암 재발, 감염위험	면역 활성 촉진
너무 강한 경우	염증, 자가면역 반응	면역 진정, 억제
불균형한 경우	면역 혼란	면역 균형 회복

Q 어떤 치료들이 면역조절에 사용되나요?

치료명	작용 방식	특징
싸이모신 알파 (Thymosin-α1)	T세포 화성화, 자가면역 악화예방	회복기· 재발 방지에 사용
인터루킨 (IL-2, IL-10 등)	면역세포 신호 조절	면역 균형 유지
면역관문억제제 (PD-1/PD-L1)	T세포 기능 재활성화	진행성 암 치료에 활용
생물학적면역 조절물질 (BRM 등)	염증 완화, 과잉 면역 억제	과도한 면역반응 조절
호르몬 기반 조절제	면역 민감도 조정	장기 면역 관리에 사용

Q 이 치료는 언제 필요한가요?

① 면역검사에서 균형이 깨졌을 때
② 항암치료 후 회복기
③ 면역반응이 과도하거나 지나치게 약할 때
④ 치료 효과를 높이고 부작용을 줄이기 위한 보조 요법

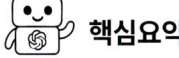 **핵심요약**

> 면역조절치료는 면역을 무조건 올리는 치료가 아니라, 강·약·불균형 상태를 조절해 최적의 면역 환경을 만드는 치료입니다. 이를 통해 치료 효과를 높이고 부작용을 줄일 수 있습니다.

면역조절치료의 효과를 높이고 부작용을 막기 위한 5가지 원칙

🧠 암 환자를 위한 면역조절치료 안내

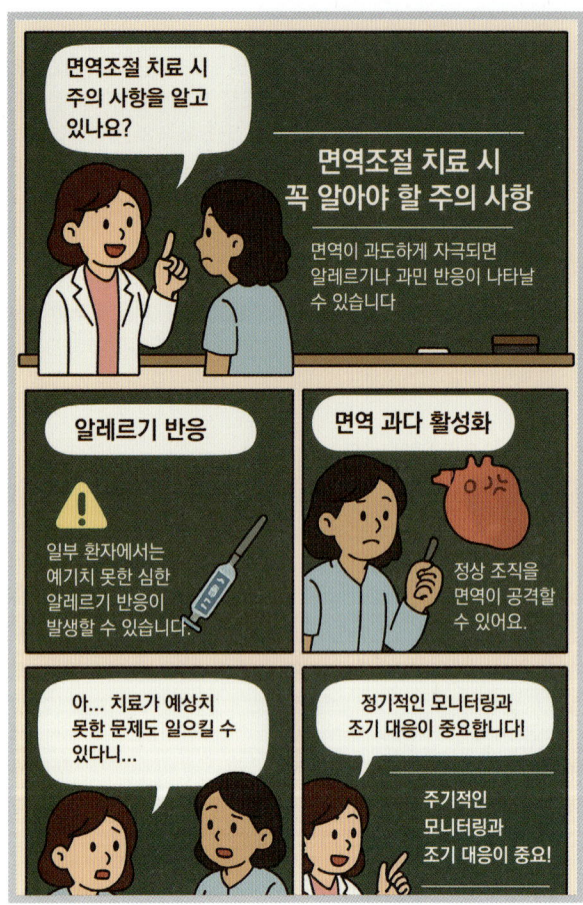

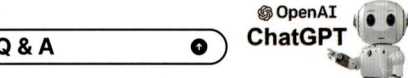

Q & A ↑

Q 면역조절치료, 누구나 받아도 괜찮을까요?

👤 아니요.

면역조절치료는 **언제, 어떻게, 얼마나 하느냐**가 매우 중요합니다. 정확한 진단과 현재 몸 상태를 확인한 뒤, 나에게 맞게 맞춤형으로 진행해야 안전하고 효과적입니다. 무턱대고 받으면 오히려 면역이 약해지거나 부작용이 생길 수 있어요.

✅ **치료 효과를 높이고 부작용을 줄이는 5가지 원칙**

① **진단기반 조절:**
"지금 내 몸 상태에 딱 맞는 면역조절이 필요해요!"
- 치료 전, 면역검사로 내 상태를 먼저 확인해야 합니다.
- 면역세포 수치, 염증지표, 그리고 암세포 인식에 관여하는 MHC 기능 등을 참고해 치료 강도를 조절합니다.

② **치료 시기 조절:**
"항암치료 전·후 언제 투여하느냐에 따라 반응이 달라져요."
- 항암치료 전후, 회복기, 전이 여부 등 시기에 따라 면역 반응이 달라집니다.
- 몸이 가장 잘 반응하는 최적의 시기를 찾아 치료합니다.

③ **용량 조절 원칙:**
"조금씩 시작하고 천천히 반응을 보면서 늘려야 해요."
- 저용량으로 시작해 반응을 보면서 천천히 늘립니다.
- 한 번에 너무 많이 하면 염증, 피로, 이상반응이 나타날 수 있습니다.

④ **개별 맞춤 조절:**
"같은 암이라도 사람마다 면역 반응이 달라요."
- 연령, 체력, 병기, 면역력에 맞춰 조절하며, 특히 고령·면역저하 환자는 더 세밀하게 관리합니다.

⑤ **부작용 조기 감시:**
"면역과민반응, 피로감, 염증 징후는 초기에 잡아야 해요."
- 간기능·염증수치, 피부·호흡 상태를 정기적으로 확인해 이상이 있으면 용량을 조절하거나 중단합니다.

 핵심요약

면역조절치료는 정밀하게, 조심스럽게, 맞춤형으로 접근해야 암을 이기고 몸을 지키는 두 마리 토끼를 잡을 수 있습니다!

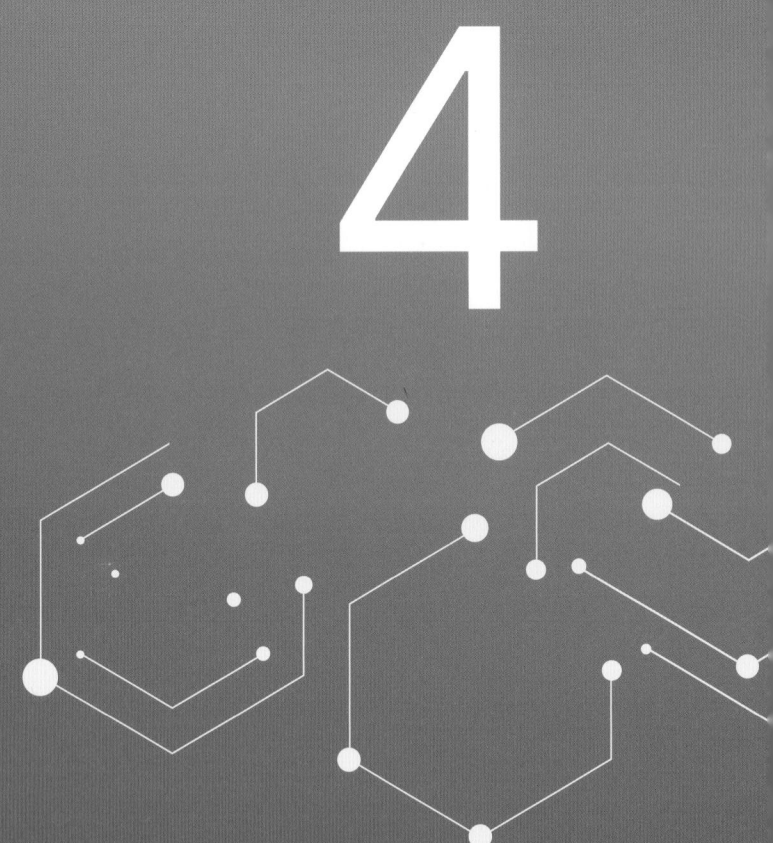

4

제 4 장

차세대
면역 항암이야기

"기존 항암제(약물이 직접 싸운다)
 → 면역항암제(내 몸의 군대가 싸운다)"

1 과거의 암 치료
- 수술, 방사선, 항암제는 직접 암세포를 공격하는 방식입니다.
- 하지만 이 과정에서 정상세포까지 손상되어 부작용이 컸습니다.

2 암 치료의 새로운 패러다임
- 이제는 "내 몸의 면역"이 치료의 중심이 되고 있습니다.
- 암은 단순히 세포 하나의 문제가 아니라 면역 균형이 무너지면서 전신적으로 발생하는 질환이기 때문입니다.

3 암세포의 '속임수'
- 암세포는 자기 신분증(MHC)을 숨기거나, 면역을 회피하는 단백질을 분비해 면역의 감시망을 피합니다.
- 이런 이유로 기존 치료만으로는 암세포를 완전히 제거하기 어렵습니다.

4 면역항암제의 원리
- 면역항암제는 잠들어 있던 면역세포를 깨워 암세포를 다시 정확히 인식하고 공격할 수 있도록 돕는 치료입니다.
- 즉, "내 몸의 군대(면역세포)"가 스스로 암과 싸우게 만드는 치료입니다.

5 대표적인 생물학적 면역치료제
- 셀레나제(고용량 셀레늄): 단순한 항산화제가 아니라 T세포와 NK세포의 에너지 대사를 활성화해 암세포 선택적 제거 능력을 강화합니다.
- 이뮤코텔(KLH 유래 성분): 암세포 표면의 특정 항원을 드러내 면역세포가 암을 더 정확히 구별하고 공격할 수 있도록 훈련시킵니다.

🌱 핵심 정리
- 기존 항암제: 약물이 직접 암세포를 공격
- 면역항암제: 내 몸의 면역세포가 스스로 암을 공격
- 👉 면역항암제는 부작용은 줄이고, 장기적 치료 효과와 재발 방지에 유리합니다.

☀ 이 장에서 다룰 주제
면역으로 암을 치료하려는 생각은 언제부터 시작됐을까요?

기존 항암제와 면역항암제, 뭐가 다르죠?

세대별 항암제의 차이

면역암치료란 무엇인가요?

암세포는 어떻게 면역세포를 회피하나요?

암세포의 3가지 교묘한 면역회피 전략

암세포의 회피 전략을 알면 암은 정복될 수 있습니다.

암세포는 면역을 어떻게 피하나요? 해결책은 무엇인가요?

면역을 피하는 암세포, 셀레나제로 막을 수 있나요?

암세포는 어떻게 면역을 피하고, 이뮤코텔은 어떻게 뚫나요?

이뮤코텔 + 셀레나제 병용치료는 왜 차세대 면역항암 전략인가요?

내 몸의 면역을 깨워 암세포를 정확히 제거하는 2가지 전략

📘 암 환자를 위한 면역항암제 이해하기

1️⃣ 면역치료의 시작
- 19세기 말, 미국의 윌리엄 콜리 박사가 세균을 이용해 면역을 자극함으로써 암을 치료하려는 시도를 했습니다.
- 과학적 근거는 부족했지만, "면역으로 암을 치료할 수 있다"라는 발상은 현대 면역항암제의 시작이었습니다.

2️⃣ 항암제의 발전 과정
- 1세대: 화학항암제 → 암세포뿐 아니라 정상세포까지 무차별 공격 → 부작용 많음
- 2세대: 표적치료제 → 암세포의 특정 표적만 정밀하게 공격 → 효과는 높아졌지만 내성 발생 문제
- 3세대: 면역항암제→ 약물이 직접 싸우지 않고, 내 몸의 면역세포가 암을 공격하게 만듦 → 효과가 오래 지속되고 재발 방지에 유리함

3️⃣ 면역항암제란?
- 내 몸의 T세포, NK세포, 수지상세포 등이 암세포를 '적'으로 다시 인식하고 공격하도록 돕는 치료입니다.
- 쉽게 말해, "잠든 내 군대를 깨워 암과 싸우게 하는 약"입니다.

4️⃣ 암세포가 면역을 피하는 방법
1. 표지판 숨기기 → MHC 같은 신분증을 감춤
2. 가짜 신호 보내기 → PD-L1 단백질을 이용해 면역세포의 브레이크를 밟음
3. 항원 숨기기 → 자기 특징을 감춰 인식 회피
4. 억제 환경 만들기 → 면역억제세포를 끌어모아 면역 공격을 방해
👉 이런 속임수 때문에 암세포는 면역의 감시망을 피해 자랍니다.

5️⃣ 면역항암제가 중요한 이유
- 기존 치료는 "암세포를 직접 죽이는 것"이었다면, 면역항암제는 "내 몸의 면역을 다시 깨워 암을 스스로 기억하고 방어하게 하는 방식"입니다. 따라서 치료 효과가 지속되고, 재발 방지에도 도움이 됩니다.

✅ 핵심 정리
- 화학항암제: 빠르지만 부작용 많음
- 표적치료제: 정밀하지만 내성 문제
- 면역항암제: 내 몸의 군대(면역세포)를 다시 훈련시켜 암과 싸우게 하는 최신 치료
👉 기존 항암제는 '약이 싸우는 치료', 면역항암제는 '내 몸이 스스로 싸우는 치료'입니다.

📘 암 환자를 위한 면역·셀레늄 치료 이해하기

1 암세포는 왜 무서울까요?

- 암세포는 단순히 자라기만 하는 세포가 아닙니다.
- 면역의 감시를 교묘히 피하는 다양한 속임수를 사용해 살아남습니다.
  - 표지판 숨기기: 정상세포처럼 위장해 면역 감시망을 회피(MHC·HLA-G 등)
  - 가짜 신호 보내기: PD-L1 등의 단백질을 내보내 "나를 공격하지 마"라는 신호를 전달
  - 억제 환경 만들기: 염증 반응과 면역억제세포를 동원해 면역세포의 활동을 방해
  - 👉 이런 이유로 암은 단순히 잘라내거나 약물로 공격하는 것만으로는 완전히 막기 어렵습니다.

2 면역항암제의 핵심 원리

- 기존 항암제: 약물이 직접 암세포 공격
- 면역항암제: 내 몸의 면역세포가 암을 다시 '적'으로 인식해 스스로 공격
- **즉, 잠든 면역을 깨워서 암을 스스로 싸우게 하는 치료**입니다.

3 셀레나제(고용량 셀레늄)의 역할

- 셀레나제는 단순한 영양제가 아니라 **면역 회복을 촉진하는 면역조절제입니다**
  - 암세포 속으로 들어가 산화 스트레스를 유도해 세포 사멸을 촉진
  - T세포·NK세포에 에너지를 공급해 기능을 다시 활성화
  - HLA-G, COX-2 경로 등 암세포의 면역 회피 전략 차단
  - 👉 쉽게 말해, **숨은 암세포를 드러내고 면역이 다시 정확히 공격하도록 돕는 약입니다.**

4 이뮤코텔의 역할

- 바다에서 얻은 단백질(KLH)로 만든 **면역 훈련 백신과 같은 제제입니다.**
  - 암세포 표면에 있는 특정 표지(TF 항원)를 면역세포가 잘 볼 수 있게 만듭니다.
  - T세포, NK세포가 암세포를 더 정확히 기억하고 공격하도록 훈련
  - 👉 즉, **암세포만 골라서 겨냥하게 만드는 면역 훈련 도우미입니다.**

5 두 가지를 함께 쓰면?

- **셀레나제**: 전신 면역을 깨우고 숨은 암세포를 드러냄
- **이뮤코텔**: 드러난 암세포를 '정확히 적'으로 인식시키고 공격하도록 훈련

👉 두 제제를 병행하면
- 빠른 면역 활성 + 정확한 표적 공격
- 재발 억제 + 장기적 생존 가능성 ↑

👉 이러한 병용 전략이 **차세대 면역항암 치료의 핵심 전략**으로 주목받고 있습니다.

✅ 핵심 정리

- 암세포는 교묘한 회피 전략으로 면역의 눈을 피합니다.
- 면역항암제는 내 몸의 군대를 다시 깨워 암을 공격하게 만듭니다.
- 셀레나제는 숨어 있는 암세포를 드러내고,
- 이뮤코텔은 암세포를 '적'으로 훈련시켜 정밀하게 제거하도록 돕습니다.

👉 **"면역을 다시 깨우고, 암세포를 정확히 인식해 공격하게 만드는 것"**이 차세대 면역치료의 핵심입니다.

면역으로 암을 치료하려는 생각은 언제부터 시작됐을까요?

🧬 역사 속 면역치료의 발전 과정을 따라가며 알아봅니다.

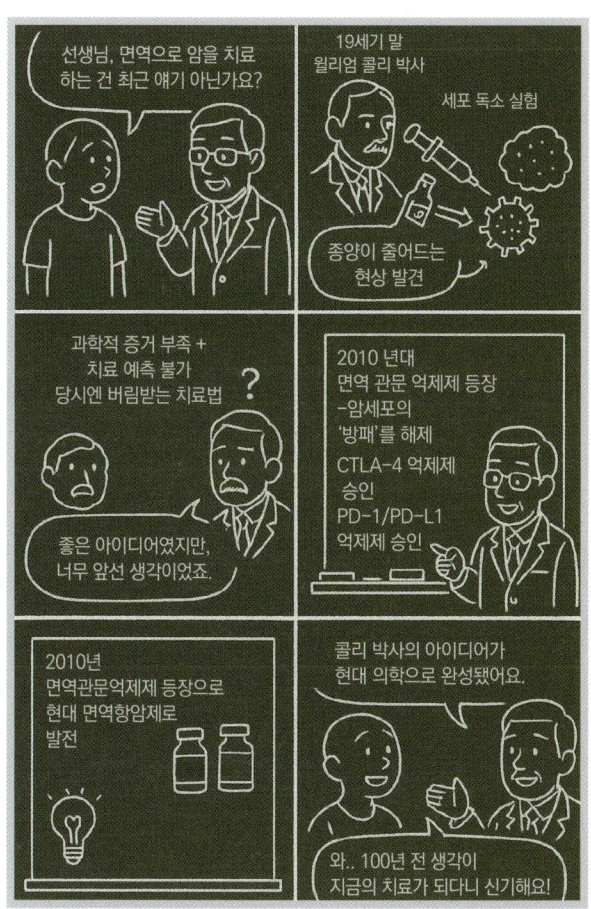

 핵심요약

19세기 말 콜리 박사의 세균 독소 실험에서 시작된 면역치료는, 면역학 발전과 함께 2011년 면역관문억제제 등장으로 현대 면역항암제로 발전했습니다.

Q 면역으로 암을 치료하려는 시도는 언제 시작됐나요?

✅ 19세기 말, 미국의 윌리엄 콜리(William Coley) 박사가 처음 시도했습니다. 그는 연쇄상구균 등 세균을 암 환자에게 투여(Coley's toxins)해 고열을 유도했고, 일부 환자에서 종양이 줄어드는 현상을 관찰했습니다. 즉, "열과 면역반응이 암세포를 죽일 수 있다"라는 가능성을 처음 제시한 것이죠.

Q 그때부터 면역치료가 본격화됐나요?

✅ 아니요. 당시 면역학적 지식과 표준화가 부족해 콜리의 방법은 널리 정착하지 못했습니다. 하지만 그 아이디어는 현대 면역항암치료의 기초가 되었습니다.

Q 면역치료가 다시 주목받기 시작한 건 언제인가요?

✅ 20세기 후반 면역학이 발전하면서 'T세포의 역할, 사이토카인의 기능, 암세포의 면역 회피 기전'이 밝혀지면서 암-면역 상호작용 연구가 본격화됐습니다.

Q 면역항암제가 임상에서 사용되기 시작한 것은 언제인가요?

✅ 2011년, 면역관문억제제(Immune Checkpoint Inhibitor)가 FDA 승인을 받으면서 현대 면역항암 시대가 열렸습니다.
- 2011년: CTLA-4 억제제 이필리무맙(Yervoy) 승인
- 이후 PD-1/PD-L1 억제제 키트루다(Pembrolizumab), 옵디보(Nivolumab) 등 등장.

Q 면역항암제는 어떻게 작동하나요?

✅ 암세포는 면역의 브레이크를 이용해 T세포 공격을 회피합니다. 면역관문억제제는 이 브레이크(CTLA-4, PD-1/PD-L1 등)의 신호를 차단해 T세포가 다시 종양을 인식·공격하도록 돕는 약입니다.

Q 지금의 면역항암제가 콜리의 아이디어와 연결되나요?

✅ 맞아요. 콜리 박사의 개념은 100년 넘게 잊혀졌지만, 과학의 발전과 함께 정밀하고 효과적인 현대 면역항암제로 부활한 셈입니다.

기존 항암제와 면역항암제, 뭐가 다르죠?

🧬 현대 암 치료에서 면역치료의 위치와 발전 방향

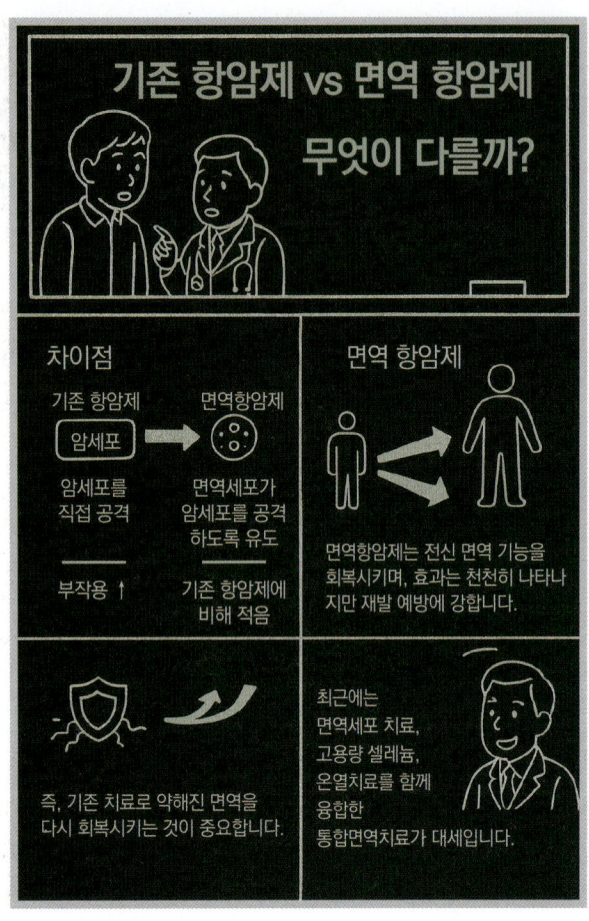

🔲 기존 항암제와 면역항암제는 어떻게 다른가요?

비교항목	기존 항암제	면역항암제
작용방식	암세포를 직접 공격	면역세포를 활성화해 암세포를 공격
대상	암세포(정상세포도 일부 손상)	전신 면역 회복 암에 대한 면역반응 강화
반응 속도·지속	반응이 빠르지만 재발 위험 높음	효과 발현이 느릴 수 있으나 재발 억제 가능
치료 전략	단독 또는 병용	병용 또는 맞춤형 전략 중심

💡 "기존 항암제는 약이 직접 싸우는 치료", "면역항암제는 내 면역이 싸우도록 만드는 치료"입니다.

🔲 면역치료가 왜 중요한가요?

✅ 암은 면역 시스템이 무너졌을 때 자라는 병이에요.
단순히 암 덩어리만 없애는 것이 아니라, '내 몸의 면역을 다시 회복'시키는 것이 진짜 치료입니다.
특히 재발암, 전이암, 그리고 면역력이 떨어진 암 환자일수록 면역을 되살리는 치료가 필수예요.

🔲 면역치료는 어떻게 발전하고 있나요?

- 세포치료: CAR-T, 수지상세포(DC) 백신 등 정밀 맞춤형으로 진화
- 면역조절·보조 접근: KLH(이뮤코텔) 기반 면역자극, 고용량 셀레늄(셀레나제) 등은 환자 상태에 따라 보조적으로 병용 중
- 통합 전략: 환자별 바이오마커와 병기, 전신 상태를 바탕으로 항암·표적·면역·지지요법을 병합하는 방향(IMVOKE 같은 통합 프레임 포함)으로 발전

🤖 **핵심요약**

> 기존 항암제는 빠른 효과를 기대할 수 있지만 부작용과 면역 저하가 크고, 면역항암제는 면역 기능을 회복시켜 장기적인 재발 억제에 도움을 주는 치료입니다.

세대별 항암제의 차이

💬 항암제의 세대별 발전과 면역항암제로의 진화

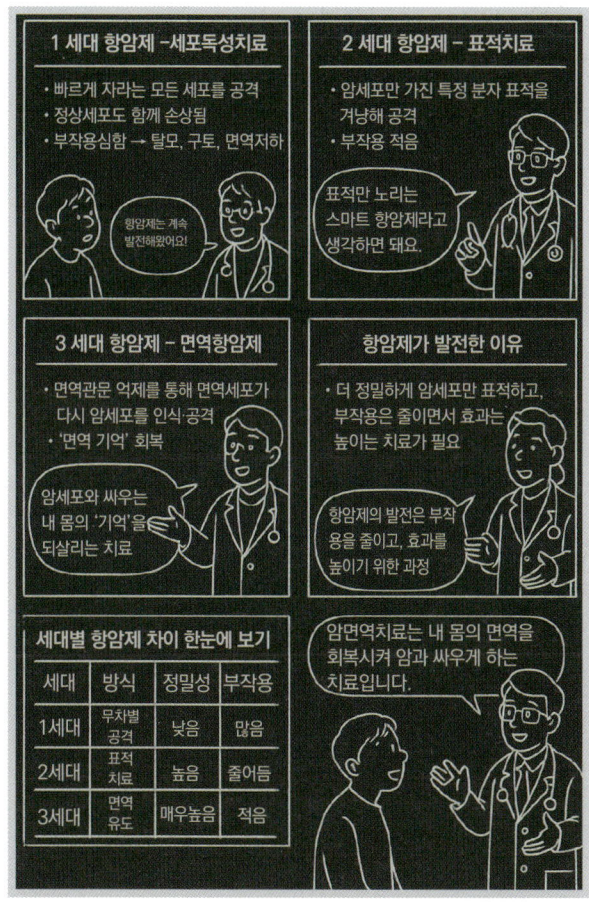

Q 각 세대 항암제의 핵심 차이는 무엇인가요?

✅ 항암제는 세대를 거치며 ① 작용 방식이 정밀해지고, ② 부작용은 줄고, ③ 생존율은 높아지도록 발전해 왔습니다.

Q 1세대 항암제는 어떤 방식이었나요?

"정밀성은 낮지만 공격력은 강했던 시대"
1950~60년대 등장한 1세대 항암제는 세포 분열이 빠른 세포를 무차별적으로 공격하는 **세포독성 항암제**입니다.
예) 백혈구, 소화기 세포 등도 같이 손상 → 탈모, 구토, 면역저하 같은 부작용이 심했습니다.

Q 2세대 항암제는 어떻게 달라졌나요?

"정상세포는 피하고 암세포만 골라 공격하는 스마트 무기"
1990년대 이후 등장한 **'표적치료제'**입니다. 암세포에만 존재하는 특정 유전자나 단백질을 표적으로 삼아 치료합니다.
예) HER2(유방암), BCR-ABL 융합단백(만성골수성백혈병)
→ 부작용이 줄고 정밀한 치료가 가능해졌습니다.

Q 3세대 항암제는 어떤 치료인가요?

"암세포와 싸우는 내 몸의 면역기억을 되살리는 치료"
2010년대 이후 등장한 **면역항암제**는 약물이 직접 암세포를 공격하는 대신, **면역세포를 활성화해** 암세포를 제거하도록 유도합니다. PD-1, PD-L1, CTLA-4 같은 면역수용체를 차단함으로써 면역세포가 암세포를 다시 인식하고 공격할 수 있게 합니다. 부작용은 상대적으로 적으며, 장기적인 면역기억을 형성해 재발 억제 가능성을 높입니다.

Q 세대별 핵심 차이는 뭔가요?

구분	1세대	2세대	3세대
작용방식	세포 전체 공격	특정 표적 공격	면역 반응 유도
타깃정밀성	낮음	높음	매우 높음
부작용	많음	줄어듦	상대적으로 적음
특징	무차별 공격	스마트 타깃	면역기억 유도

 핵심요약

> 과거 항암제는 암세포를 '무조건 죽이는' 치료였다면, 이제는 내 몸의 면역을 깨워 '다시 기억하고 방어하는' 치료로 발전하고 있습니다.

면역암치료란 무엇인가요?

💬 면역항암치료의 개념과 기존 항암치료와의 차이

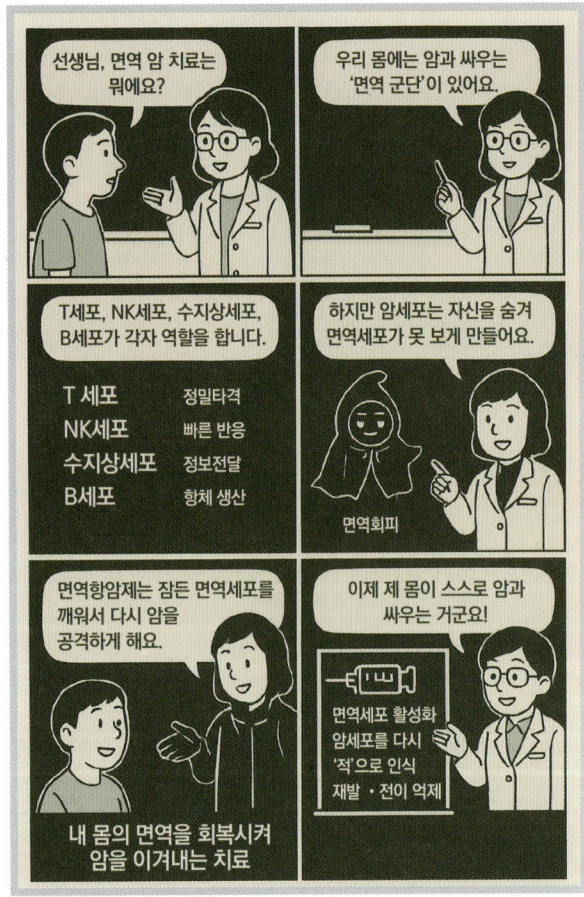

🅠 면역항암치료란 무엇인가요?

✅ 면역암치료는 내 몸의 면역세포가 암세포를 스스로 찾아내어 공격하게 만드는 치료예요. 기존 항암치료가 외부에서 암세포를 직접 공격했다면, 면역항암치료는 내 몸이 스스로 싸우게 만드는 방법이에요.

🅠 어떤 면역세포들이 암세포를 공격하나요?

✅ 암을 인식하고 제거하는 데는 여러 면역세포가 역할을 합니다.
① T세포: 암세포를 정밀하게 인식해 직접 파괴
② NK세포: 비정상 세포를 빠르게 찾아 제거
③ 수지상세포: 암 항원을 다른 면역세포에 전달
④ B세포: 항체를 만들어 암세포를 표지
⑤ 대식세포: 암세포를 잡아먹고, 항원을 제시해 면역 반응을 확산

🅠 암세포는 왜 면역세포를 피하나요?
면역세포는 암을 못 잡나요?

✅ 암세포는 '나는 정상세포야' 하고 위장하거나, **면역 억제 단백질**을 분비해 면역세포가 자신을 인식하지 못하도록 속입니다. 이런 '면역회피 전략' 때문에 암세포가 자라날 수 있는 것입니다.

🅠 면역항암제는 어떤 역할을 하나요?

✅ 면역항암제는 면역의 브레이크를 해제해 면역세포가 다시 공격할 수 있도록 돕는 치료입니다. 즉, 잠든 **면역군대를 깨우는 역할**을 합니다.

🅠 기존 항암제와 뭐가 달라요?

✅ 기존 항암제는 약물이나 방사선으로 직접 암세포를 공격해요.
면역항암제는 면역세포가 암세포를 기억하고 스스로 공격하도록 만들어, 부작용을 줄이고 장기 면역을 유지하는 데 도움을 줍니다.

 핵심요약

면역암치료는 내 몸의 면역세포가 암세포를 다시 인식하고 싸울 수 있도록 도와주는 치료예요. 면역 회복과 자기 방어력을 높여, 재발과 전이 예방, 암세포를 '적'으로 다시 인식하게 해줍니다.

암세포는 어떻게 면역세포를 회피하나요?

💬 암세포의 면역 회피 전략과 이를 극복하는 치료 원리

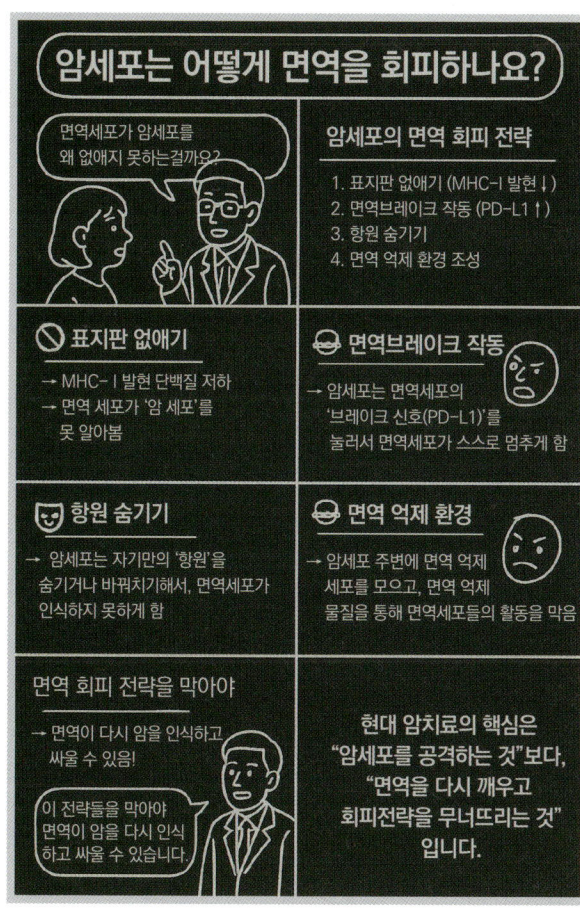

Q 암세포도 이물질인데, 왜 면역세포가 못 없애죠?

✅ 암세포는 '변장술'과 '방해작전'으로 면역세포를 속입니다. 마치 도둑이 경찰에 안 들키기 위해 위장하거나 CCTV를 망가뜨리는 것과 같습니다.

Q 구체적으로 어떤 회피 전략을 쓰나요?

✅ 다음과 같은 4가지 대표 전략이 있습니다.

> ① 표지판 없애기 (MHC 발현 저하):
> 정상세포는 '나는 내 세포야'라는 신분증, 즉 MHC 단백질을 가지고 있습니다. 암세포는 이를 일부러 줄이거나 없애 면역세포가 정체를 확인하지 못하게 만듭니다.
>
> ② 면역 브레이크 작동시키기 (PD-L1 발현)
> 암세포는 PD-L1 단백질을 내보내 PD-1 수용체를 자극합니다. 결과적으로 면역세포의 '브레이크'가 작동해 스스로 공격을 멈추게 됩니다. 이 브레이크를 해제하는 치료가 면역관문억제제입니다.
>
> ③ 사이렌 없애기 (항원 은폐)
> 암세포는 자신을 구별하는 항원을 숨기거나 변형해 NK세포와 T세포의 인식을 피합니다.
>
> ④ 면역 억제 환경 조성하기(Treg, MDSCs, 면역 억제성 사이토카인)
> 암세포 주변에 면역 억제세포(Treg, MDSC)를 끌어모으고, 면역 억제 물질(IL-10, TGF-β 등)을 분비해 면역세포의 활성을 억제합니다.

Q 면역치료도 암세포가 피할 수 있나요?

✅ 기존 면역반응만으로는 암세포의 회피 전략을 완전히 막기 어렵습니다. 하지만 이 회피 기전을 차단하거나 무력화하면 면역세포가 다시 암세포를 인식하고 공격할 수 있습니다.
면역항암치료의 핵심은 단순히 암을 공격하는 것이 아니라, 암의 면역 회피 전략을 깨뜨려 면역 기능을 회복시키는 것입니다.

암세포의 3가지 교묘한 면역회피 전략

💬 암세포는 어떻게 면역을 속이나요?

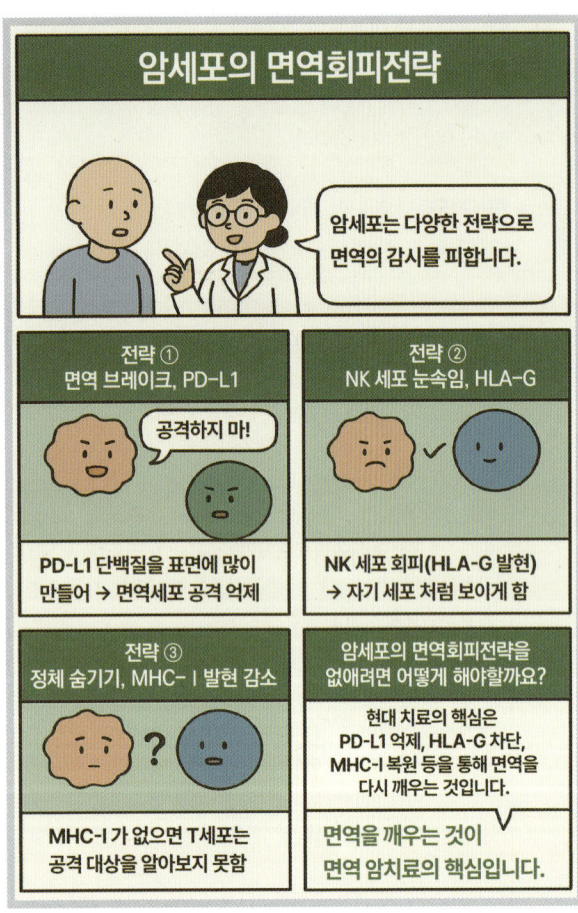

암세포의 면역회피전략

암세포는 다양한 전략으로 면역의 감시를 피합니다.

전략 ①
면역 브레이크, PD-L1

공격하지 마!

PD-L1 단백질을 표면에 많이 만들어 → 면역세포 공격 억제

전략 ②
NK 세포 눈속임, HLA-G

NK 세포 회피(HLA-G 발현) → 자기 세포 처럼 보이게 함

전략 ③
정체 숨기기, MHC-Ⅰ 발현 감소

?

MHC-Ⅰ가 없으면 T세포는 공격 대상을 알아보지 못함

암세포의 면역회피전략을 없애려면 어떻게 해야할까요?

현대 치료의 핵심은 PD-L1 억제, HLA-G 차단, MHC-Ⅰ복원 등을 통해 면역을 다시 깨우는 것입니다.

면역을 깨우는 것이 면역 암치료의 핵심입니다.

🔲 **암세포도 면역세포에게 잡히면 죽나요?**

✅ 우리 몸의 면역세포(T세포, NK세포 등)는 암세포를 감지하고 공격하는 역할을 합니다. 하지만 암세포는 여러 가지 방법으로 면역의 감시망을 피해 살아남습니다. 이를 **"면역 회피 전략"**이라고 합니다.

🔲 **암세포가 면역을 피하는 방법은 무엇인가요?**

✅ 대표적으로 3가지가 있습니다

① **면역 브레이크 만들기 (PD-L1 발현)**
 - 암세포는 PD-L1이라는 단백질을 많이 만들고, T세포의 표면에 있는 PD-1 수용체에 결합해→ 면역세포에게 "공격하지 마!"라는 신호를 보냅니다.
 - 그러면 T세포는 속아 넘어가 암세포를 그냥 지나칩니다.
 - 이 브레이크를 해제하는 치료가 면역관문억제제(PD-1/PD-L1 억제제)입니다.

② **NK세포와 T세포 속이기 (HLA-G 발현)**
 - 암세포는 HLA-G 단백질을 발현해 정상세포처럼 위장합니다.
 - HLA-G는 원래 임신 중 태아를 면역으로부터 보호하는 단백질인데, 암세포가 이를 악용하면 면역세포가 "정상세포"로 착각해 공격하지 않습니다.

③ **정체 숨기기 (MHC-Ⅰ 발현 감소)**
 - T세포는 MHC-Ⅰ를 보고 "이게 누구인지"를 판단하고 공격합니다. 암세포가 MHC-Ⅰ 발현을 줄이면 T세포는 적을 식별하지 못해 공격하지 않게 됩니다.

🔲 **이런 회피 전략을 깨려면 어떻게 해야 하나요?**

✅ PD-L1 억제: 면역 브레이크를 풀어 다시 암세포를 공격할 수 있게 함
✅ HLA-G 차단: 정상세포처럼 위장하지 못하게 함
✅ MHC-Ⅰ 복원 또는 NK세포 활성화로 면역이 다시 암세포를 인식하게 유도합니다.

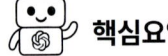 **핵심요약**

암세포는 다양한 전략으로 우리 면역의 감시망을 피하고 살아남습니다. 이 회피 전략을 막는 것이 21세기 면역항암치료의 핵심입니다.

암세포의 회피 전략을 알면 암은 정복될 수 있습니다.

💬 암은 왜 자꾸 재발하고 전이될까요?– 암세포의 '회피 전략'을 알면 치료의 길이 보입니다!

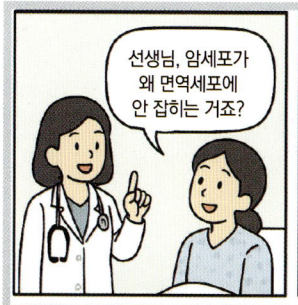

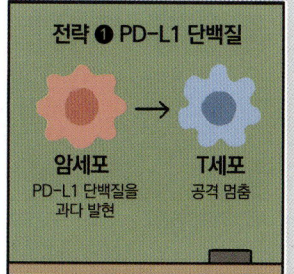

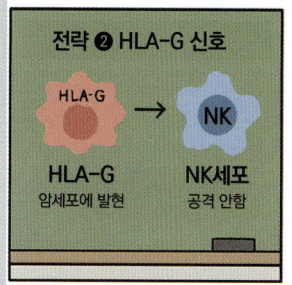

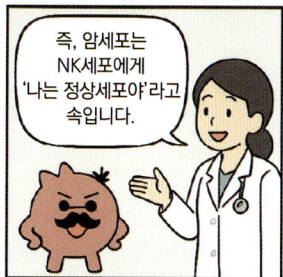

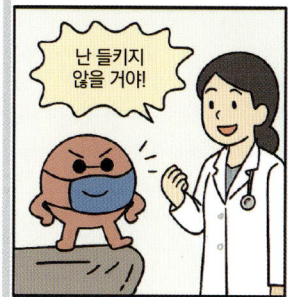

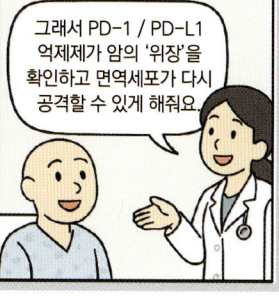

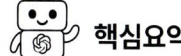 핵심요약

암의 속임수(면역 회피)를 정확히 파악하고, 내 몸의 면역을 다시 깨워 암을 정확히 인식하고 제거할 수 있도록 치료 전략을 세우는 것, 이것이 바로 정밀 면역치료(IMVOKE®)의 핵심입니다.

Q 암세포는 왜 우리 면역세포에게 잘 안 죽나요?

✅ 암세포는 면역의 감시와 공격을 피하는 정교한 회피 전략을 가지고 있습니다.

"나는 정상세포야", "나를 공격하지 마", "누군지 모르게 숨자"라는 식으로 정체를 감추고 속이며, 면역세포가 암을 제대로 인식하지 못하게 만듭니다.

Q 암세포의 주요 회피 전략은 무엇인가요?

✅ 암세포의 대표적인 면역 회피전략은 다음 3가지입니다:

회피 전략	설명	방해 물질
PD-L1 발현	PD-1 수용체에 결합해 "공격하지 마"라는 신호 전달	PD-L1 억제제
HLA-G 발현	NK세포와 T세포에 "공격하지 마" 신호 전달	HLA-G 억제제
항원 소실	"나는 누군지 몰라" 위장	암 항원 감소 또는 변형

Q 이런 회피 전략을 막을 수 있나요?

✅ 네! 그래서 등장한 것이 바로 면역항암 치료예요. 암의 회피 전략을 "하나하나 차단"해주는 약물과 치료법이 개발되고 있어요.

√ PD-1/PD-L1 면역관문억제제 → 거짓신호 제거
√ HLA-G 차단 치료 → NK세포 · 대식세포 활성화
√ 암 항원 재 노출 전략 → 면역이 다시 암을 인식하도록 유도

Q 그럼 암은 정복될 수 있나요?

✅ 정복할 수 있습니다! 암이 살아남는 이유는 면역이 암을 못 알아보기 때문입니다.

이 회피 전략을 정확히 파악하고, 면역세포가 암을 다시 "정확히 인식"하고 "강하게 공격" 하도록 도와주는 치료 전략을 쓰면 재발도 줄이고, 장기 생존도 가능해져요.

Q 치료 전략은 어떻게 세워야 하나요?

핵심 단백질	작용	치료전략
PD-L1	면역속이기	면역관문억제제로 차단
HLA-G	공격방해	NK세포 활성 치료 병행
항원소실	암 은폐	항원 노출 유도, 면역감작 치료 병행

면역은 단순한 회복이 아니라, 지속적으로 암을 감시하고 억제하는 힘입니다. **85**

암세포는 면역을 어떻게 피하나요? 해결책은 무엇인가요?

💬 암세포의 HLA-G 기반 면역회피와 고용량 셀레나제의 억제 기전

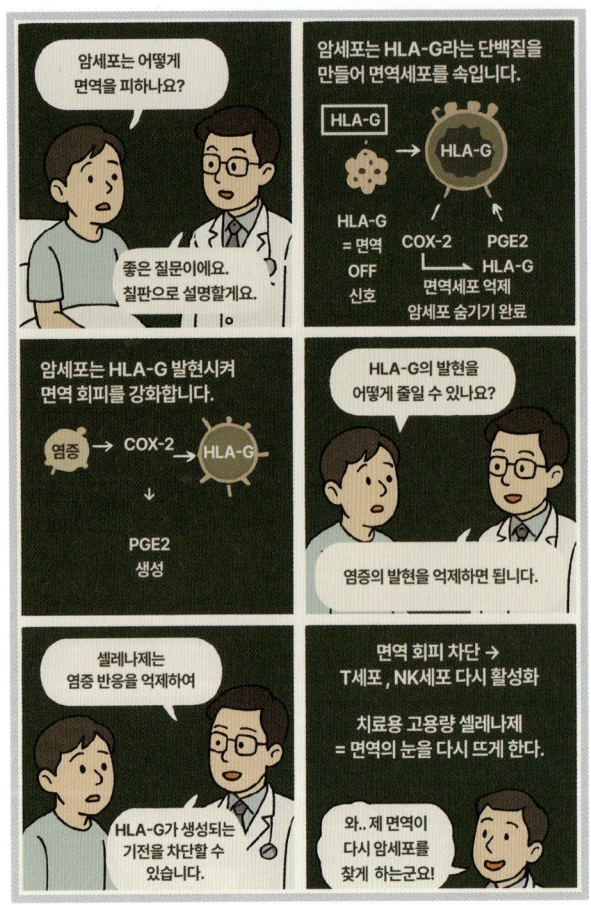

Q 암세포는 왜 면역세포에게 잘 잡히지 않나요?

✅ 암세포는 '위장술'을 써서 면역 감시망을 피합니다.
그중 대표적인 전략이 HLA-G 단백질 발현입니다. HLA-G는 원래 임신 중 태아를 보호하기 위해 면역 반응을 억제하는 단백질인데, 암세포가 이를 악용해 면역세포가 자신을 공격하지 못하게 막습니다.

Q HLA-G가 생기면 무슨 일이 벌어지나요?

✅ T세포, NK세포, 세포독성 T세포(CD8+) 등이 암세포를 공격하지 못합니다. 결국 면역 시스템이 암세포를 '내 몸의 일부'로 착각해 암은 면역의 감시망을 피해 자라고 전이됩니다.

Q 암세포는 어떻게 HLA-G를 만들어내나요?

✅ 암세포는 염증을 유도해서 HLA-G를 만듭니다.
염증 → COX-2 효소 증가 → PGE2 생성 → HLA-G 유도
즉, 염증 환경은 암의 면역 회피를 강화시킵니다.

Q 셀레나제는 어떤 역할을 하나요?

✅ 고용량 셀레나제는 염증의 근원을 차단해 암세포의 위장을 무력화합니다. 연구에 따르면 COX-2 발현과 PGE2 생성을 억제하여 HLA-G 발현을 줄일 수 있습니다.
또한 산화스트레스가 높은 암세포에서 선택적으로 활성화되어 세포 자멸(apoptosis)을 유도합니다.

Q 왜 '고용량'이 중요한가요?

✅ 단순한 영양 보충 수준으로는 항염·항암 효과를 기대하기 어렵습니다.
고순도 셀레늄 의약품인 셀레나제(Selenase)는 암세포의 대사를 교란하고, 면역 회복과 항암 효과를 동시에 유도할 수 있습니다.

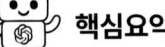 **핵심요약**

> 고용량 셀레나제는 염증 경로를 차단하고 HLA-G 발현을 억제해 암세포의 위장 전략을 무력화하며, 동시에 산화스트레스가 높은 암세포에서 선택적으로 자멸을 유도합니다.

면역을 피하는 암세포, 셀레나제로 막을 수 있나요?

💬 암세포의 면역회피 방패를 부수는 정밀 표적 면역 전략

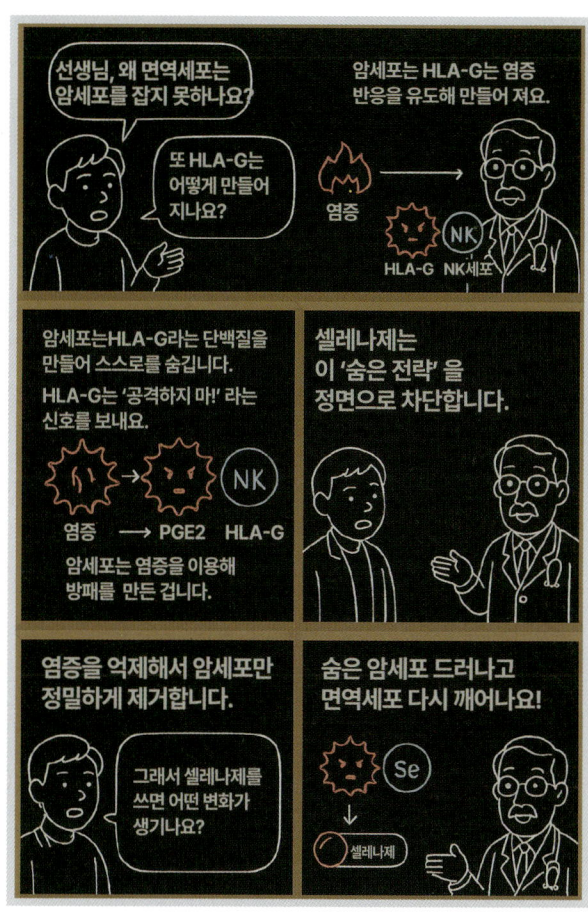

Q 암세포는 왜 면역세포가 못 잡나요?

✅ 암세포는 'HLA-G'라는 단백질을 만들어 스스로를 숨깁니다. HLA-G는 면역세포에 "공격하지 마"라는 신호를 보내 T세포와 NK세포가 암세포를 '자기 세포'로 착각하게 만듭니다.

Q HLA-G는 어떻게 만들어지나요?

✅ 암세포는 염증 반응을 이용해 HLA-G를 만들어요. 염증이 생기면 COX-2라는 효소가 증가하고, 그 결과 프로스타글란딘 E2(PGE2)이라는 물질이 만들어지며 이 과정에서 HLA-G 발현이 촉진됩니다. 결국, 암세포는 염증을 이용해 자신을 숨기는 방패를 만든 겁니다.

Q 셀레나제는 어떤 역할을 하나요?

✅ 셀레나제는 이 '속임수 전략'을 정밀하게 차단합니다.
① 염증 경로(COX-2/PGE2)를 억제, HLA-G의 생성차단
② 암세포 내부로 선택적으로 들어가 축적되어 암세포만 정밀하게 제거합니다.

Q 셀레나제를 쓰면 어떤 변화가 생기나요?

✅ 숨은 암세포가 드러나고, 면역세포가 다시 깨어납니다! 암세포가 방패(HLA-G)를 못 만들면 T세포, NK세포가 암세포를 다시 인식하고 공격할 수 있습니다. 즉, 면역 시스템이 다시 정상적으로 작동하는 환경을 만들어 줍니다.

Q 왜 꼭 '셀레나제'여야 하나요?

✅ 셀레나제는 단순 건강보조용 셀레늄이 아니라, 의약품으로 개발된 고순도 셀레늄 제제이기 때문입니다.
→ GMP 기준으로 제조된 고용량 치료제
→ 염증 조절과 암세포 사멸이라는 이중 작용
→ 면역 회복 치료에 적합한 약제입니다.

 핵심요약

암세포는 HLA-G를 이용해 면역의 공격을 피합니다. 고용량 셀레나제는 염증 경로를 차단하고 HLA-G 생성을 억제해 면역세포가 다시 암을 인식하고 제거하도록 돕습니다.

암세포는 어떻게 면역을 피하고, 이뮤코텔은 어떻게 뚫나요?

💬 **TF항원을 통해 암세포의 위장을 무너뜨리는 면역훈련 전략**

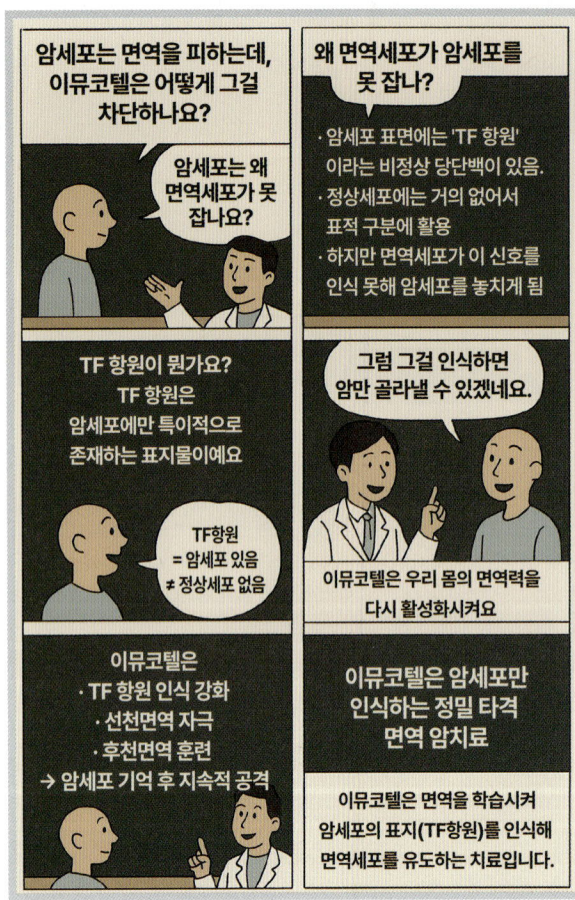

암세포는 면역을 피하는데, 이뮤코텔은 어떻게 그걸 차단하나요?

암세포는 왜 면역세포가 못 잡나요?

왜 면역세포가 암세포를 못 잡나?

- 암세포 표면에는 'TF 항원'이라는 비정상 당단백이 있음.
- 정상세포에는 거의 없어서 표적 구분에 활용
- 하지만 면역세포가 이 신호를 인식 못해 암세포를 놓치게 됨

TF 항원이 뭔가요?
TF 항원은 암세포에만 특이적으로 존재하는 표지물이에요

그럼 그걸 인식하면 암만 골라낼 수 있겠네요.

TF항원 = 암세포 있음 ≠ 정상세포 없음

이뮤코텔은 우리 몸의 면역력을 다시 활성화시켜요

이뮤코텔은
- TF 항원 인식 강화
- 선천면역 자극
- 후천면역 훈련
→ 암세포 기억 후 지속적 공격

이뮤코텔은 암세포만 인식하는 정밀 타격 면역 암치료

이뮤코텔은 면역을 학습시켜 암세포의 표지(TF항원)를 인식해 면역세포를 유도하는 치료입니다.

 핵심요약

> 이뮤코텔은 정상세포는 건드리지 않고, 암세포의 표지(TF항원)만 인식해 면역세포를 유도하는 치료입니다. 내 몸의 면역을 다시 훈련시켜, 스스로 암을 잡도록 도와주는 면역치료입니다.

Q 면역세포는 원래 암세포를 공격할 수 있다는데, 왜 못 잡나요?

✅ 면역세포가 암을 인식하는 핵심은 '종양항원'입니다. 정상세포에는 거의 없는 종양항원이 암세포 표면에 나타나면 면역세포가 이를 '적'으로 인식하고 공격합니다.

그런데 암세포는 교묘하게 이 항원을 숨기거나 약화시켜 면역의 감시망에서 벗어납니다. 결국 T세포나 NK세포는 암세포를 '내 몸의 일부'로 착각해 공격하지 않게 됩니다.

Q 'TF 항원'이 뭔가요?

✅ TF항원(Thomsen-Friedenreich 항원)은 암세포 표면에서만 비정상적으로 나타나는 당단백 구조입니다.

정상세포에서는 거의 없지만, 암세포에서는 노출돼 '이 세포가 암세포다'라는 표지가 됩니다. 면역세포가 이 표지를 인식하면 암세포를 정확히 찾아낼 수 있습니다.

Q 이뮤코텔은 어떤 역할을 하나요?

✅ 이뮤코텔은 면역세포의 눈을 훈련시키는 역할을 합니다. TF항원이 보이면 '암세포'로 인식할 수 있게 T세포와 NK세포를 다시 활성화시킵니다. 그 결과, 면역세포가 암세포를 선택적으로 공격할 수 있게 됩니다.

Q 이뮤코텔은 어떻게 작용하나요?

✅ 두 가지 면역 경로를 동시에 활성화합니다.
> 선천면역 자극 → NK세포 활성화로 빠른 초기 공격
> 후천면역 자극 → T세포를 훈련시켜 암세포를 기억하고 재발 시 정밀 타격

Q 모든 암에 효과가 있나요?

✅ 이뮤코텔은 TF항원을 표적으로 면역세포를 훈련시켜, 정상세포 손상은 최소화하며 암세포만 정밀하게 제거하도록 돕습니다. TF항원이 존재하는 다양한 고형암(위암, 대장암, 방광암 등)에 효과가 있습니다. 특히 기존 항암제 반응이 떨어진 경우, 면역을 다시 깨워 보완 치료로 사용할 수 있습니다.

이뮤코텔 + 셀레나제 병용치료는 왜 차세대 면역항암 전략인가요?

💬 이뮤코텔과 셀레나제 병용은 서로 다른 면역 경로를 동시에 활성화하는 '차세대 면역항암 전략'

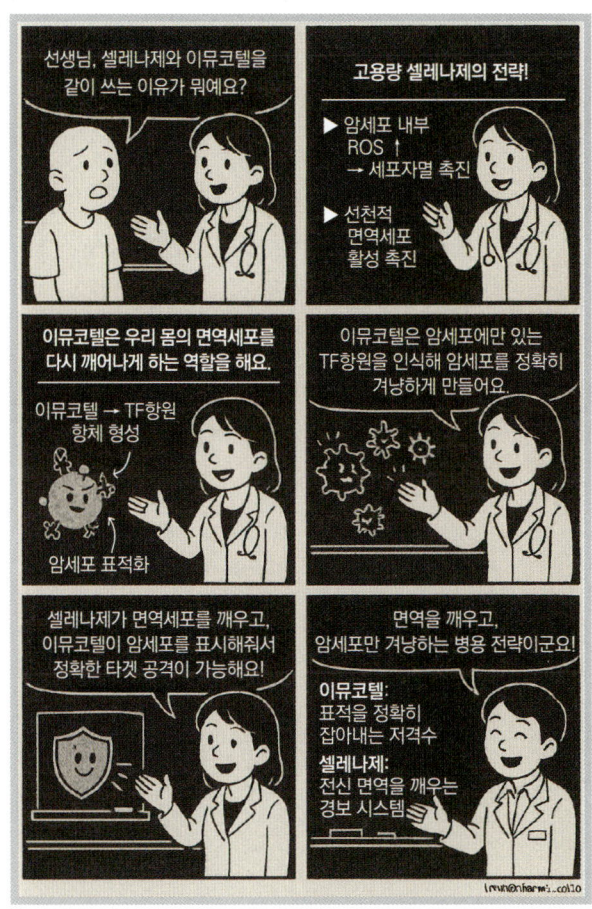

핵심요약

정확히 조준하고, 전신을 일깨워 암을 무력화키는 이뮤코텔 + 셀레나제 병용요법은 '차세대 면역항 암제'처럼 작동합니다.

Q 이뮤코텔은 어떤 작용을 하나요?

✅ 이뮤코텔의 주성분 KLH는 강력한 면역자극 항원입니다. 수지상세포와 T세포를 활성화해, 암세포 표면의 TF항원 등 종양 관련 항원을 더 잘 인식하고 공격하도록 면역 시스템을 훈련시킵니다. 특히 후천면역(T세포 중심)을 깨우는 역할을 합니다.

Q 셀레나제는 어떻게 작용하나요?

✅ 고용량 셀레나제(아셀렌산나트륨)는 산화스트레스를 유도 해 암세포 자멸(apoptosis)을 촉진합니다. 또 NK세포, 대식 세포 등 선천면역 세포의 활성을 증가시켜 면역계의 빠른 반 응을 돕습니다. 주로 선천면역을 강화합니다.

Q 두 약을 같이 쓰면 어떤 효과가 있나요?

√ 빠르고 강력한 초기 면역 반응 → 셀레나제
√ 정확하고 지속적인 표적 면역 반응 → 이뮤코텔
√ 암세포 제거와 함께 재발 억제 가능성 향상
√ 전신 면역 활성화를 통한 통합 치료 효과
➡ 속도 + 정밀성 + 지속성을 모두 갖춘 차세대 복합 면역항 암 치료 전략이 됩니다.

구분	이뮤코텔	셀레나제
작용 타겟	TF 항원이 있는 암세포	산화스트레스를 견디 기 어려운 암세포
면역 경로	후천면역(T세포 중심)	선천면역 (NK, 대식세포 중심)
작용 특징	정확히 암세포 인식 후 공격 유도	빠르게 전신적인 면역 자극
병용 효과	정밀한 항암 + 넓은 면역 범위 동시 활성화	

Q 결론은?

이뮤코텔 → "표적을 정확히 잡아내는 저격수"
셀레나제 → "전신 면역을 깨우는 경보 시스템"
두 가지를 함께 쓰면 암세포를 놓치지 않고 제거하고, 면역 감시 기능을 회복시켜 재발 · 전이 가능성을 줄이는 데 도움 을 줄 수 있습니다.

내 몸의 면역을 깨워 암세포를 정확히 제거하는 2가지 전략

💬 암을 이기기 위한 2가지 핵심 면역 전략 "면역을 깨우고, 암세포를 정확히 인식하라!"

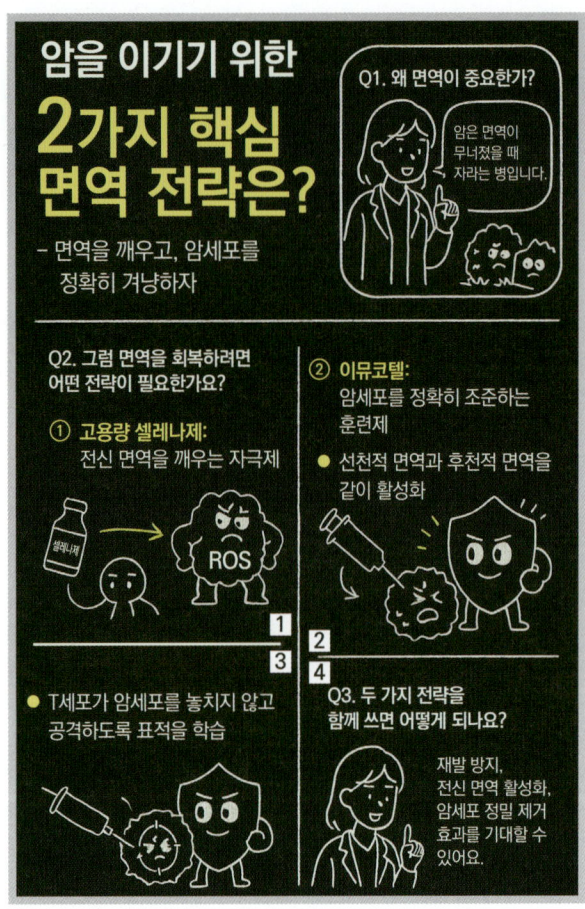

Q 왜 면역이 중요한가요?

✅ 암은 면역감시 기능이 약해졌을 때 자라기 쉽습니다.
우리 몸의 면역세포가 깨어 있어야 암세포를 정확히 인식하고 제거할 수 있어요. 하지만 암세포는 자신을 숨기거나 위장해 면역의 눈을 피합니다.
그래서 단순히 공격하는 치료만으로는 부족하고, "면역을 깨우는 것"과 "암을 정확히 겨냥하는 것"이 동시에 필요합니다.

Q 면역을 회복하려면 어떤 전략이 필요한가요?

✅ 면역을 회복해 암을 정밀 타격하려면 2가지 핵심 전략이 필요해요

> **➡ 고용량 셀레나제: 전신 면역을 깨우는 자극제**

· 암세포에서 상대적으로 강한 산화스트레스를 유도해 세포사멸을 촉진합니다.
· NK세포, 대식세포 등 선천면역세포를 강력히 활성화합니다.
· 일부 연구에서는 T세포 기능 회복 가능성도 보고되었습니다.
→ 주로 선천적 면역 전체를 깨우는 역할을 합니다.

> **➡ 이뮤코텔: 암세포를 정확히 조준하는 훈련제**

· 이뮤코텔은 암세포 표면에 있는 TF 항원을 인식해서 T세포와 B세포가 암세포만 정확히 인식하고 공격하게 도와줘요.
· T세포가 암세포를 놓치지 않고 공격하도록 '표적'을 다시 학습시킵니다.
→ 선천적 면역과 후천적 면역의 인식력을 회복시키는 역할

Q 두 가지를 함께 쓰면 어떻게 되나요?

✅ 재발 억제 가능성, 전신 면역 활성, 암세포 정밀 제거 효과를 기대할 수 있습니다. → 속도 + 정밀성을 모두 갖춘 차세대 면역항암 전략입니다.

🤖 **핵심요약**

이뮤코텔과 셀레나제 병용은 면역을 깨우는 것과 암세포를 정확히 타격하는 것을 동시에 실현하는 차세대 면역항암 전략입니다. 재발을 막고, 전신을 회복시키며, 장기 생존 가능성을 높여줍니다.

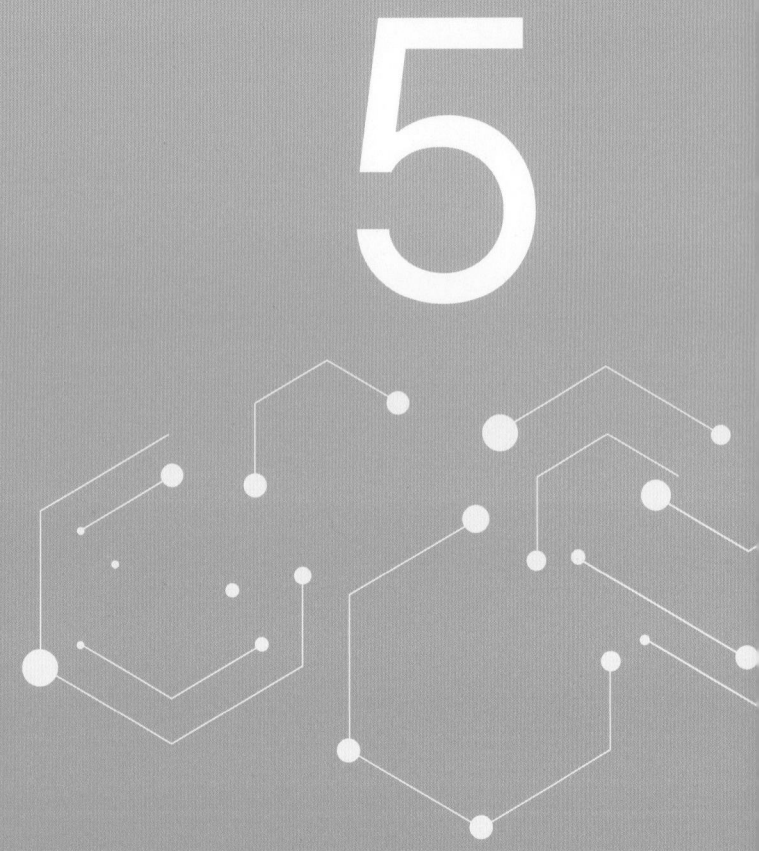

5

제 5 장

임보크 철학과
구성 원리, 그리고 목표 이야기

임보크(IMVOKE®)는 내 몸을 다시 설계하는 치료입니다.
단순한 제거가 아닌 회복을 위한 전략

1 기존 암 치료의 한계

- 과거 치료(수술, 항암제, 방사선)는 암세포 제거에만 집중했습니다.
- 이 과정에서 정상세포와 면역 기능까지 함께 손상되어 부작용이 크고, 다시 재발하는 문제가 있었습니다.

2 임보크(IMVOKE®)는 무엇이 다른가요?

- 암세포만 선택적으로 공격하고, 정상세포와 면역 기능은 보호합니다.
- 단순한 종양 제거가 아니라 면역과 생리적 균형을 회복해 재발을 억제하는 데 중점을 둡니다.

3 어떻게 치료하나요?

- 임보크(IMVOKE®)는 하나의 치료가 아니라, 여러 치료법을 통합적으로 결합한 프로그램입니다.
  - 면역회복: 고용량 셀레나제
  - 면역 훈련 백신: 이뮤코텔
  - 전신온열요법: PBM 하이퍼써미아 + 솔트 하이퍼써미아
  - 영양 면역치료: 분자교정영양학(영양·아미노산 치료)
  👉 이들을 통합적으로 조합해 면역과 생리적 균형을 다시 세웁니다.

4 치료 목표

- 전이·재발 암 환자의 5년 생존율 80% 이상
- 치료는 빠를수록 효과가 큽니다. 진단과 동시에 시작할수록 예후가 좋아집니다.

✅ 핵심정리

- 임보크(IMVOKE®)는 암세포를 선택적으로 공격하고, 정상세포와 면역 기능을 보호하며, 여러 치료를 통합해 재발을 억제하고 장기 생존을 목표로 하는 정밀 통합 면역치료 전략입니다. 👉 몸 전체를 회복시키는 전략입니다.

☀ 이 장에서 다룰 주제

📘 암 치료 핵심 : 면역회피를 무너뜨리는 것

1 암세포는 왜 무서울까요?

- 암세포는 그냥 자라지 않습니다. 면역의 감시망을 교묘하게 피하는 전략(면역회피)을 써서 살아남습니다.
  - 자기 신분증(MHC)을 숨김
  - "나를 공격하지 마"라는 가짜 신호(PD-L1, HLA-G)를 보냄
  - 면역세포 활동을 방해하는 억제 환경을 만듦
- 👉 이런 이유로 수술이나 항암치료만으로는 암을 완전히 제거하기 어렵습니다.

2 기존 항암치료의 한계

- 기존 항암제와 방사선 치료는 암세포를 직접 공격하지만, 정상세포와 면역세포까지 손상시킵니다.
- 그 결과, 부작용이 심해지고 면역력이 약화되며 재발 위험이 높아질 수 있습니다.

3 임보크(IMVOKE®)는 무엇이 다른가요?

- 임보크(IMVOKE®)는 단순히 암세포만 제거하는 치료가 아닙니다.
- 숨어 있는 암세포까지 찾아내고 면역을 회복시켜 내 몸이 스스로 암을 감시하고 억제하는 환경을 만듭니다.
- 암세포만 선택적으로 공격하고, 정상세포와 면역은 지켜줍니다.

4 임보크(IMVOKE®)의 핵심 전략

- **면역 깨우기**
  - 고용량 셀레나제 → 면역세포에 에너지 공급 및 활성화
  - 전신온열(PBM, SALT) → 면역 반응이 활발히 일어나는 환경 조성
- **암세포 정확히 겨냥하기**
  - 이뮤코텔(KLH 백신) → 암세포를 '적'으로 인식하게 면역 훈련
- **지속적 감시와 균형 유지**: 면역 모니터링 → 면역 상태를 정기적으로 확인하고 맞춤 조절
- 👉 즉, 몸 전체의 면역 시스템을 다시 설계해서 암이 자라기 힘든 환경을 만듭니다.

✅ 암 환자를 위한 결론

- 기존 치료: 암세포만 공격 → 정상세포와 면역도 손상 → 부작용과 재발 위험 ↑
- 임보크(IMVOKE®): 내 몸 전체의 균형을 회복시켜 암과 싸울 힘을 되찾음 → 재발 억제 + 장기 생존 가능성 ↑
- 👉 암 치료의 핵심은 면역회피를 무너뜨리는 것입니다.
- 👉 임보크(IMVOKE®)는 암세포를 제거하고 면역을 다시 세워 장기적으로 암을 이길 수 있는 환경을 만드는 전략입니다.

📘 암 환자를 위한 임보크(IMVOKE®) 개요

1 임보크(IMVOKE®) 콘셉트와 원리
- **콘셉트**: 암세포의 면역회피 전략을 무너뜨리고, 내 몸의 면역이 다시 암을 감시·억제하도록 설계된 통합 면역치료 모델입니다.
- **원리**: 암세포는 치료 이후에도 면역회피 능력으로 살아남을 수 있습니다.
  임보크(IMVOKE®)는 이를 극복하기 위해
  암세포 표적 인식 → 면역 활성화 → 신호 전달 → 암세포 제거를 체계적으로 작동시켜 면역이 암을 이기게 만듭니다.

2 목표 적용 방법과 대상
- **목표**: 단순히 암세포만 없애는 것이 아니라,
  정상세포 보호,   부작용 최소화,   암 재발·전이 억제,   생존율 향상(5년 생존율 80% 이상)을 추구합니다.
- **적용 방법**: 고용량 셀레나제, 이뮤코텔, 면역 모니터링 시스템, 시스테믹 온열치료(SALT, PBM)등을 맞춤형으로 조합해 시너지 효과를 극대화합니다.
- **적용 대상**:
  - 암 진단 초기 환자 → 빠른 면역 회복 및 재발 억제
  - 항암·방사선 치료 중 환자 → 부작용 경감, 치료 반응 개선
  - 항암 치료 후 환자 → 면역 유지, 재발 방지
  - 전이·재발 환자 → 장기 생존 목표
  - 👉 **암 치료 전 과정에 모두 적용 가능한 통합 치료 시스템입니다.**

3 IKO®와 임보크(IMVOKE®)의 공통점과 차이점
- **공통점**: "몸 전체를 회복시키는 통합 암치료"를 추구하며, 단순히 종양 제거가 아니라, 면역·영양·심리·환경까지 포함한 전체적 치료를 지향합니다.
- 차이점:
  - **IKO®(독일에서 시작된 통합암치료 철학)**: 원리 중심, 철학적·학술적 기반.
  - **임보크(IMVOKE®, 한국형 모델)**: IKO® 철학을 실제 임상에 적용할 수 있도록 구체화·시스템화한 치료.
    - 👉 예: 고용량 셀레나제, 이뮤코텔, PBM·SALT 온열치료, 면역 모니터링 시스템 등을 실제 병원 현장에서 바로 활용 가능하게 설계.

✅ 핵심 한 줄 정리
- 임보크(IMVOKE®)는 IKO® 철학을 한국 의료 현실에 맞게 구체화한 "내 몸의 면역을 깨워 암을 이기도록 돕는 통합 치료" 입니다.

암치료 패러다임이 바뀌고 있습니다.

💬 암세포만 공격하던 시대에서, 몸 전체를 회복하는 치료 시대로

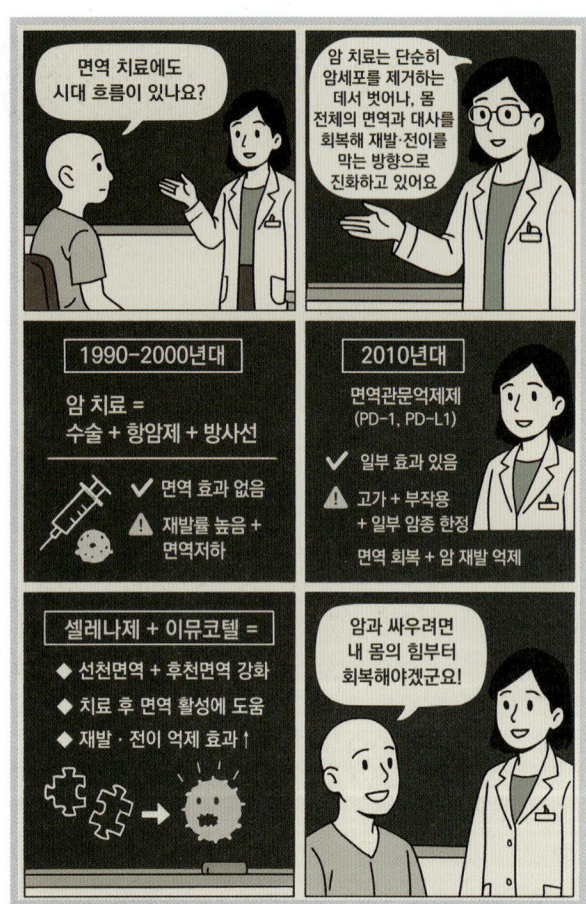

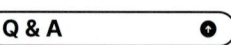 Q & A

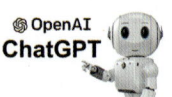 OpenAI ChatGPT

Q 과거에는 암 치료를 어떻게 했나요?

1990년대부터 2000년대 초반까지는 "암세포를 없애는 것"이 치료의 전부라고 생각했어요. 그래서 수술, 항암제, 방사선과 같은 방법으로 암세포를 직접 공격하는 치료가 중심이었습니다.

🔍 키워드 : 전통적 3대 치료 (수술 · 항암 · 방사선) 중심

Q 2000~2010년대에는 어떤 변화가 있었나요?

PD-1, PD-L1 같은 면역 체크포인트를 겨냥하는 약이 개발되고, 임상에 도입되기 시작했습니다. 즉, 우리 몸의 면역을 깨워 암을 공격하는 흐름이 시작된 거죠.

🔍 키워드: 면역항암제, 체크포인트 억제제

Q 2020년 이후에는 어떻게 바뀌고 있나요?

이제는 "암세포만 공격하는 것"보다 "암세포가 생기는 몸 전체의 면역 환경과 대사"를 바꾸는 것이 중요시되고 있습니다.

그래서 면역 균형을 회복하고, 에너지 대사 기능을 정상화해 몸 전체의 회복력을 높이는 치료가 중요해졌습니다.

🔍 키워드: 면역 균형, NK세포 활성화, 대사 회복

Q 최신 암 치료는 어떤 방향으로 가고 있나요?

단순히 치료하는 것을 넘어, **"암이 재발 · 전이되지 않는 몸 만들기"**가 목표예요. 특히 **임보크(IMVOKE®) 통합암치료는 맞춤형 면역·대사 치료를 결합해 암이 성장하기 어려운 환경을 조성하는 데** 집중합니다.

🔍 키워드: IMVOKE, 전신 회복, 맞춤형 면역치료

Q 환자 입장에서 중요한 건 뭔가요?

"암세포만 없애는 치료가 아니라 내 몸 전체를 살리는 치료가 필요하다"는 점입니다. 면역과 회복력을 함께 키워야 암 치료의 완성에 다가갈 수 있습니다.

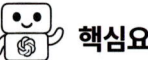 **핵심요약**

암 치료는 암세포를 제거하는 단계를 넘어, 몸 전체의 면역과 대사를 회복해 재발과 전이를 막는 방향으로 진화하고 있습니다.

복합면역치료 시대의 개막

💬 **복합면역치료는 면역을 입체적으로 깨우는 전략입니다.**

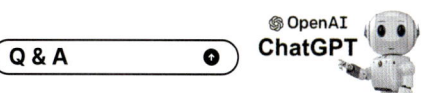

Q & A

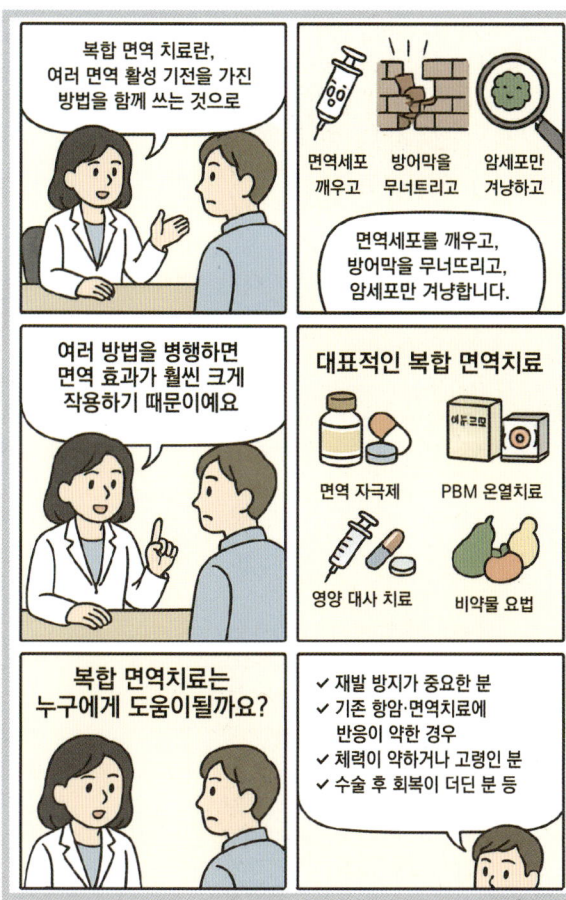

❓ 복합면역치료란, 어떤 치료인가요?

✅ 복합면역치료는 면역을 활성화하는 여러 기전을 가진 치료법을 병행하는 것을 말합니다.

예를 들어, 면역세포를 깨우고 암세포의 방어막을 허물며, 병의 진행을 억제해 암세포를 정확히 제거하도록 돕습니다.

이를 통해 면역 체계가 균형 잡히고 교정되는 효과가 나타납니다.

❓ 예전에는 이런 복합치료를 안 했나요?

✅ 과거에는 대부분 단일 치료 중심이었습니다.

면역항암제 하나만 쓰거나, 항암제 단독, 혹은 NK세포 주사만 하는 식이었죠. 하지만 암은 변이와 회피 전략이 워낙 다양해서, 한 가지 방법만으로는 한계가 있다는 사실이 확인됐습니다.

❓ 복합면역치료의 장점은 무엇인가요?

√ 면역 반응을 다각도로 동시에 자극해 치료 효과 증대
√ 암세포의 회피 전략을 여러 축에서 차단
√ 부작용은 줄이고, 재발은 낮추는 전략 가능
√ 각 환자의 상태에 맞춘 개별 맞춤 치료 설계 가능

❓ 복합면역치료는 어떻게 진행되나요?

✅ 대표적인 예시는 다음과 같습니다.
① 면역 자극제 + 고용량 셀레나제
② 이뮤노시아닌(이뮤코텔) + PBM 온열
③ 면역세포 주사 + 암 미세환경 조절제
④ 영양 · 대사치료 + 체온 회복치료

이렇게 약물과 비약물 요법을 함께 설계해 서로 시너지 효과를 냅니다.

❓ 복합면역치료는 어떤 분들에게 권하나요?

① 재발 위험 관리가 중요한 경우
② 항암제나 면역치료에 반응이 미약했던 분
③ 체력이 약하거나 고령이신 분
④ 수술 후 면역 회복이 늦어 걱정되는 분

 핵심요약

"한 가지 치료로는 부족하다"는 시대가 왔습니다. 2020년대의 암치료는 '복합면역치료'가 표준입니다. 이제는 '내 몸의 회복력 전체를 깨우는 전략'이 필요해요.

면역은 단순한 회복이 아니라, 지속적으로 암을 감시하고 억제하는 힘입니다. **97**

임보크(IMVOKE®)치료란 무엇인가요?

💬 **암이 자라기 힘든 몸을 만드는 통합 면역치료**

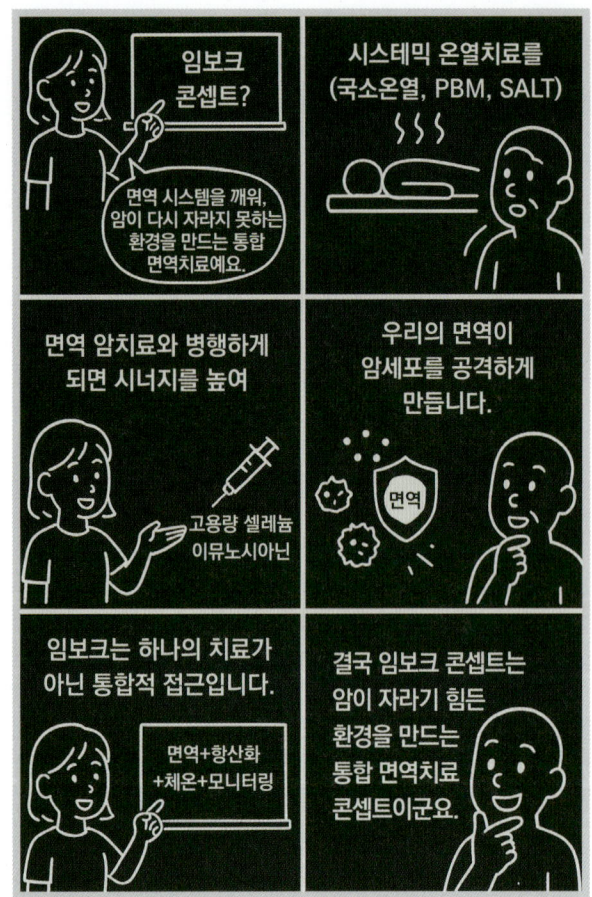

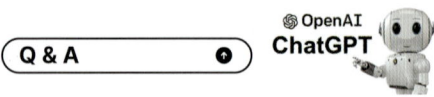

Q & A

Q '임보크(IMVOKE®) 치료'가 뭐예요?

✅ 임보크(IMVOKE®)는 단순히 암세포만 공격하는 치료가 아닙니다. 우리 몸의 **면역 시스템 전체를 깨워, 암이 다시 자라지 못하는 환경을 만드는 통합 면역치료**예요.

Q 기존 암 치료와 무엇이 다른가요?

✅ 기존 치료는 수술 · 항암 · 방사선처럼 암세포만 제거하는 데 집중했다면 임보크(IMVOKE®)는 면역 회복을 병행해 치료 효과를 높이고 재발을 억제합니다.

기존 치료	임보크(IMVOKE®)
암세포만 제거	면역 전체를 회복시킴
단일 치료 중심	복합요법 통합
치료 후 면역 저하	치료 중 면역 회복 병행
재발 방지 어려움	재발률 감소 목표 치료

Q 임보크(IMVOKE®)는 어떤 치료로 구성되나요?

임보크(IMVOKE®)는 4가지 요소로 이루어져 있습니다.

① **고용량 셀레나제**
→ 암세포에만 독성 작용하는 고용량 항산화치료
② **이뮤코텔 (면역 자극제)**
→ NK세포, T세포를 깨워 암을 인식하고 공격하도록 함
③ **시스테믹 온열치료 (PBM, SALT)**
→ 체온을 39~40℃로 올려 면역 활성, 약물 전달력 증가
④ **면역모니터링**
→ 면역 상태를 정밀 진단해 맞춤형 치료 설계

Q 왜 여러 가지 치료를 병행하나요?

✅ 암세포는 변이와 회피 전략이 뛰어나서 한 가지 치료로는 충분하지 않습니다. 그래서 **면역 + 항산화 + 체온 + 모니터링을 함께 조합해, 더 강력하게, 더 정밀하게, 더 안전하게 치료합니다.**

Q 임보크(IMVOKE®)는 어느 분께 권장되나요?

√ 재발 · 전이가 걱정되는 분
√ 항암치료 후 면역이 저하되신 분
√ 수술 · 항암이 어려운 고령자나 체력이 약한 분
√ 전신 면역 회복이 필요한 모든 암 환자

 핵심요약

임보크(IMVOKE®)는 단일 치료가 아니라, 내 몸 전체 면역을 다시 깨워 암과 싸우는 힘을 되찾아주는 통합면역 회복 프로그램입니다!

임보크(IMVOKE®)는 단순한 치료가 아닌,
내 몸의 면역을 다시 설계하는 시스템입니다.

💬 **임보크(IMVOKE®): 무너진 면역을 다시 세워 암을 이기는 시스템**

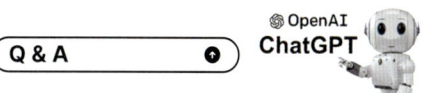

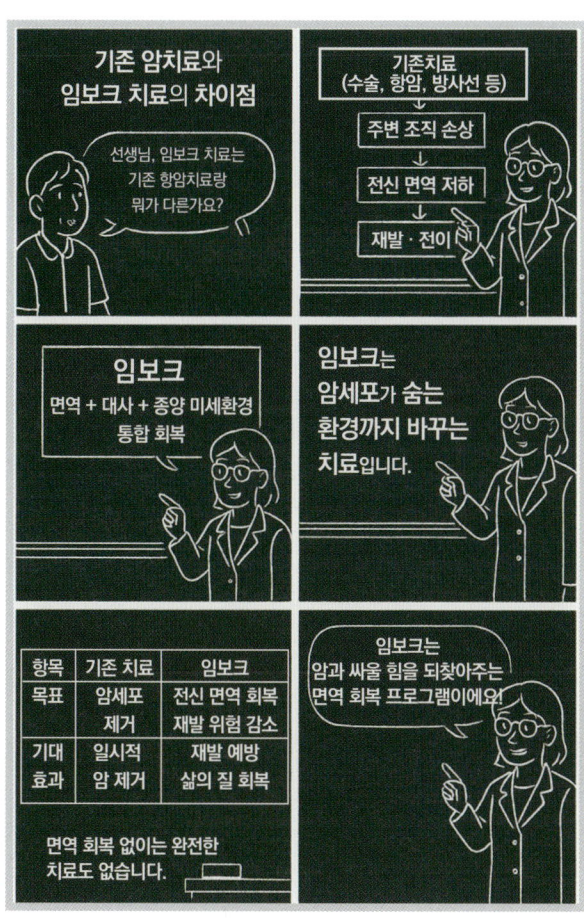

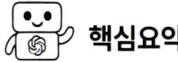
Q & A

❓ **'임보크(IMVOKE®)'는 왜 단순한 면역치료가 아니라고 하나요?**

✅ 임보크(IMVOKE®)는 특정 치료법에 의존하는 단일 치료가 아닙니다. 환자의 면역 상태를 정밀 분석하고, 이를 바탕으로 맞춤형 면역 회복 전략을 설계하는 통합 치료 시스템입니다. "내 몸을 전반적으로 회복시키는 계획"을 세우는 치료 콘셉트입니다.

❓ **기존 암 치료와 뭐가 다른 건가요?**

항목	기존 치료 방식	임보크(IMVOKE®)
치료 목표	암세포 제거	전신 면역 회복 + 재발 위험 감소
대상	암세포만 타깃	암세포 + 면역환경 + 전신 상태
구성	수술, 항암, 방사선 치료	고용량 셀레나제 + 이뮤코텔 + 온열치료 + 면역 모니터링
작용 방식	암세포 직접 제거	면역세포 활성화 + 암 억제 환경 조성
기대 효과	일시적 암 제거	재발 예방 + 삶의 질 회복

❓ **'면역 시스템을 다시 설계한다'는 게 무슨 뜻인가요?**

✅ 암은 면역 방어가 약해졌을 때 자라기 쉽습니다.
따라서 암세포를 없애는 것뿐 아니라, "왜 면역이 무너졌는지"와 "어떻게 회복할지"를 분석해 면역 체계를 재정비하는 것이 중요합니다. 임보크(IMVOKE®)는 이 과정을 '면역 리빌딩(Immune Rebuilding)'이라 부릅니다.

❓ **임보크(IMVOKE®)는 어떻게 진행되나요?**

✅ 임보크(IMVOKE®)는 단순히 치료를 '추가하는' 방식이 아니라, 면역을 단계적으로 깨우고 설계하는 프로그램입니다.

① **정밀 진단**: 면역세포·염증·대사 상태를 평가해 맞춤 설계를 시작합니다.
② **면역 기반 조성**: 고용량 셀레나제와 온열치료로 억제된 면역을 깨웁니다.
③ **표적 훈련**: 이뮤노시아닌(이뮤코텔)로 면역세포가 암세포를 정확히 인식·공격하도록 훈련합니다.
④ **모니터링·조정**: 면역 반응을 실시간 점검해 균형을 유지합니다.

임보크(IMVOKE®) 콘셉트의 3단계 구조

💬 면역 준비 → 공격 → 유지의 과정을 거치는 단계적 접근

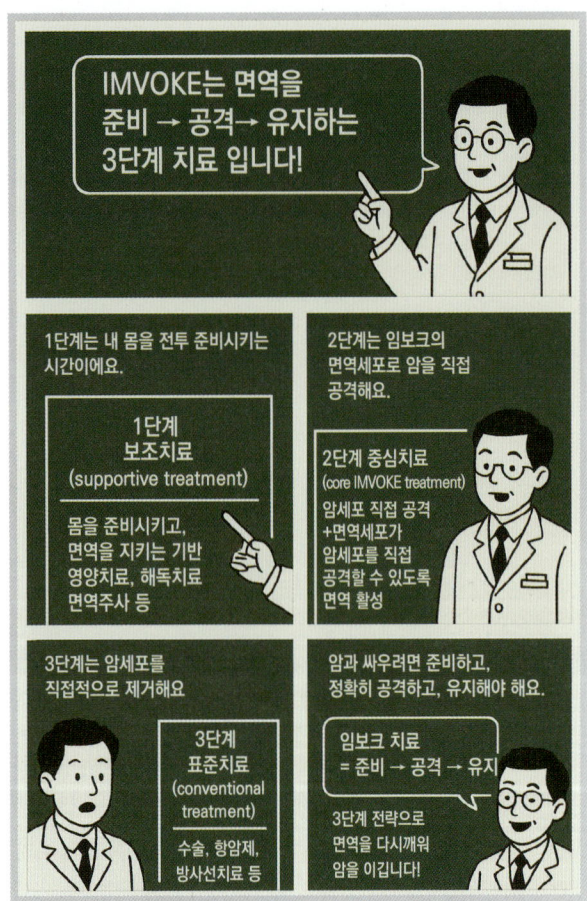

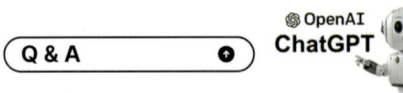

Q & A ⊕

❓ **임보크(IMVOKE®) 콘셉트가 3단계로 나뉘는 이유는 뭔가요?**

✅ 암 치료는 단순히 종양을 제거하는 것만으로 끝나지 않기 때문이에요. 몸 전체의 면역력을 회복하고 재발을 줄이기 위해, "면역 준비 → 공격 → 유지의 과정을 거치는 단계적 접근"이 필요해요. 그래서 임보크(IMVOKE®)는 3단계 구조로 설계되어 있어요.

단계	이름	역할	예시
1단계	보조치료 (Supportive Treatment)	몸을 회복시키고 면역이 잘 작동할 준비를 함	영양·해독치료, 면역모니터링
2단계	중심치료 (Core IMVOKE Treatment)	면역 활성화 및 암세포 표적 공격	고용량 셀레나제, 이뮤코텔, 하이퍼써미아 등
3단계	표준치료 (Conventional Treatment)	암세포 제거	수술, 항암제, 방사선치료 등

❓ **중심치료가 핵심인 이유는 무엇인가요?**

✅ 중심치료는 임보크(IMVOKE®) 콘셉트의 주축이에요. 이 과정에서 암세포를 표적 공격하고, NK세포·T세포 같은 면역세포를 활성화해 암세포를 정밀하게 공격하고, 재발 위험을 줄입니다.

❓ **보조치료는 왜 필요할까요?**

✅ 몸의 에너지·영양·대사 기능을 회복해야 중심치료가 제 효과를 발휘해요. 마치 운동 전 준비운동을 하는 것처럼, 면역 주사나 고용량 영양치료 전 몸이 준비되어 있어야 반응이 잘 일어납니다.

❓ **표준치료는 어떤 역할을 하나요?**

✅ 암의 진행 정도나 부위에 따라 수술, 항암, 방사선치료가 필요할 수 있어요. 이 경우 중심치료와 병행해 기존 치료의 부담을 줄이고 효과를 높입니다.

 핵심요약

임보크(IMVOKE®)는 "준비 → 공격 → 유지"의 3단계로 암과 싸웁니다.
그중에서도 중심치료는 내 몸의 면역 시스템을 다시 깨워 암을 이기게 만드는 핵심 과정이에요!

기존 항암치료와 임보크(IMVOKE®)는 무엇이 다른가요?

💬 임보크(IMVOKE®)는 몸 전체가 암과 싸울 수 있는 환경을 만드는 통합 면역치료 개념입니다.

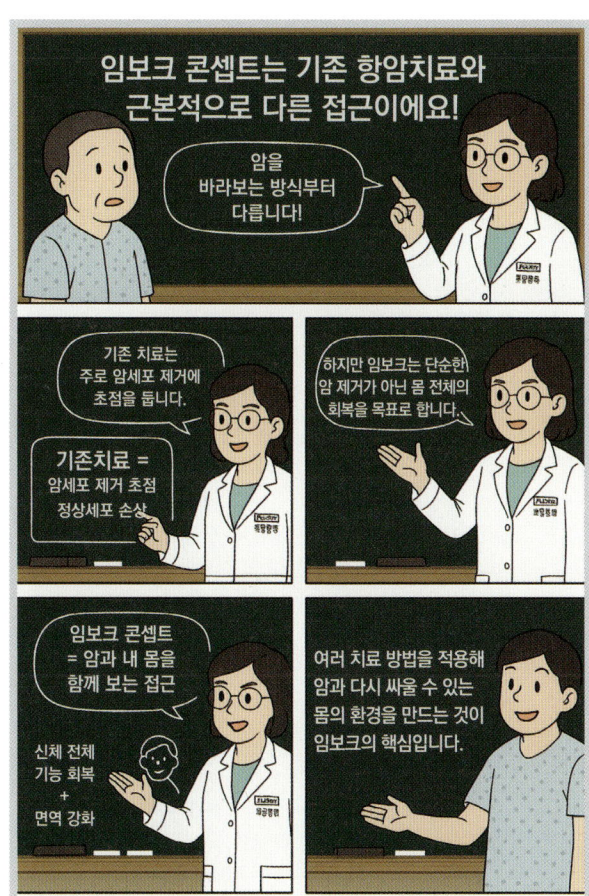

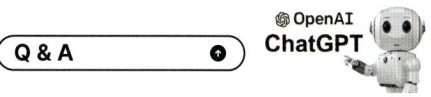

Q & A

Q 기존 항암치료와 임보크(IMVOKE®)는 어떻게 다른가요?

✅ 기존 치료는 주로 암세포 제거에 초점을 둡니다. 수술, 항암제, 방사선치료로 암세포를 직접 없애는 것이 목표예요. 하지만 이 과정에서 정상세포와 면역세포가 함께 손상되기도 합니다.
임보크(IMVOKE®)는 암세포의 성장과 전이를 억제하는 동시에, 면역 기능을 활성화하고 균형을 회복하도록 설계되어 있어요. 즉, 암세포 억제와 몸 회복을 함께 고려하는 치료입니다.

Q 임보크(IMVOKE®)의 목표는 무엇인가요?

단순한 암 제거가 아니라, 면역 회복을 통한 재발 억제와 생존율 향상입니다. 암세포를 줄이는 것과 함께, 면역 체계를 활성화하고 균형을 회복시켜 **암 재발 위험을 낮추는 것**을 목표로 합니다.

Q 치료 방식의 차이는 무엇인가요?

항목	기존 치료	임보크(IMVOKE®)
대상	주로 암세포	암세포 + 전신 면역환경
방식	제거 중심 (수술·항암·방사선)	면역 활성 + 성장 억제 중심
목표	암세포 제거	암세포 억제 + 면역 회복
구성 요소	단일 치료	고용량 셀레나제, 이뮤코텔, 온열치료 등 복합
치료 개념	외부 공격형	내부 회복과 면역 조절 병행

Q 면역은 어떻게 자극하나요?

√ **이뮤코텔**: 암세포에서 발현되는 특정 항원(TF 항원)을 인식시켜 선천·후천 면역 활성화
√ **고용량 셀레나제**: 면역세포 기능을 활성화하고 염증 조절
√ **하이퍼써미아(온열치료)**: 체온 상승으로 면역 반응 효율 증가
√ **면역 모니터링 + 맞춤 설계**: 개인 상태에 맞춰 치료 강도와 조합 조절
여러 치료 방법을 조화롭게 적용해 몸이 암과 다시 싸울 수 있는 환경을 만드는 것이 임보크(IMVOKE®)의 핵심입니다.

 핵심요약

기존 치료가 "암세포만 본다면",
임보크(IMVOKE®)는
"암과 내 몸 전체를 함께 본다"는 접근입니다.

암치료의 핵심 전략은 면역회피를 무너뜨리는 것입니다.

💬 **암세포가 숨어버리면 어떻게 치료하나요?**

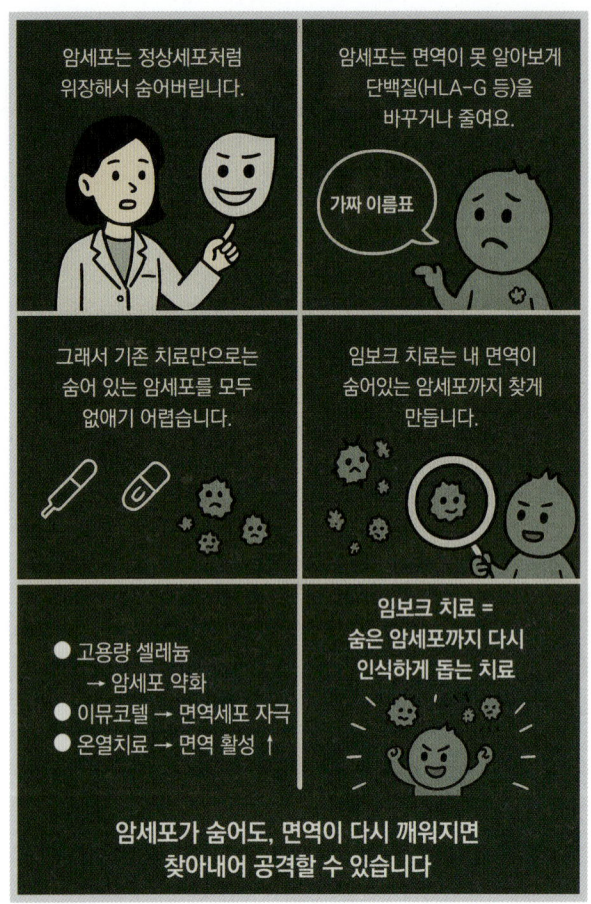

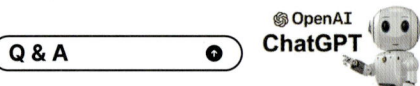

❓ **암세포는 왜 면역세포가 잘 못 알아차릴까요?**

✅ 암세포는 '정상세포처럼 위장'해 숨을 수 있습니다.
원래 면역세포는 이물질을 찾아 제거하지만, 암세포는 자신을 정상세포처럼 보이게 하거나 표면의 특정 항원의 발현을 줄여 면역이 잘 구분하지 못하게 만듭니다.
이를 면역회피 전략이라고 합니다.

❓ **기존 치료로는 이 문제를 해결하기 어려운가요?**

✅ 수술과 항암제는 암세포를 제거할 수 있지만 숨은 암세포나 전이 가능성이 높은 세포는 남을 수 있습니다.
면역이 암을 인식하지 못하는 상태가 지속되면 잔존·미세 전이가 재발의 원인이 될 수 있습니다.

❓ **임보크(IMVOKE®)는 무엇이 다른가요?**

✅ 임보크(IMVOKE®)는 내 몸의 면역이 암을 다시 '정확히 인식'하고 공격하도록 돕는 통합 전략입니다. 면역회피를 약화시켜, 숨은 암세포를 면역 표적으로 만들 가능성을 높입니다.

❓ **어떤 방법으로 면역회피를 무너뜨리나요?**

치료 요소	작용 기전
고용량 셀레나제	산화스트레스 조절과 면역 기능 지원을 통해 암세포 취약성 노출 및 세포사멸 유도 가능성
이뮤코텔	TF 항원에 대한 인식 강화 → NK·T세포 반응 촉진(표적 인식 훈련)
시스테믹 온열치료	열 충격 단백질 증가 → 면역 반응 활성화
면역 모니터링	조절 T세포 기능 조절 → 면역 억제 완화

➡ 각각의 치료가 암세포의 '숨는 전략'을 약화시켜, 면역세포가 암세포를 다시 인식하는 데 도움을 줍니다.

❓ **핵심 전략은 무엇인가요?**

✅ "암세포의 가면을 벗겨, 면역이 다시 반응할 수 있는 환경 만들기" 임보크(IMVOKE®)는 암세포의 위장 전략을 약화시키고, 면역 회복과 표적 인식을 동시에 추구합니다.

 핵심요약

암치료는 '숨은 암세포'를 찾아내고 제거해야 합니다.
임보크(IMVOKE®)는 면역 회피 전략을 무너뜨려, 내 몸의 면역이 암세포를 다시 정확히 인식하고 공격할 수 있도록 돕는 치료입니다.

임보크(IMVOKE®)는 암세포만 선택적으로 제거하고, 부작용은 줄이는 치료입니다.

💬 임보크(IMVOKE®)는 암세포 표적과 면역 회복을 동시에 추구하는 치료 전략입니다.

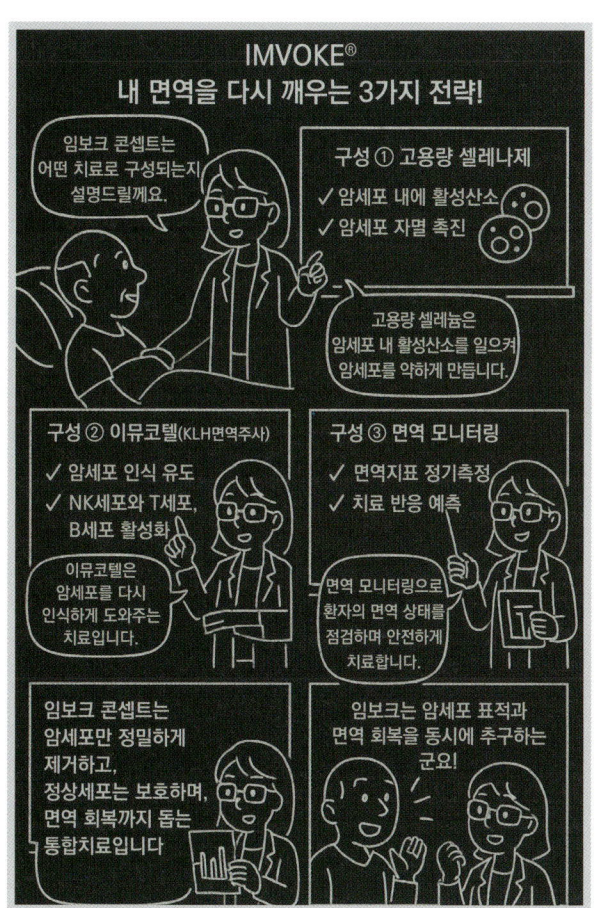

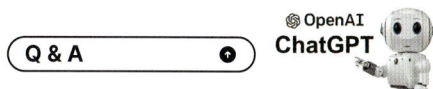

Q & A

🅰 **암 치료는 부작용이 많다고 들었는데요. 임보크(IMVOKE®)는 어떤가요?**

✅ 기존 항암치료는 정상세포도 함께 손상시키기 때문에 구토, 탈모, 면역저하 같은 부작용이 나타날 수 있습니다. 하지만 **임보크(IMVOKE®)는 암세포를 선택적으로 표적하고 정상세포 손상을 최소화하는 것을 목표로 하는 치료 전략**입니다.

🅰 **임보크(IMVOKE®)는 어떻게 암세포만 골라 없앨 수 있나요?**

✅ 암세포는 정상세포와 다른 특징을 가지고 있습니다. 임보크(IMVOKE®)는 이 차이를 활용해 암세포를 표적합니다.

> ① 고용량 셀레나제 치료→ 암세포 내부에서 활성산소(ROS) 생성을 유도해, 암세포의 자멸을 촉진
> ② 이뮤코텔 면역자극제→ 암세포 표면의 특정 항원(TF 항원)을 드러내 NK세포와 T세포가 암세포를 더 잘 인식하고 반응하도록 도움
> ③ 면역 모니터링 시스템→ 환자의 면역 상태를 분석해, 과도한 면역 반응은 줄이고 필요한 면역 반응만 활성화되도록 조절

🅰 **정상세포는 보호되나요?**

✅ 맞습니다. 임보크(IMVOKE®)는 정상세포에 해를 주지 않도록 설계되어 있습니다. 기존 항암치료처럼 광범위하게 세포를 공격하지 않기 때문에, 면역 반응과 표적 치료를 조합해 불필요한 손상을 줄이도록 합니다.

🅰 **왜 이런 방식이 필요한가요?**

✅ 암 치료는 장기적으로 이어질 수 있기 때문에, 환자의 몸이 치료를 견디고 삶의 질이 유지되는 것이 중요합니다. **임보크(IMVOKE®)는 치료와 회복을 함께 고려해 지속 가능한 면역 중심 치료 모델을 지향합니다.**

 핵심요약

> 임보크(IMVOKE®)는 암세포만 정밀하게 제거하면서 정상세포를 보호하고, 환자의 면역 회복까지 돕는 맞춤형 통합면역치료입니다.

임보크(IMVOKE®)의 원리는 단일치료가 아니라
치료 간 시너지를 극대화하는 치료 콘셉트입니다.

💬 **임보크(IMVOKE®)는 치료 간 상승 효과를 이용한 통합 면역치료 전략입니다.**

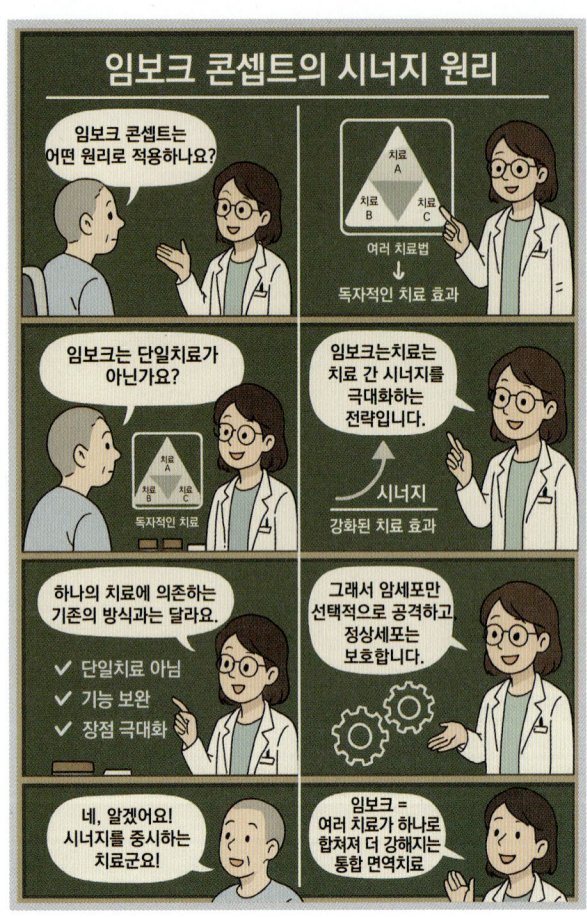

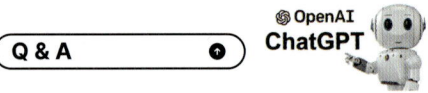

Q & A

Q 임보크(IMVOKE®)는 '시너지 치료'라는데, 그게 무슨 뜻이에요?

✅ '시너지'란 서로 다른 치료가 함께 작용해, 각각 단독으로 쓸 때보다 더 큰 효과를 내는 것을 뜻합니다. 임보크(IMVOKE®)는 하나의 방법에만 의존하지 않고, 여러 치료법을 동시에 적용해 서로의 장점을 살리고 한계를 보완하도록 설계된 통합 치료입니다.

Q 어떤 치료들이 시너지를 내나요?

치료 요소	작용 기전
고용량 셀레나제	암세포 내 산화 스트레스 유도 → 세포 사멸 가능성 증가
이뮤코텔	암세포 표면 항원 인식 향상 → NK세포 · T세포 활성화
시스테믹 온열치료	체온 상승→ 면역 반응 효율 증가, 약물 전달력 개선
면역 모니터링	환자 상태 분석 → 최적의 치료 조합 설계

이 치료들은 각자 따로 작용하는 것이 아니라 동시에 적용되어 상호 상승효과를 냅니다.

Q 어떤 기대효과가 있나요?

✓ 셀레늄이 암세포를 약화시키면 → 이뮤코텔이 암세포를 더 쉽게 인식하고 공격 가능성이 커짐
✓ 온열치료로 체온이 오르면 → 면역세포 활성도가 높아지고 약물 전달력이 증가
✓ 면역 모니터링으로 상태를 파악하면 → 치료 강도와 조합을 개인별로 최적화 가능
즉, 약점은 보완하고, 강점은 강화하는 구조를 지향합니다.

Q 기존 치료와 가장 큰 차이점은 무엇인가요?

✅ 기존에는 한 가지 약을 쓰거나, 치료를 순차적으로 진행하는 경우가 많았습니다. 임보크(IMVOKE®)는 동시에 여러 치료를 병행해 상호 상승효과를 극대화할 수 있도록 설계된 통합면역시스템입니다.

 핵심요약

임보크(IMVOKE®)는 여러 치료가 서로 작용해 효과를 극대화하고, 정상세포를 보호하면서 부작용을 줄이는 시너지 기반 통합면역치료 시스템입니다.

임보크(IMVOKE®)의 목표는
전이 · 재발된 암 환자의 5년 생존율을 80%이상 높이는 것입니다.

💬 **임보크(IMVOKE®)는 암세포 제거와 면역 회복을 동시에 추구하는 장기 생존 중심 전략입니다.**

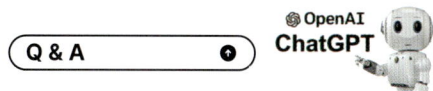

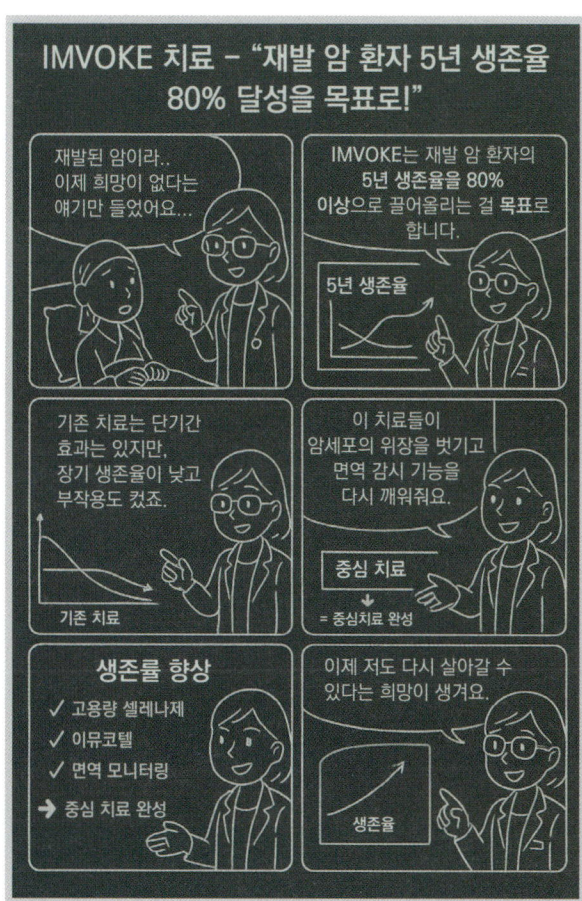

IMVOKE 치료 – "재발 암 환자 5년 생존율 80% 달성을 목표로!"

Q **임보크(IMVOKE®)의 궁극적인 목표는?**

✅ 임보크(IMVOKE®)는 전이되거나 재발한 암 환자의 장기 생존 가능성을 높이고, 삶의 질을 유지하는 것을 목표로 합니다.

암세포를 제거하는 것과 동시에 면역력을 회복·유지해, 재발을 막고 생존 기간을 연장하는 데 중점을 둡니다.

Q **기존 치료와 어떤 점이 다른가요?**

✅ 기존 치료는 주로 암세포 제거에 집중했습니다.

임보크(IMVOKE®)는 면역 기반 통합 치료 시스템으로, 암세포 제거와 면역 회복, 재발 위험 감소라는 세 가지 목표를 동시에 관리해 장기 생존 가능성을 높입니다.

Q **임보크(IMVOKE®)는 어떻게 구성되나요?**

단계	치료 구성	목표	방법
1단계	절제치료 (Ablation)	암세포 직접 제거	수술, 항암, 방사선 등
2단계	중심치료 (Core Treatment)	면역 활성화 및 잔존 암세포 표적화	고용량 셀레나제 이뮤코텔, 시스테믹온열요법
3단계	보조치료 (Supportive Treatment)	전신 면역 유지 · 회복	영양치료, NK세포 활성화, 해독 등

Q **생존율에는 어떤 영향을 줄 수 있나요?**

✅ 기존 항암치료만 시행했을 때 보고된 5년 생존율은 일부 암종에서 약 25~35%입니다.

임보크(IMVOKE®)치료를 병행하면, 환자 상태와 치료 반응에 따라 생존 가능성이 높아질 수 있다는 보고가 있습니다. 이는 암세포 제거뿐 아니라 면역과 전신 회복을 함께 관리하기 때문입니다.

(※ 수치는 암종 특성, 진행 단계, 개인 상태에 따라 다를 수 있습니다.)

 핵심요약

> 임보크(IMVOKE®)는 암세포 제거와 전신 면역 회복을 함께 관리하는 통합 치료 전략으로, 전이·재발 암 환자의 장기 생존 가능성과 삶의 질을 높이는 것을 목표로 합니다.

임보크(IMVOKE®)는
모든 암 환자에게 적용 가능하며, 빠를수록 좋습니다

💬 **암 진단 초기부터 회복기까지, 면역 회복과 재발 위험 감소를 위해 적용 가능한 통합 치료입니다.**

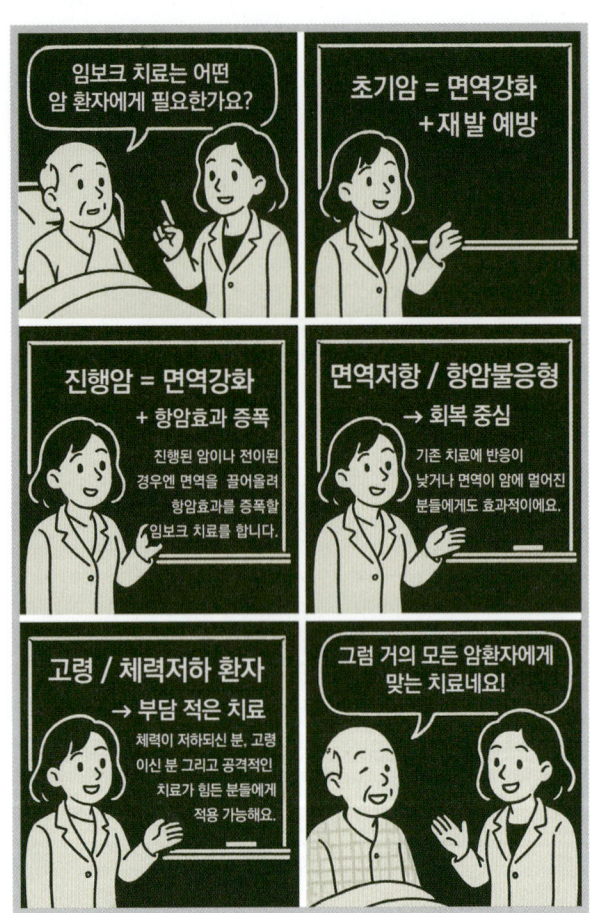

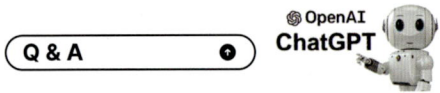

Q **임보크(IMVOKE®)는 어떤 암 환자에게 필요한가?**

✅ 임보크(IMVOKE®)는 암의 단계와 상태에 맞춤 적용할 수 있습니다.
특히 다음과 같은 시점에서 활용될 수 있습니다.

적용 시점	예시
암 진단 초기	수술 전후 보조치료, 면역 준비 치료
진행 암	전이 · 재발 암에서 면역 및 대사 기능 회복
항암 후 회복기	면역 재건, 재발 위험 감소를 위한 유지 치료

즉, **진단 초기부터 회복 · 유지 단계까지 전 과정에 걸쳐 적용할 수 있습니다.**

Q **왜 빨리 시작하는 게 좋나요?**

✅ 암이 진행될수록 면역 억제와 치료 저항성이 커질 수 있습니다. 임보크(IMVOKE®)는 면역이 암을 인식하고 반응할 수 있는 환경을 조성하므로 상대적으로 빠른 시점에 시작할수록 반응률이 커질 수 있습니다.

Q **항암치료 중이나 끝난 후에도 가능한가요?**

✅ 가능합니다.
· **항암치료 중 병행**: 부작용 부담을 줄이고, 치료 반응을 높이는 데 도움 가능
· **항암 후 회복기 병행:** 떨어진 면역 기능을 회복시키고, 재발 위험을 줄이는 데 기여 가능

Q **말기암에 시작해도 되나요?**

✅ 가능합니다. 임보크(IMVOKE®)는 암의 전 진행 단계에 적용할 수 있는 통합 치료입니다.
말기암의 경우 암세포의 진행 속도가 느리고 면역 억제 상태가 심화되어 있기 때문에, 치료 목표를 '면역 회복과 생존 기간 연장, 삶의 질 유지'에 둡니다. 수술이나 항암치료가 어려운 상황에서도 면역 환경을 개선해 체력 저하를 늦추고 치료 반응성을 높일 수 있습니다.
즉, 말기 단계라도 치료를 늦추기보다는 조기에 개입하는 것이 환자의 전신 상태 유지에 유리합니다.

 핵심요약

> 임보크(IMVOKE®)는 암 치료 전 과정에 적용 가능한 통합 치료로, 조기 개입할수록 재발 억제와 생존율 향상에 유리합니다.

임보크(IMVOKE®)는
면역을 깨워 암세포의 면역회피기전을 막는 통합면역치료입니다.

💬 암세포가 면역 감시를 피하지 못하도록 환경을 조성해 재발·전이 위험을 낮추는 것이 목표입니다.

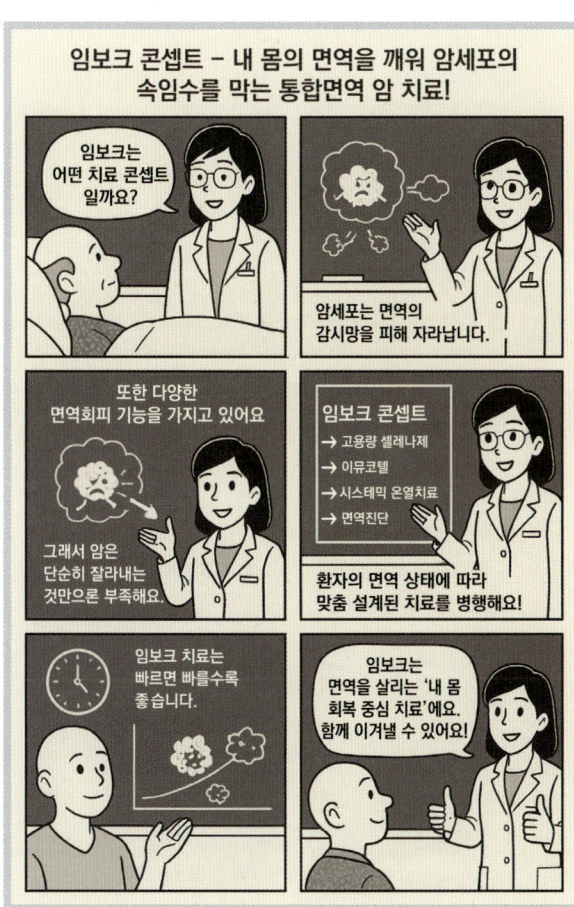

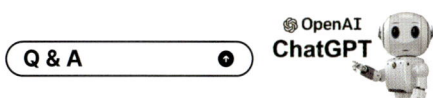

Q & A

Q 암세포는 왜 치료를 해도 살아남을까요?

✅ 암세포는 '면역회피'라는 능력을 가지고 있습니다.
즉, 우리 몸의 면역세포가 암세포를 이물질로 인식하지 못하게 하거나, 공격하지 않도록 숨는 전략을 쓰는 것이죠. 이러한 특징은 암의 전이와 재발 위험을 높이는 원인 중 하나입니다.

Q 임보크(IMVOKE®)는 면역회피를 어떻게 막나요?

✅ 암세포가 숨기 어려운 환경을 만들기 위해 5가지 면역 기반 전략을 함께 적용합니다.

면역자극 (이뮤코텔)	① 암세포 표면의 TF 항원에 대한 항체 생성 ② NK세포·T세포가 암세포를 더 잘 인식하고 반응하도록 도움 ✔ 암세포를 '이물질'로 표시해 면역 반응을 유도하는 역할
고용량 셀레나제	① 암세포 내부의 활성산소(ROS) 증가 ② 암세포의 자멸(세포사멸) 가능성을 높이고, 면역세포 기능 활성화에 기여 ✔ 암세포를 약화시켜 다른 치료가 더 잘 작동하도록 보조
면역진단 모니터링 시스템	① NK/T세포 활성도, Treg·MDSC 같은 면역억제세포 비율 측정 ② 면역 상태에 맞춘 맞춤형 치료 조합 설계 ✔ 과도한 면역은 조절하고, 약한 면역은 자극하는 정밀 관리
SALT 하이퍼써미아	① 체온을 39~40℃까지 올려 열 충격 단백질(HSP) 증가 ② NK세포 활성도 향상, 약물·면역반응 효율 개선 ✔ 열을 이용해 면역 기능을 물리적으로 강화
PBM 하이퍼써미아	① 빛 에너지가 세포 내 미토콘드리아 기능과 면역 에너지 대사 회복 ② 면역세포의 기본 활력과 반응성 향상 ✔ 면역세포 자체의 '체력'을 회복시키는 역할

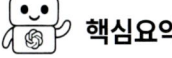 **핵심요약**

암세포는 '면역 인식 → 활성화 → 전달 → 제거'의 전체 과정을 다 깨워야 해요.
임보크(IMVOKE®)는 이 과정을 단계별로 정밀하게 작동하도록 설계해 면역이 암세포를 끝까지 추적·제거하도록 돕는 치료입니다.

면역은 단순한 회복이 아니라, 지속적으로 암을 감시하고 억제하는 힘입니다. **107**

IKO®: 몸 전체를 회복하는 통합 암 치료

💬 **IKO®는 면역, 영양, 생활습관, 심리, 환경까지 함께 다루는 맞춤형 통합 암 치료입니다.**

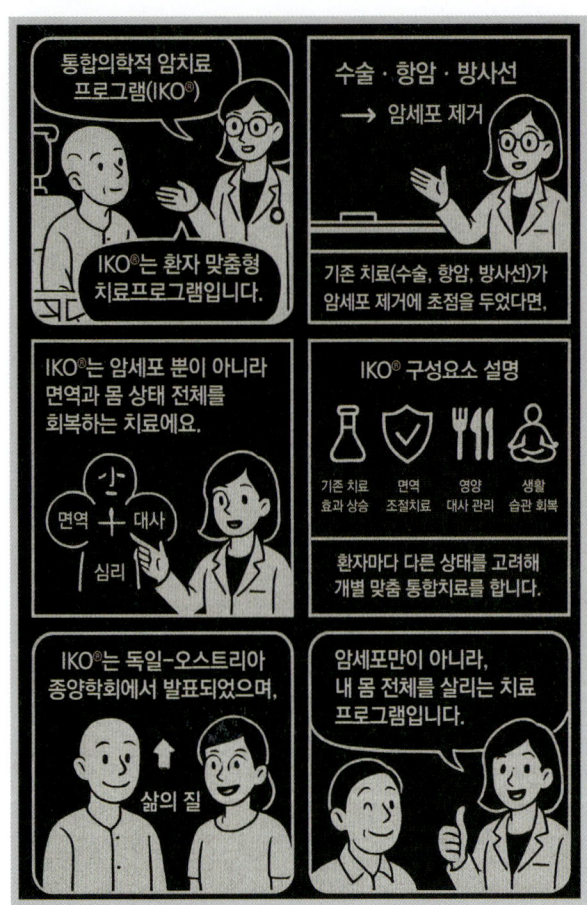

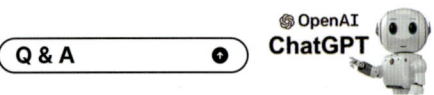

Q & A

Q IKO® 치료는 기존 치료와 무엇이 다른가요?

✅ 기존 치료는 주로 암세포 제거에 집중했습니다.
반면, IKO® 치료는 면역 · 영양 · 생활습관 · 심리 · 환경까지
몸 전체를 회복해 재발 위험을 줄이고 삶의 질을 높이는 것을
목표로 합니다. 즉, **단순한 암 제거가 아니라 '살아가는 힘'을
회복하는 통합 치료**입니다.

Q IKO®는 무슨 뜻인가요?

✅ IKO®는 'Das Integrative Konzept in der Onkologie'
의 약자로 독일어로 '통합적 암 치료학'을 의미합니다.
2003년 독일과 오스트리아 종양학회에서 암 환자들의 보
완-지지적인 치료를 위한 지침으로 설정되었고, 독일-오스트
리아 종양학회가 공식 발표했습니다.

Q 암 환자에게 IKO®가 필요한 이유는 무엇인가요?

기존 치료의 한계	IKO® 치료가 필요한 이유
암세포 제거 후 면역 회복이 미흡	면역 회복 중심 접근 필요
수술 · 항암 후 전신 기능 저하	전신 기능 회복을 위한 통합 전략 필요
재발 · 전이	치료 이후 장기적 관리와 예방 필요

Q IKO® 치료는 어떤 구성으로 이루어져 있나요?

핵심 영역	치료 방향
면역의학	생물학적 제제를 활용한 면역 기능 재활성 (예. 셀레나제 등)
영양의학	세포 대사 회복, 항산화치료, 미네랄 · 비타민 보충
생활의학	일상 활동 · 수면 · 식사 · 운동 습관 개선
정신심리의학	불안 · 우울 완화, 정서적 회복, 치료 의지
환경의학	독소 · 중금속 배출, 환경 요인 관리

 핵심요약

암세포만 치료하는 데 그치지 않고, 내 몸 전체를 다
시 회복시키는 치료입니다. 면역·영양·심리·환경을
통합해 재발을 예방하고, 삶의 회복까지 설계하는 맞
춤형 통합 암 치료 시스템이 바로 IKO®입니다.

임보크(IMVOKE®)는
IKO®에 기반한 혁신적이고 통합적인 암치료 콘셉트입니다.

💬 **임보크(IMVOKE®)는 IKO® 철학을 기반한 과학적인 통합 암치료입니다.**

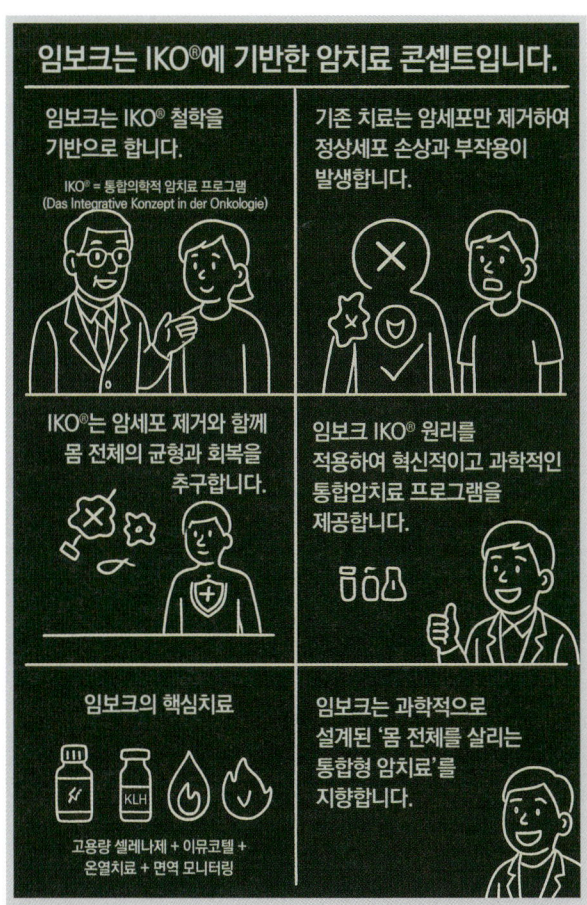

임보크는 IKO®에 기반한 암치료 콘셉트입니다.

임보크는 IKO® 철학을 기반으로 합니다.

IKO® = 통합의학적 암치료 프로그램
(Das Integrative Konzept in der Onkologie)

기존 치료는 암세포만 제거하여 정상세포 손상과 부작용이 발생합니다.

IKO®는 암세포 제거와 함께 몸 전체의 균형과 회복을 추구합니다.

임보크 IKO® 원리를 적용하여 혁신적이고 과학적인 통합암치료 프로그램을 제공합니다.

임보크의 핵심치료

고용량 셀레나제 + 이뮤코텔 + 온열치료 + 면역 모니터링

임보크는 과학적으로 설계된 '몸 전체를 살리는 통합형 암치료'를 지향합니다.

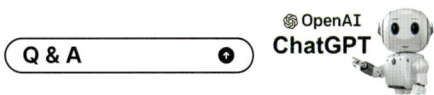

Q & A

Q IKO® 치료는 어떤 철학을 바탕으로 하나요?

✅ IKO®는"암세포만 없애는 데 그치지 않고, 몸 전체의 기능을 회복하는 것이 진정한 암 치료"라는 원칙을 기반으로 합니다. 즉, 암세포 제거와 함께 전신 회복과 재발 위험 관리를 동시에 고려하는 치료 설계 원칙입니다.

Q 임보크(IMVOKE®)는 어떻게 정립되었나요?

✅ 임보크(IMVOKE®)는 2003년 독일 · 오스트리아 종양회에서 제시된 합의문서로 출판된 종양학의 통합적인 개념(IKO®)를 기반으로 발전하였습니다.
그래서 단순 약물치료가 아닌, 면역·영양·생활·심리·환경을 함께 다루는 전신 회복 중심의 과학적 통합 치료입니다.

Q 임보크(IMVOKE®)는 IKO®의 어떤 원칙을 따르나요?

IKO® 원칙	임보크(IMVOKE®)
면역 회복	고용량 셀레나제, 이뮤코텔, 온열치료로 면역 기능 강화
영양 회복	비경구 영양치료, 항산화 요법, 미네랄 공급
맞춤 치료	면역 모니터링 기반의 개별 맞춤 설계
전신 통합	면역 + 대사 + 해독 + 재건을 아우르는 복합 처방
과학적 근거	독일-오스트리아 종양학회 발표 기반의 치료 프로토콜

Q 기존 항암치료와는 어떻게 다른가요?

✅ 기존 치료는 주로 암세포 제거에 초점을 맞추었습니다.
하지만 임보크(IMVOKE®)는 여기에 전신 복원력 회복을 더해 재발 위험을 줄이고 장기적인 건강 유지를 목표로 하는 과학적 통합 전략입니다.
즉, **단순 치료가 아닌 "회복 중심의 통합 암 치료"입니다.**

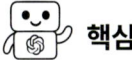 **핵심요약**

임보크(IMVOKE®)는 IKO® 통합종양학 원칙에 기반한 정밀 통합 치료로, 암세포 제거 + 면역회복 + 삶의 질 회복을 동시에 실현하는 '몸 전체를 살리는 암치료 시스템' 입니다!

임보크(IMVOKE®)와 IKO®의 공통점과 차이점

💬 **임보크(IMVOKE®)는 IKO®를 구체화해 실제 임상에서 적용하는 통합 면역치료 모델입니다.**

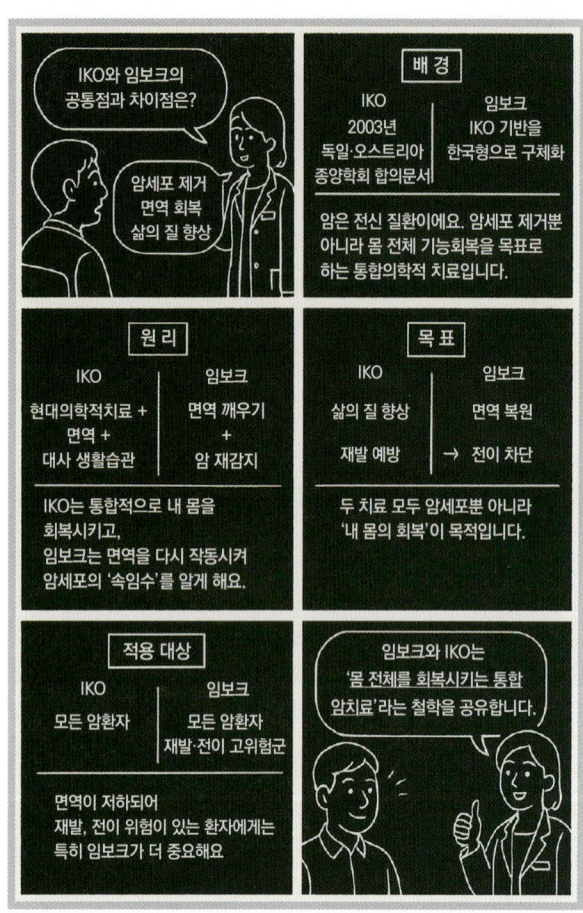

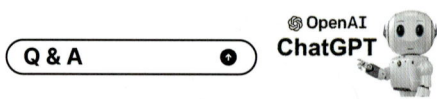
Q & A

❓ **임보크(IMVOKE®)와 IKO® 치료는 같은 건가요?**

✅ 두 치료는 기본 철학은 같지만, 구체적인 구성과 실행 방식에 차이가 있습니다. **임보크(IMVOKE®)는 IKO®의 핵심 개념을 토대로 한국 의료 환경에 맞춰 구체화한 모델입니다.**

❓ **두 치료의 공통점은 무엇인가요?**

✓ 암세포 제거뿐 아니라 전신 기능 회복을 목표로 하는 통합 치료 철학

✓ 면역 · 영양 · 심리 · 환경 등 전신 회복을 함께 설계

✓ 수술·항암 치료 이후 재발 방지와 삶의 질 회복 지향

✓ 항암 부작용 부담을 줄이고 면역 중심의 건강 유지 추구

❓ **차이점은 무엇인가요?**

항목	IKO ®치료	임보크(IMVOKE®)
출발 배경	2003년 독일 · 오스트리아 종양학회	IKO®를 한국형으로 구체화
치료 방식	생물학적치료 중심의 통합 치료 개념	구체적인 치료 도구와 실행 시스템 포함
구성 요소	생물학적 제제, 면역·영양 치료 등	고용량 셀레나제, 이뮤코텔, 시스테믹 온열 치료 등
적용 대상	모든 암 환자	모든 암 환자
강조점	현대의학적 치료 부작용 감소 및 삶의 질 향상	정밀 면역치료 + 재발 위험 관리 강화

❓ **임보크(IMVOKE®)는 IKO®의 업그레이드인가요?**

✅ 업그레이드라기보다는, IKO®의 통합 철학을 실제 임상 현장에서 실행할 수 있도록 만든 구체적인 모델이라고 볼 수 있습니다.

IKO®가 '개념과 방향'이라면, 임보크(IMVOKE®)는 '실행과 적용'입니다.

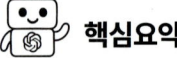 **핵심요약**

임보크(IMVOKE®)는 IKO®의 철학을 한국 의료 환경에 맞게 실현한 모델로, '암세포 제거·면역 회복·삶의 질 향상'을 동시에 추구하는 실행형 통합 면역치료 시스템입니다.

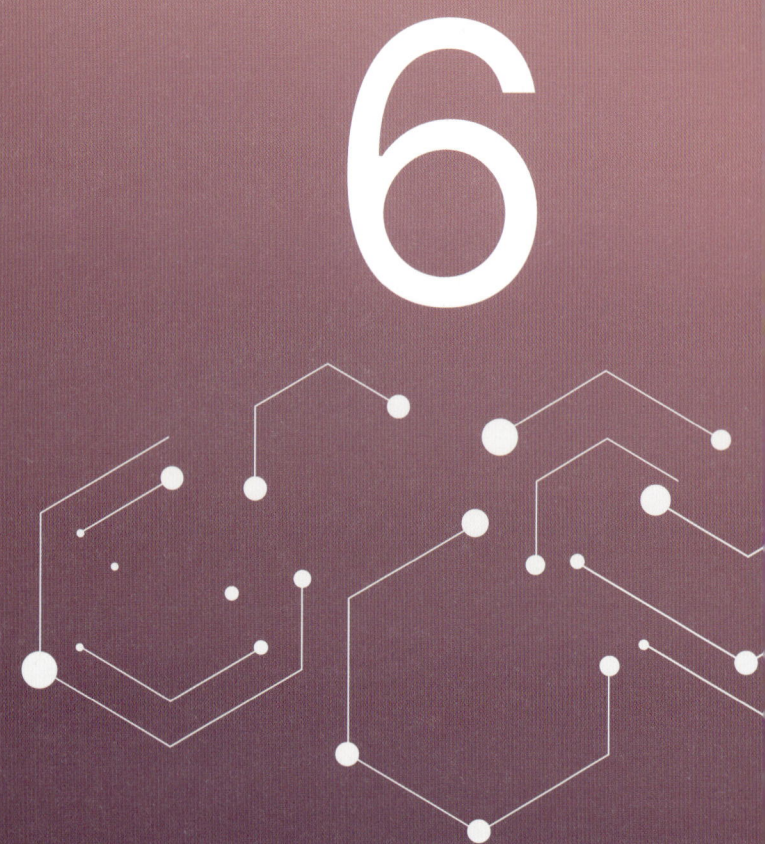

6

제 6 장

임보크의 핵심:
암면역치료 이야기

임보크(IMVOKE®) 치료의 핵심은
"내 몸의 면역을 다시 일으키는 것"

💡 두 가지 핵심 치료 전략
- 임보크(IMVOKE®)는 셀레나제와 이뮤코텔의 두 가지 강력한 치료 방법을 중심으로 합니다.

✅ 셀레나제(SELENASE®)
- 단순 비타민이나 항산화제가 아닌 치료를 위한 의약품입니다.
- 면역세포의 에너지 공급원이자 보호막 역할을 합니다.
- T세포와 NK세포를 활성화해 암세포와 싸울 수 있도록 돕습니다.
- 암세포만 선택적으로 약화시켜 면역 체계가 스스로 암을 제어할 수 있는 환경을 만듭니다.

✅ 이뮤코텔(IMMUCOTHEL®)
- 면역을 '훈련'해 암세포를 정확히 인식하도록 돕는 면역 교육 백신입니다.
- 선천면역(즉각 반응하는 면역)과 후천면역(기억하는 면역)을 동시에 자극합니다.
- 암세포를 찾아 공격하고, 재발을 막는 면역 기억을 형성합니다.

🤜 두 치료의 시너지 효과
- 셀레나제는 면역의 힘을 끌어올리고, 이뮤코텔은 면역을 정밀하게 훈련시킵니다
- 함께 사용하면 단독 치료보다 훨씬 강력하게 작용해 암세포의 면역 회피 전략을 무너뜨릴 수 있습니다.

👉 핵심정리
- 셀레나제 → 면역을 깨워 힘을 키운다.
- 이뮤코텔 → 면역이 암세포를 잊지 않게 훈련한다.
- "내 몸의 면역이 스스로 암을 통제할 수 있도록 다시 일어나는 것"이 임보크(IMVOKE®)치료의 핵심입니다.

☀️ 이 장에서 다룰 주제
셀레늄 치료는 내 몸을 어떻게 지켜주나요?

셀레늄은 내 몸의 면역을 켜는 스위치입니다.

셀레늄은 어떻게 T세포 면역을 깨울까요?

왜 면역관문억제제와 셀레늄 치료를 함께 해야 하나요?

고용량 셀레늄 치료는 어떻게 암세포만 골라서 죽이나요?

고용량 셀레늄 치료, 실제 임상에서는 어떤 결과가 있었나요?

이뮤코텔은 어떻게 TF항원을 제거할까요?

이뮤코텔은 왜 사람마다 투여량이 다를까요?

이뮤코텔, 암세포를 정확히 겨누는 면역 훈련

이뮤코텔은 어떻게 만들어지나요?

KLH 단백질은 어떻게 면역을 깨우나요?

이뮤코텔의 주성분 '이뮤노시아닌'은 인체에서 어떻게 면역을 작동시키나요?

이뮤코텔은 선천면역과 후천면역을 동시에 작동시켜 암세포를 정밀 타격합니다.

셀레나제 + 이뮤코텔 병용치료는 왜 효과적인가요?

21세기 면역항암제 시대, 셀레나제 + 이뮤코텔 병용은 암 치료의 새로운 길입니다

암세포를 정확히 겨냥하는 3단계 임보크(IMVOKE®) 면역전략

암 환자를 위한 셀레늄(셀레나제®) 치료 쉽게 이해하기

1 셀레늄은 어떻게 내 몸을 지켜줄까요?

- 단순 영양제가 아닙니다. 항산화, 면역 회복, 암세포 선택적 제거에 작용합니다.
- 활성산소(ROS)를 제거해 세포 손상을 막고, 면역세포(T세포, NK세포)를 깨워서 암세포만 표적 공격하도록 돕습니다.
- 정상세포는 보호하면서 암세포만 선택적으로 죽이는 '정밀 타격 치료'입니다.

2 셀레늄은 내 몸의 면역 스위치입니다

- 항암치료 중 면역이 떨어지면 암세포가 다시 자랄 위험이 큽니다.
- 셀레늄은 꺼져 있던 면역 스위치를 켜서 면역세포가 다시 제대로 작동하게 만듭니다.
- T세포, NK세포, 대식세포 등 면역세포를 균형 있게 회복시켜 감염과 재발을 예방합니다.

3 셀레늄은 어떻게 T세포 면역을 깨우나요?

- T세포는 면역의 지휘관입니다. 그러나 암 환자는 T세포 기능이 약해 암세포를 제대로 인식하지 못합니다.
- 셀레늄은 T세포를 활성화해 암세포를 정확히 인식·공격하도록 돕고, IL-2 등 면역 신호물질 분비를 증가시켜 정밀 면역 반응을 강화합니다.

4 왜 면역관문억제제와 함께 써야 할까요?

- 면역관문억제제 → '면역의 브레이크'를 해제, 셀레늄 → '가속페달을 밟아 면역세포를 깨움'
- 병용 시 강력한 시너지 효과가 발생해 암세포의 면역 회피를 뚫고 강력한 면역 공격을 유도할 수 있습니다.

5 고용량 셀레늄 치료, 암세포만 골라 죽이는 원리

- 암세포는 산화 스트레스에 취약합니다
- 고용량 셀레늄은 암세포 내부에서 SDG(셀레늄 대사산물)를 생성해 세포 자멸(apoptosis)을 유도합니다.
- 정상세포는 방어 시스템이 있어 손상되지 않고, 암세포만 선택적으로 죽습니다.

6 실제 임상에서 확인된 결과

- SECAR 연구: 고용량 셀레늄 투여 → 독성 감소 생존율 향상, 삶의 질 개선.
- Knox 연구: 방사선 치료 환자 → PSA 수치 감소, 피로와 부작용 감소, 면역 기능 회복.
- 결과: 단순 영양제가 아니라 임상적으로 입증된 보완·보조 치료제입니다.

👉 셀레늄(셀레나제®)은 면역을 깨우고, 암세포만 골라 죽이고, 재발을 막는 치료용 의약품입니다.

👉 항암치료 후 떨어진 면역을 다시 켜서 내 몸이 스스로 암과 싸우도록 돕는 힘을 줍니다.

👉 단순 건강 보조제가 아닌, 임상시험으로 증명된 의약품입니다.

암 환자를 위한 이뮤코텔(IMMUCOTHEL®) 이해하기

1 이뮤코텔은 무엇인가요?
- 이뮤코텔은 바다에 사는 구멍삿갓조개에서 얻은 특별한 단백질(KLH)을 정제해 만든 면역치료 주사입니다.
- KLH 단백질은 매우 크고 독특한 구조라서, 우리 몸의 면역을 강하게 자극해 암세포를 인식하고 기억하도록 훈련시킵니다. 즉, 이뮤코텔은 면역 백신과 유사한 역할을 합니다.

2 이뮤코텔의 핵심 성분 '이뮤노시아닌(Immunocyanin)'
- KLH 단백질을 안전하게 정제한 성분이 이뮤노시아닌입니다.
- 이 성분은 면역세포(NK세포, T세포, 수지상세포 등)를 깨워서 암세포를 다시 공격하게 만듭니다.
- 암세포 표면의 TF항원(암세포의 숨겨진 신호)까지 정확히 찾아내어 암세포만 타깃 합니다.

3 어떻게 면역을 깨우나요?
- 이뮤코텔은 면역세포가 암세포를 정확히 표적하고 기억하도록 훈련시킵니다.
- 이렇게 형성된 '면역 기억'은 재발을 억제하는 데 중요한 역할을 합니다.
- 암세포의 TF항원 기반 '위장술'을 무너뜨려, 암세포가 면역 감시망을 피하지 못하도록 합니다.

4 왜 환자마다 투여량이 다른가요?
- 암의 진행 정도, TF항원 발현량, 그리고 면역 상태에 따라 이뮤코텔 투여량이 달라집니다.
- 진행된 암일수록 더 강한 면역 자극이 필요해 고용량 투여가 권장될 수 있습니다.
- 이는 단순 주사가 아닌, 환자별 면역 반응에 맞춘 맞춤형 치료 전략입니다.

5 이뮤코텔은 어떤 환자에게 도움이 되나요?
- 표준치료(수술, 항암제, 방사선) 이후 재발 위험이 높은 환자
- 암세포가 면역을 속이는 TF항원이 많은 환자
- 면역 기능이 떨어져 있는 환자
- 암세포를 다시 강하게 면역 표적에 등록시켜 재발·전이를 막고자 하는 경우

✅ 핵심 정리
- 이뮤코텔은 내 몸의 면역을 '훈련'해 암세포를 인식하고 공격하게 만드는 면역치료제입니다.
- 암세포의 TF항원 위장술을 무너뜨려 재발과 전이를 억제합니다.
- 환자의 상태에 따라 맞춤형 투여 전략이 필요합니다.

암 환자를 위한 셀레나제 + 이뮤코텔 병용 치료 쉽게 이해하기

1 왜 기존 면역치료만으로는 부족했을까요?

- 암세포는 정상세포인 척 위장하기 때문에 면역세포가 제대로 구분하지 못했습니다. 특히 암세포 표면의 TF항원은 면역의 '눈'을 가리는 위장막처럼 작용해, 일반 면역치료만으로는 암세포를 정확히 잡아내기 어려웠습니다.

2 병용 치료는 어떻게 다르나요?

- 병용치료는 3단계 면역 전략으로 암세포를 정밀하게 겨냥합니다.
1. PBM 하이퍼써미아: 체온을 안전하게 올려 면역을 깨우고, 면역세포가 잘 움직이도록 도와줍니다.
2. 셀레나제(고용량 셀레늄): T세포와 NK세포를 활성화하고, 암세포 내부에서 자멸 신호를 유도합니다.
3. 이뮤코텔(KLH 면역 백신): 면역세포에 암세포의 표적 정보를 정확히 알려주고 기억하게 해, 암세포의 TF항원 기반 위장술을 무력화해 재발을 억제합니다.

3 선천면역 + 후천면역을 동시에 깨운다

- 선천면역: 빠른 반응 (NK세포, 대식세포 등 → 즉각적인 공격)
- 후천면역: 기억 반응 (T세포, B세포 → 암세포를 장기간 기억하고 다시 공격)
- 👉 이뮤코텔은 두 면역을 동시에 자극하여, 빠른 대응 + 장기 기억을 동시에 만듭니다.

4 셀레나제와 이뮤코텔을 함께 쓰면 어떤 시너지가 생기나요?

- 셀레나제: 면역세포에 힘을 주고 암세포를 직접 공격
- 이뮤코텔: 면역세포가 암세포를 정확히 인식·기억하게 만듦
- 👉 두 치료가 함께 작용하면, 면역력의 강도 + 정밀성이 동시에 향상되어 정확하고 강력한 면역항암 효과가 나타납니다.

5 환자에게 어떤 의미가 있나요?

- 재발 방지: 면역이 암세포를 지속적으로 감시해 다시 자라는 것을 억제
- 전이 억제: 암세포의 이동과 확산을 조기에 차단
- 부작용 감소: 정상세포는 보호하고 암세포만 겨냥
- 맞춤 치료: 암의 진행 정도와 TF항원 발현 수준에 따라 용량과 주기를 조절하는 개인 맞춤 면역치료

🔖 암 환자를 위한 임보크(IMVOKE®) 병용치료

1 왜 새로운 면역치료가 필요할까요?
- 암세포는 정상세포처럼 위장해서 면역의 눈을 피합니다.
- 따라서 기존의 면역치료만으로는 암세포를 정확히 식별하고 제거하기 어렵습니다. 면역이 '잠들어 있는 상태'를 깨워, 다시 훈련하고 강화하는 새로운 전략이 필요합니다.

2 임보크(IMVOKE®) 병용치료, 3단계 전략
- 이 치료는 내 몸의 군대(면역)를 다시 훈련시키고 강화하는 3단계 전략입니다.
- ① PBM 하이퍼써미아(체온 올리기 훈련): 체온을 높여 면역세포들이 활발히 움직이도록 도와줍니다. 면역의 "출발 신호" 역할을 합니다.
- ② 셀레나제(무기 강화): 면역세포(T세포, NK세포)에 에너지를 공급해 암과 싸울 힘을 줍니다. 암세포 안에서 스스로 죽도록 만드는 자살 신호를 유도합니다.
- ③ 이뮤코텔(적군 인식 훈련): 면역세포가 암세포만 정확히 알아보고 기억하게 합니다. 암세포의 "위장술(TF항원)"을 꿰뚫어 보고, 다시 재발하지 않도록 대비합니다.

3 임보크 병용치료의 주요 이점
1. 재발·전이 억제: TF항원 위장술을 무너뜨리고 면역 기억을 강화해 재발과 전이를 예방합니다.
2. 정상세포 보호·부작용 감소: 암세포만 표적해 공격하므로 전신 부담이 적고 치료 지속성이 높습니다.
3. 면역 기능 회복: PBM 하이퍼써미아, 셀레나제, 이뮤코텔 병용으로 선천·후천면역을 동시에 활성화합니다.
4. 맞춤형 치료 설계: 환자 상태와 암 진행 정도에 따라 용량과 강도를 조절합니다.
5. 삶의 질 향상: 부작용을 줄이고 면역력을 회복해 치료 후 일상 복귀를 돕습니다.

☑ 핵심정리
- 셀레나제는 면역에 힘을 불어넣어 암세포를 죽이고, 이뮤코텔은 면역을 훈련시켜 암세포를 겨냥하고 기억
- PBM 하이퍼써미아까지 더하면, 암 치료 후 떨어진 면역을 회복시키고 재발·전이를 막는 새로운 병용 전략이 완성됩니다.

셀레늄 치료는 내 몸을 어떻게 지켜주나요?

◯ 셀레늄, 항산화제를 넘어 암세포에 선택적으로 작용하는 과학적 힘

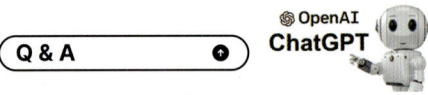

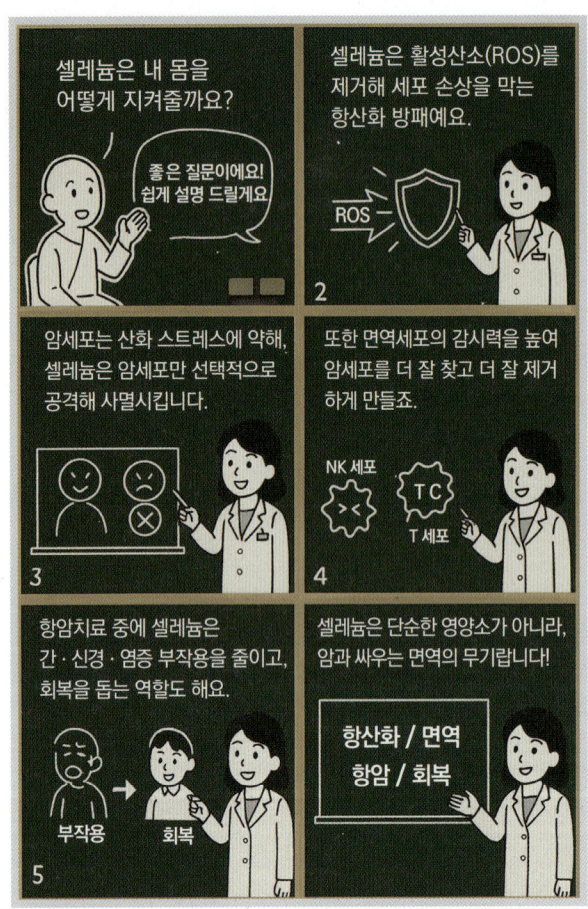

Q 셀레늄은 일반적인 '항산화제'와 다른가요?

✅ 셀레늄은 단순한 항산화제가 아니라, 암세포에 선택적 산화 스트레스를 가중시켜 세포 자멸사를 유도할 수 있는 미량원소입니다. 특히 고용량 상태에서는 활성산소(ROS)를 증가시켜 암세포에 강한 산화 스트레스를 유도합니다. 암세포는 정상세포보다 ROS에 취약하기 때문에 영향을 더 크게 받습니다.

Q 정상세포도 손상되는 건 아닌가요?

✅ 셀레늄을 투여하게 되면 정상세포에는 '글루타티온 퍼옥시다제(GPx)', '티오레독신 환원효소(TrxR)' 같은 항산화 효소가 잘 작동해 활성산소를 해독하고 세포를 보호합니다.
반면 암세포는 항산화 방어 기능이 약하거나 이미 과부하 상태라 활성산소에 의해 더 쉽게 손상됩니다.

Q 정말 암세포만 골라 죽일 수 있나요?

✅ 연구에 따르면 암세포의 미토콘드리아와 DNA는 활성산소(ROS)에 특히 취약하며, 고용량 셀레늄은 이러한 구조적 손상을 유발해 세포자멸(apoptosis)을 촉진하는 것으로 보고되어 있습니다.

Q 암 재발 방지에도 효과가 있나요?

✅ 고용량 셀레늄은 재발·전이 위험 감소에 도움이 될 수 있다는 보고가 있습니다. 혈중 셀레늄 수치를 회복하면 면역 기능이 정상화되어, 치료 이후 재발 방지와 장기 생존율 향상에 기여할 수 있습니다.

Q 어떤 셀레늄을 사용해야 하나요?

✅ 질병 치료 목적이라면 의약품 등급의 무기 셀레늄 사용이 권장됩니다.
예를 들어, 셀레나제는 GMP 인증을 받은 고순도 아셀렌산나트륨 오수화물 제제로, 안전성과 품질이 검증된 무기 셀레늄 의약품입니다.

 핵심요약

셀레늄 치료는 정상세포는 지키고, 암세포만 선택적으로 공격해 재발 위험을 낮추는 치료입니다. 건강 보조제가 아닌 의약품 기반의 과학적 면역 치료 전략입니다.

셀레늄은 내 몸의 면역을 켜는 스위치입니다.

💬 암치료 후 꺼진 면역을 다시 작동시키는 면역 회복 스위치입니다.

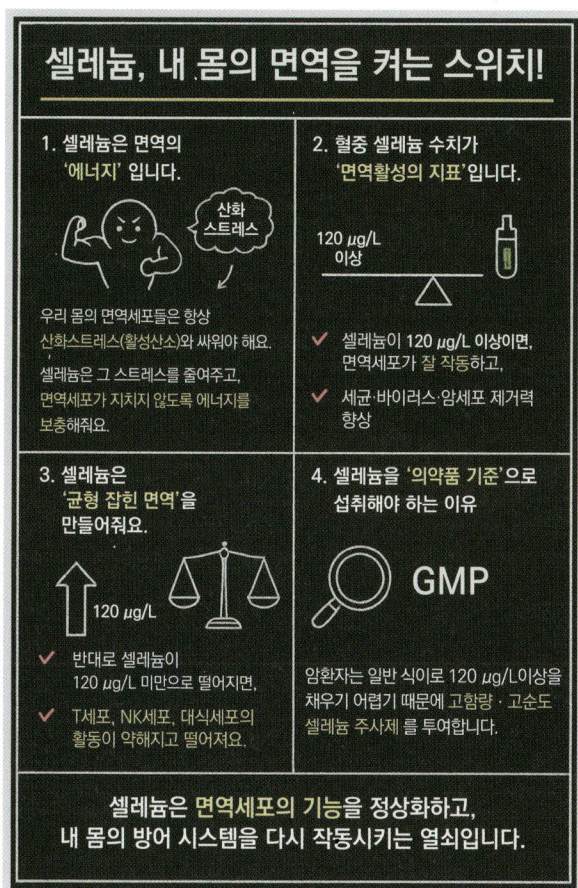

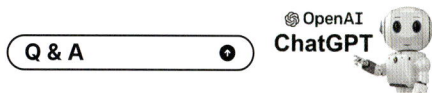

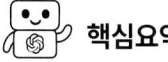 핵심요약

셀레늄은 암 치료 후 떨어진 면역을 다시 켜는 '면역 스위치' 역할을 합니다. 면역세포를 깨우고 균형을 회복시켜 재발과 전이 위험을 낮추기 위해 치료용 의약품(예: 셀레나제)을 투여해야 합니다.

Q 암 치료 중인데, 면역이 왜 중요한가요?

✅ 암 치료는 단순히 암세포를 제거하는 것으로 끝나지 않습니다. 수술 · 항암 · 방사선치료는 암세포를 줄이지만, 동시에 면역 기능을 약화시킬 수 있습니다.
면역이 저하된 상태로 방치되면, 남아 있는 암세포가 다시 자라거나 전이될 위험이 높아집니다. 따라서 **면역 회복은 치료의 마무리가 아니라, 생존율과 재발 위험 감소를 위한 중요한 과정입니다.**

Q 항암 후 감기나 염증이 잘 생기는 이유는 뭔가요?

✅ 항암치료 후에는 백혈구, T세포, NK세포 수치가 감소해 면역세포가 고갈되거나 기능이 약해집니다. 그래서 감염에 쉽게 노출되고, 면역 감시 기능도 약화돼 감기, 염증이 잦아지며 회복 속도도 느려질 수 있습니다.

Q 셀레늄과 면역과 어떤 관계가 있나요?

✅ 셀레늄은 면역세포의 '스위치'를 켜는 역할을 합니다.
T세포, NK세포, 대식세포의 활성 · 분화를 촉진하고 Th1/Th2 면역 균형을 조절, 활성산소(ROS)로부터 면역세포를 보호하는 항산화 작용을 수행합니다. 이로써 면역이 올바르고 균형 있게 작동하도록 돕습니다.
셀레늄이 부족하면 면역 시스템 전체가 '꺼진 상태'가 돼요.
항산화 효소 기능이 떨어지고 면역세포 활성과 증식이 제한되며, 면역 기억 형성도 약화됩니다.

Q 암 환자는 셀레늄을 얼마나 보충하나요?

✅ **전문가들은 암 환자에게 치료적 목적으로 고용량의 고순도 셀레늄을 권장합니다.** 식사만으로는 부족하기 때문에 환자의 상태에 따라 고용량 주사제 형태의 무기 셀레늄이 사용됩니다.

Q 일반 셀레늄 제품도 괜찮은가요?

❌ 치료 목적이라면 의약품 등급 무기 셀레늄 사용이 권장됩니다. 셀레나제는 GMP 인증을 받은 고순도 주사제로, 흡수율·안전성·체내 작용이 검증된 의약품입니다.
반면 유기 셀레늄(예: 셀레노메티오닌)은 흡수율과 치료 효과가 제한적이어서 치료 목적으로는 적합하지 않습니다.

셀레늄은 어떻게 T세포 면역을 깨울까요?

💬 T세포와 셀레늄: 암 면역전쟁의 지휘관과 지원군

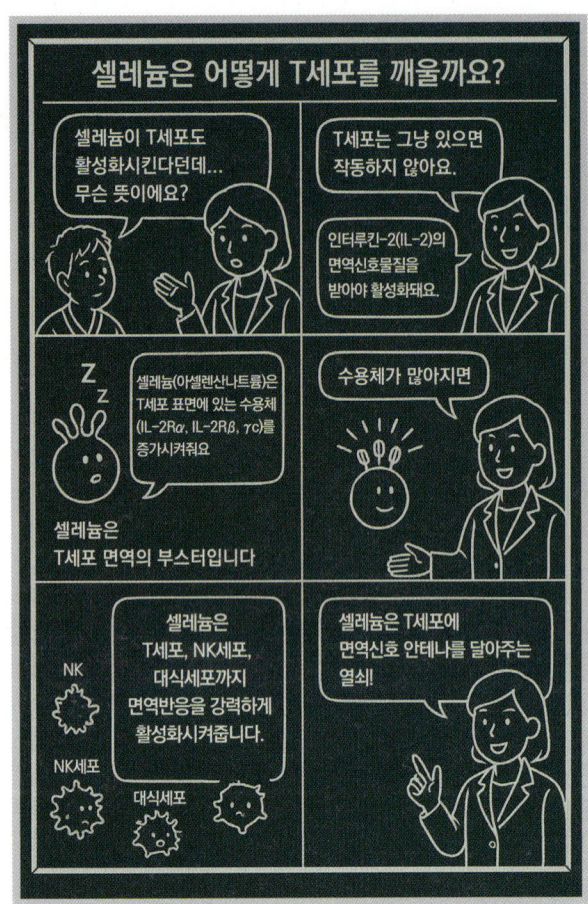

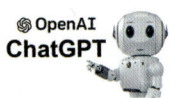

Q & A ⊕

Q T세포는 어떤 역할을 하나요?

✅ T세포는 면역 시스템의 지휘관이자 정밀타격 부대입니다. 체내의 비정상 세포(암세포 포함)를 찾아내고, 다른 면역세포를 지휘하거나 직접 공격하기도 합니다. 특히 세포독성 T세포(CTL, CD8, T세포)는 암세포를 정확히 찾아 제거하는 데 중요한 역할을 합니다.

Q 암 환자는 왜 T세포가 잘 작동하지 않을까요?

✅ 항암치료 과정에서 면역세포까지 함께 손상되기 때문입니다. 또 종양이 조성한 '면역억제적 종양 미세환경'이 T세포 신호를 차단합니다. 이때 **셀레늄이 부족하면 T세포 활성화 신호(예: IL-2/IL-2수용체 경로)를 약화시켜 반응성이 떨어질 수 있습니다.**

Q 셀레늄은 T세포에 어떤 도움을 주나요?

✅ **셀레늄은 T세포의 '활성 스위치' 역할을 합니다.**

> ① IL-2 수용체(특히 CD25) 발현을 증가시키고
> ② 면역 사이토카인(IL-2와 IFN-γ)의 분비를 촉진하며
> ③ 세포독성 T세포의 증식과 기능 활성을 도와줍니다.

'즉, 졸고 있던 T세포를 깨워 전장(종양)으로 투입하는 신호탄'에 가깝습니다. 셀레늄은 T세포가 더 잘 반응하도록 도와, 많은 병력이 전장(암세포가 있는 곳)으로 나가 싸우게 하는 사령관의 신호 같은 역할을 합니다.

Q 실제 치료에는 어떤 도움이 되나요?

✅ **활성화된 T세포는 암세포를 인식하고 제거하는 데 중요한 역할을 합니다.** 이를 통해 면역 감시 기능이 회복되면 전이·재발 위험을 줄이는 데 도움을 줄 수 있고, 기존 항암제에 잘 반응하지 않던 환자도, 면역 기반 치료 전략의 기회를 넓힐 수 있습니다. T세포는 NK세포와 함께 암과 맞서는 핵심 전력입니다.

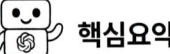 **핵심요약**

> 셀레늄은 T세포의 '활성 스위치'로 작용해 면역 감시 기능을 회복시키고, 재발과 전이 위험을 줄이는 데 도움을 줄 수 있습니다.

왜 면역관문억제제와 셀레늄 치료를 함께 해야 하나요?

○ 면역관문억제제가 '면역의 브레이크'를 풀어준다면,
  셀레늄은 '가속페달'을 밟아 T세포를 깨우는 핵심 파트너입니다.

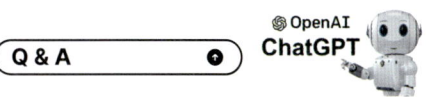

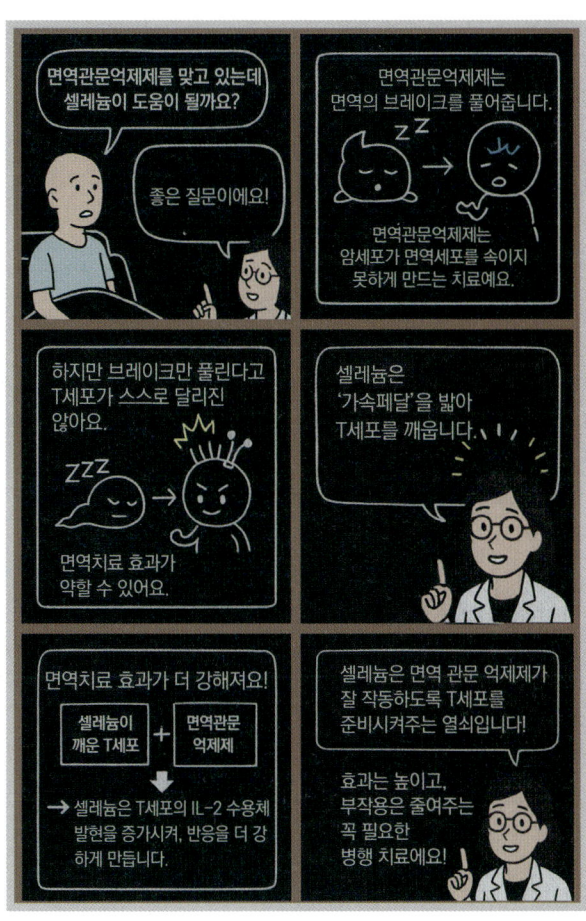

Q 면역관문억제제란 무엇인가요?

✅ 면역관문억제제는 암세포가 면역세포를 속이지 못하게 만드는 치료예요. 암세포는 PD-L1 같은 단백질을 이용해 T세포에게 "나는 정상세포야"라는 가짜 신호를 보내 공격을 피합니다. 면역관문억제제는 이 억제 신호(PD-1/PD-L1 경로 등)를 차단해, T세포가 암세포를 다시 인식하고 공격할 수 있게 하는 치료제입니다.

Q 그럼 면역관문억제제만 맞으면 되지 않나요?

❌ 그렇지 않습니다. 면역관문억제제는 T세포의 브레이크만 풀어줄 뿐, 엔진 자체를 켜거나 가속시키지는 못합니다. T세포가 충분히 활성화돼 있지 않거나 기능이 저하된 상태라면, 억제 신호를 막아도 반응은 제한적일 수 있습니다. 그래서 T세포를 깨우고 반응성을 높이는 자극이 필요합니다.

Q 셀레늄은 어떤 역할을 하나요?

✅ **셀레늄은 T세포의 '반응 감도 조절자'입니다.**
√ IL-2 수용체(CD25) 발현 증가로 면역 자극 신호에 대한 민감도를 높이고
√ T세포 표면 수용체 발현과 내부 신호전달 경로를 활성화
√ 면역세포가 암세포를 더 정확히 인식하고 공격하도록 돕습니다.

Q 두 치료를 병용하면 어떤 시너지가 기대되나요?

√ 면역관문억제제 → 브레이크 해제
√ 셀레늄 → 가속 페달
이 조합은 T세포가 암세포를 더 정확하게 인식하고 공격하는 데 도움을 줍니다. 특히 면역 반응이 약한 환자에서 시너지 가능성이 있습니다.

Q 실제로 병용하면 어떤 환자에게 도움이 되나요?

✅ 면역 반응이 낮거나 T세포 기능이 저하된 암 환자에서 셀레늄 보충 후 면역관문억제제를 병용하면 반응률이 향상될 가능성이 보고된 바 있습니다. 특히 기존 치료 반응이 약한 고위험군 환자에서 면역 반응 기반의 맞춤형 병용 전략으로 고려할 수 있습니다.

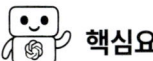 **핵심요약**

> 면역관문억제제가 브레이크를 해제한다면,
> 셀레늄은 가속 페달을 밟아주는 치료입니다!
> 두 치료를 병행하면 정확하고 강한 면역 항암 효과를 기대할 수 있어요.

고용량 셀레늄 치료는 어떻게 암세포만 골라서 죽이나요?

💬 **고용량 셀레늄: 항산화제를 넘어 암세포 내부에서 작동하는 전략**

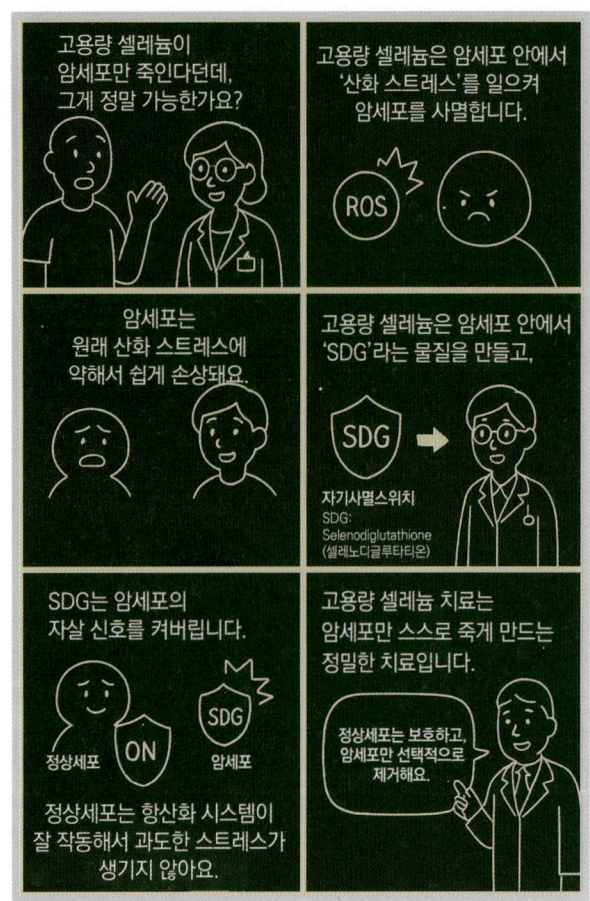

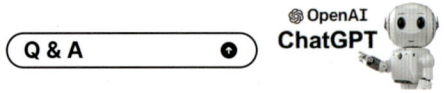

Q & A

Q 항산화제인 셀레늄이 암 치료와 무슨 관련이 있나요?

✅ 일반적으로 셀레늄은 항산화제로 작용하지만, 고용량 의약품 형태의 셀레늄(셀레나제)은 '친산화(pro-oxidant)' 방식으로 작동할 수 있습니다. 암세포 내부에서 특정 셀레늄 대사산물(SDG)이 생성되면, 산화 스트레스를 높여 암세포를 약화시키고, 사멸 경로를 유도합니다. 저용량 셀레늄은 세포를 보호하지만, 고용량에서는 암세포를 표적으로 하는 용량 의존적 이중 작용이 보고되어 있습니다.

Q 왜 암세포에 더 강하게 작용하나요?

✅ 암세포는 원래 산화 스트레스(ROS) 수준이 높고, 환원 시스템(글루타티온·티오레독신)이 취약하거나 불균형한 경우가 많아 산화 스트레스에 민감합니다. 이 때문에 **고용량 셀레늄의 작용에 더 민감하게 반응합니다.**

Q 셀레늄은 암세포 내에서 어떻게 독성을 유도하나요?

✅ 고용량 셀레늄이 만들어내는 SDG는 암세포 안에 과도한 ROS를 발생시켜 미토콘드리아 기능을 손상시키고, 세포 자멸 유전자를 켜도록 유도합니다. 이로 인해 암세포 스스로 사멸 신호를 보내게 됩니다.

√ **과도한 활성산소(ROS) 발생** → 암세포가 견디기 어려운 수준의 산화 스트레스 유발

√ **미토콘드리아 손상** → 에너지 생산 차단, 세포 생존 능력 약화

√ **세포 사멸 신호 활성화** → 암세포 스스로 사멸 유도

Q 정상세포는 손상되지 않나요?

✅ 정상세포는 ROS를 해독하는 항산화 시스템이 잘 작동해 과도한 산화 스트레스가 발생하지 않도록 조절됩니다. 따라서 정상세포는 보호되고, 암세포에만 집중적으로 작용하게 됩니다.

Q 암세포가 '스스로 죽는다' 는 것은 무슨 뜻인가요?

✅ **고용량 셀레늄은 외부에서 세포를 파괴하는 방식이 아니라, 암세포 내부에서 사멸 신호가 유도되어 자가 파괴가 일어나도록 유도합니다.** 이러한 세포 사멸은 주로 자가사멸(apoptosis), 괴사성 세포사멸(necroptosis) 등의 경로를 통해 발생하며 이는 고용량 셀레늄 치료의 핵심 작용기전입니다.

 핵심요약

고용량 셀레늄 치료는 암세포만 정밀하게 표적하여 스스로 자멸하게 만드는 '스마트 자극 유도 치료'입니다.

고용량 셀레늄 치료, 실제 임상에서는 어떤 결과가 있었나요?

고용량 셀레늄: 임상에서 확인된 가능성

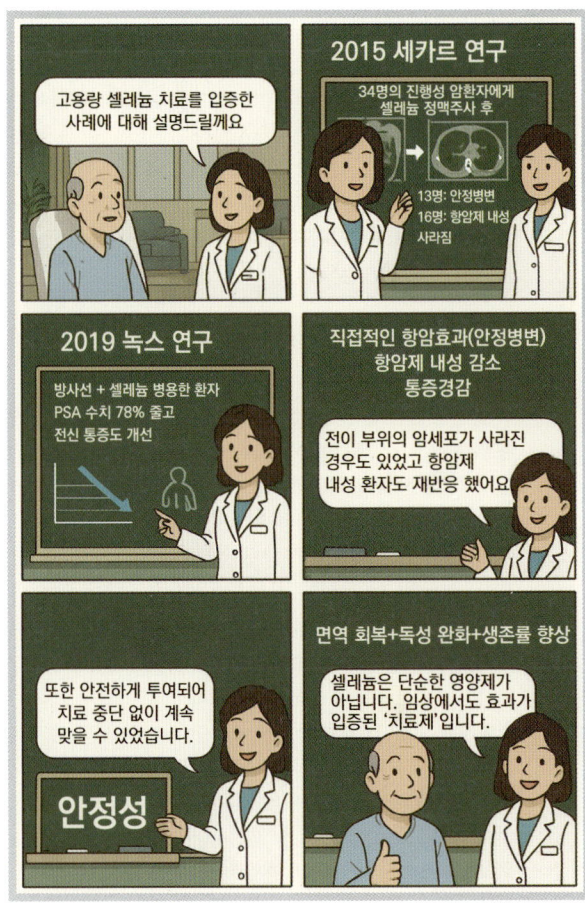

Q 고용량 셀레늄 치료에 관한 연구가 있나요?

✅ 대표적으로 '세카르 연구(SECAR Study)'와 '녹스 연구(Knox Study)'가 있습니다. 이 연구들은 항암제에 대해 내성을 나타내거나, 방사선치료 중인 말기 환자에게 고용량 셀레늄을 투여해 항암 내성 완화, 통증 감소, 생존율 향상 효과를 관찰했습니다.

Q SECAR 연구는 어떤 연구였나요?

✅ 항암제 내성이 생긴 진행성 고형암 환자 34명을 대상으로 한 임상 연구입니다.

① 대상: 진행성 고형암 환자 34명
② 방법: 0.5~10.2 mg/m²/day, 5일 연속 주사
(170cm/70kg 성인 18,564mcg)
③ 결과
 - 13명 – 안정 병변(38%)
 - 16명 – 다시 항암치료 시작 후 안정 병변
 - 2명은 장기 생존(5년, 1년 이상), 1명은 종양 소실 후 6년 이상 재발 없이 생존
④ 의의
 - 고용량 셀레늄이 항암제 내성 감소, 안정 병변 유지, 생존 기간 연장 가능성에 기여할 수 있음을 보여줌. 최대 허용 용량(MTD) 범위도 확인됨.

Q 녹스 연구에서는 어떤 결과가 나왔나요?

✅ 방사선 치료를 받는 말기암 환자 15명을 대상으로 진행된 임상입니다.

① 대상: 완화적 방사선치료를 받는 말기암 환자 15명
② 방법: 매 방사선 치료 2시간 전 투여
(16,500mcg 용량까지 부작용 없음)
③ 결과
 - PSA 수치 현저히 감소(11 %~78 %)
 - 통증 지수 전반적 개선
 - 8명: 병변 안정, 일부 환자에서 뼈 전이 호전 소견
④ 의의
 - 고용량 셀레늄이 방사선 치료 효과를 보조하고, 통증 완화와 전신 상태 개선에 기여할 가능성이 제시됨.

Q 치료받은 환자들은 어떤 반응을 보였나요?

✓ 피로감 감소, 염증 완화, 방사선 부작용 완화
✓ 종양 진행 억제나 병변 크기 감소가 관찰됨

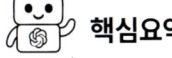 **핵심요약**

셀레늄은 단순한 영양제가 아닙니다.
임상에서도 효과가 입증된 '보완치료제'입니다.
√ 면역 회복 + 독성 완화 + 생존률 향상

이뮤코텔은 어떻게 TF항원을 제거할까요?

💬 TF항원: 암세포의 숨겨진 무기에 대한 이뮤코텔의 대응 전략

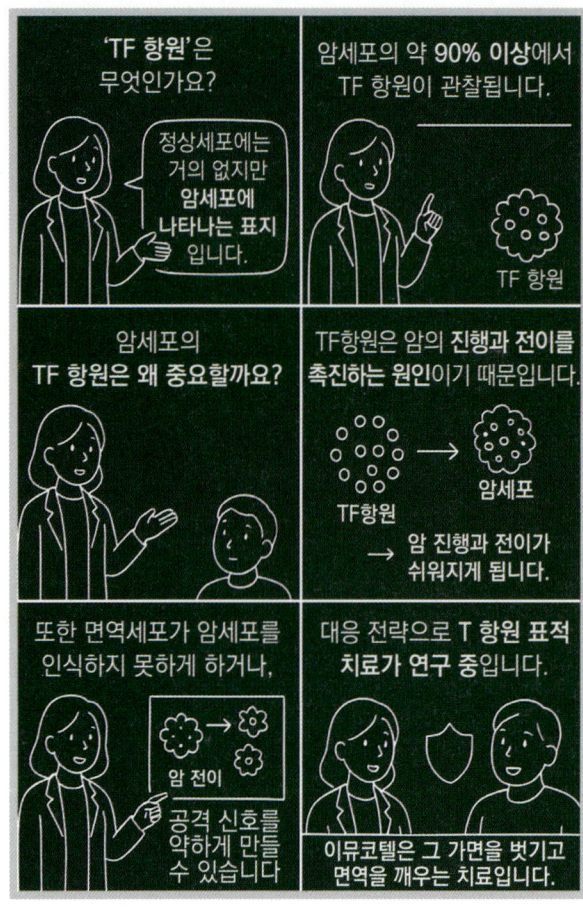

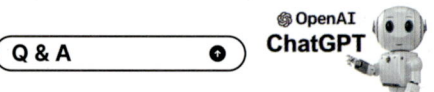

Q & A ⊕

Q TF항원이란 뭔가요?

✅ TF항원(Thomsen–Friedenreich antigen)은 정상 세포 표면에서는 거의 노출되지 않지만, 암세포 표면에서 비정상적으로 노출되는 당단백질 구조입니다.

유방암, 대장암, 방광암 등 주요 고형암의 약 90%에서 TF항원이 발현된 것이 보고되어 있습니다. **TF항원은 암세포를 구분하는 중요한 표지자이자, 전이와 면역 회피의 핵심 요인으로** 주목받고 있습니다.

Q '단순한 표지자라면 진단에만 쓰이는 것 아닌가요?'

❌ 그렇지 않습니다.

TF항원은 암세포가 서로 잘 달라붙게 하거나, 혈관과 림프관을 타고 다른 곳으로 퍼지기 쉽게 만들어 전이를 촉진할 수 있습니다. 또한 면역세포가 암세포를 '정상세포'로 착각하게 만들어 공격을 피하는 면역 회피에도 관여합니다.

Q 암세포의 TF항원은 왜 노출되나요?

✅ 암세포가 의도적으로 내보내는 것이 아니라, 암세포 안에서 '당단백질을 만드는 과정(당화 과정, glycosylation)'에 이상이 생겨서 표면에 드러나게 됩니다.

이렇게 노출된 TF항원은 Galectin-3, MUC1 등과 상호작용하여 **T세포가 암세포를 제대로 인식하지 못하게 하거나, 공격 신호를 약하게 만들 수 있습니다.**

Q 이뮤코텔은 어떻게 작용하나요?

✅ 이뮤코텔은 구멍삿갓조개 단백질(KLH)을 기반으로 한 면역활성 물질이며 분자표면에 TF항원이 부착되어 있습니다. 투여 시 면역계가 TF항원을 '비정상적인 신호'로 인식하게 만들어 항체를 생성하고 이 표지를 가진 암세포를 찾아내고 공격할 수 있도록 학습합니다.

이 과정에서 **선천면역(대식세포, 수지상세포)과 후천면역(T세포 활성, 항체 생성)**이 함께 활성화됩니다.

Q TF항원을 없애면 어떤 이점이 있나요?

✅ TF 항원이 사라지면 **암세포 간 결합 및 전이를 억제하고, 면역 회피를 차단해 재발 방지와 치료 반응 향상에 기여할 수** 있습니다.

이뮤코텔은 단순한 항원 자극제가 아니라, '암세포 표면의 약점을 면역으로 공략하는 전략'입니다.

 핵심요약

> "TF항원은 암을 숨기고 퍼뜨리는 가면입니다.
> 이뮤코텔은 그 가면을 벗기고 면역을 깨우는 치료입니다."
> ✓ 암세포만 인식하는 면역 타겟팅
> ✓ 전이 · 재발 위험 제거
> ✓ T세포 인식 기능 회복

이뮤코텔은 왜 사람마다 투여량이 다를까요?

○ 암의 진행도에 따라 **TF항원이** 증가하기 때문에 투여량도 조절되어야 합니다.

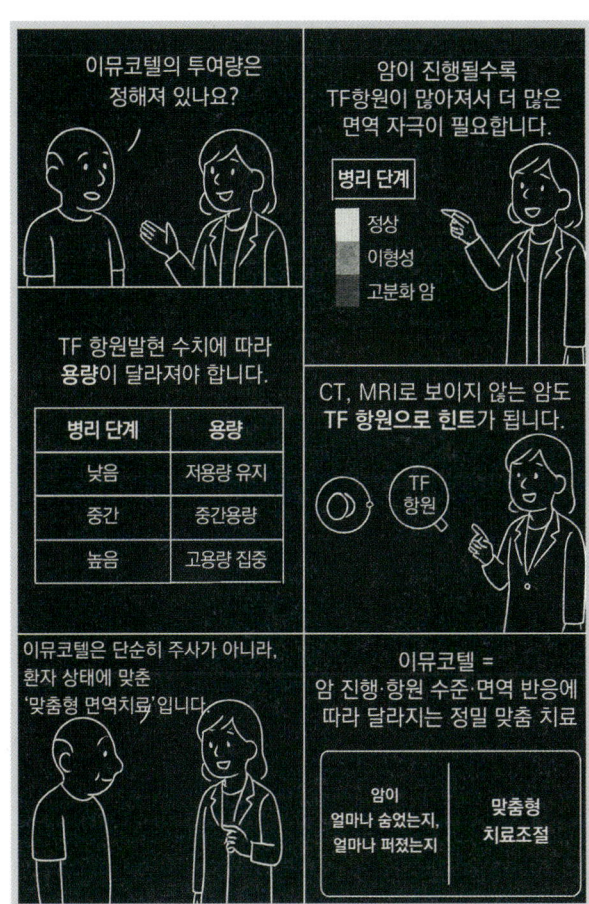

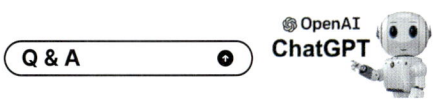

Q & A ⊕

Q 이뮤코텔은 그냥 주사만 맞으면 되는 건가요?

✅ 아니요. 치료 목적과 병의 상태(진행 여부), 따라 투여 경로·간격·기간이 달라집니다. 특히 **암의 진행 정도에 따라 TF항원의 발현 양상이 달라지므로, 맞춤형 용량 조절이 필수**입니다.

Q 암이 진행될수록 TF항원이 많아진다는데, 맞나요?

✅ TF항원은 정상세포에는 거의 발현되지 않았지만, 암세포에는 비정상적으로 많이 발현됩니다. 특히 진행된 암이나 분화도가 낮은 암일수록 TF항원은 세포 표면뿐 아니라 세포 내부까지 발현되어 있습니다.

Q 이뮤코텔 투여량은 어떻게 달라지나요?

암 상태	TF항원	이뮤코텔 전략
초기 암 (절제 가능 상태)	낮음	면역 기억 형성 위주 (저용량, 장기 간격)
고위험 암 (재발 위험 높음)	중간	재발 예방, 면역 균형 유지 (중간 강도, 정기적 투여)
진행암 (전이·재발 상태)	높음	강력한 면역 자극 (고용량·반복 투여)

Q 왜 진행된 암일수록 고용량이 필요한가요?

✅ 진행암에서는 TF항원이 넓게 퍼져 있고 면역 회피가 강하게 작동합니다. 따라서 **T세포(CD8+)와 NK세포가 충분히 활성화되도록 더 강한 자극**이 필요합니다. 이뮤코텔은 암세포를 직접 죽이는 항암제는 아니지만, 면역세포가 암세포를 더 효과적으로 공격하도록 훈련시켜 TF항원을 가진 암세포를 보다 광범위하게 표적화하도록 유도합니다.

Q 치료 중에 용량을 조절하기도 하나요?

✅ 네. 치료 도중 암 상태의 변화, 환자의 면역 반응 정도(예: PET-CT, 면역세포 활성도 검사, TF항원 관련 검사)에 따라 의료진이 맞춤형으로 용법·용량을 조절합니다.
이는 단순 주사 요법이 아니라 '면역 조절 치료'라는 점에서 차별성이 있습니다.

 핵심요약

이뮤코텔은 암의 진행 단계 · TF항원 발현 · 면역 반응 정도에 따라 달라지는 맞춤형 면역치료입니다. 진행 암일수록 강력한 면역 자극이 필요합니다.

이뮤코텔, 암세포를 정확히 겨누는 면역 훈련

💬 **이뮤코텔은 어떤 원리로 면역을 다시 깨우나요?**

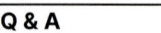 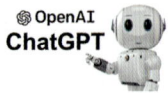

Q & A

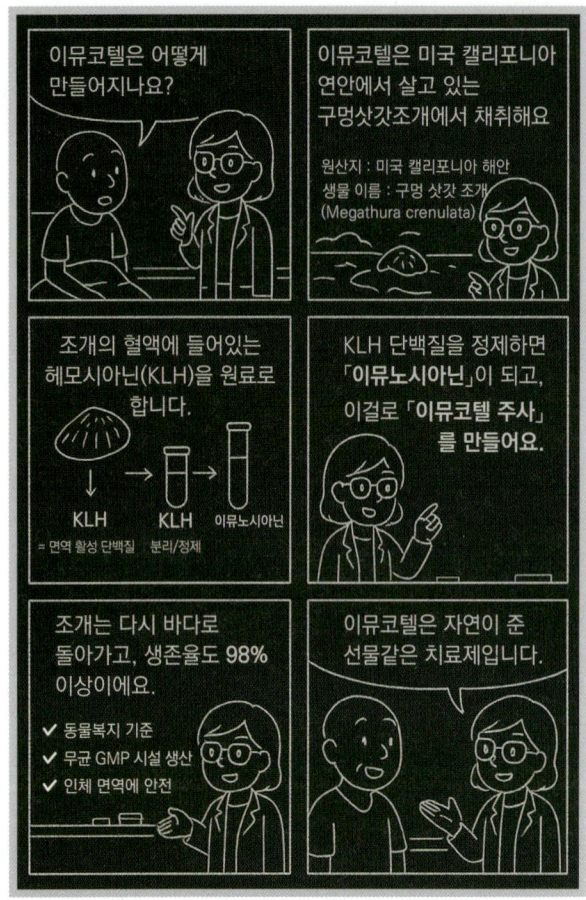

Q 이뮤코텔은 면역 주사인가요? 백신인가요?

✅ 이뮤코텔은 바다에서 얻은 **단백질(KLH)을 활용해 암세포를 다시 '낯선 적'으로 인식시키는 면역 백신(면역 교육제)**입니다. 단순한 면역 자극제가 아니라, 암세포를 식별하고 공격하도록 훈련시키는 면역 훈련제라고 할 수 있습니다.

Q 바다에서 얻었다는 게 무슨 뜻이에요?

✅ 이뮤코텔은 바닷속에 사는 구멍삿갓조개에서 추출한 KLH(Keyhole Limpet Hemocyanin)라는 단백질을 원료로 사용해요. 이 단백질은 인체에 없는 낯선 물질이기 때문에, 주입하면 면역계가 강하게 깨어나고 TF항원을 가진 암세포를 '공격 대상'으로 다시 인식하도록 훈련됩니다.

Q KLH가 암세포랑 무슨 관계가 있나요?

✅ KLH 자체가 암세포를 직접 공격하는 건 아닙니다.
KLH는 면역계를 깨워 면역이 원래 무시하던 TF항원을 다시 위험 신호로 인식하게 만드는 면역 촉발제(Adjuvant 역할)입니다.
TF항원은 대부분의 암세포 표면에 있지만 면역계가 자기 세포와 비슷하다고 착각해 공격하지 않았습니다. KLH는 이 무관심 상태를 깨뜨리고, 면역계가 TF항원을 가진 암세포를 다시 적으로 지정하도록 훈련합니다.

Q 이뮤코텔을 맞으면 면역이 어떻게 작동하나요?

✅ 이뮤코텔은 선천면역과 후천면역을 동시에 깨워서 암세포를 정밀하게 표적 하도록 유도합니다.
수지상세포(DC)와 대식세포가 KLH를 인식해 항원을 T세포에 전달하면, T세포와 NK세포가 TF항원을 가진 암세포를 표적 공격하게 됩니다. 그 결과 면역계는 암세포만 정확히 표적하는 면역 반응이 유도됩니다.

Q 이뮤코텔이 특별한 이유는 무엇인가요?

✅ 일반적인 면역 자극제는 단순히 면역 반응만 유도하지만, 이뮤코텔은 암세포의 TF항원을 다시 적으로 인식하도록 훈련시킵니다. 즉 단순 자극이 아닌, 암세포를 다시 적으로 식별시키는 지능적인 면역 교육 방식이라는 점이 가장 큰 차이예요.

 핵심요약

이뮤코텔은 내 몸의 면역을 다시 훈련시켜
암세포만 정확히 겨냥하게 만드는 치료제입니다.
✓ **KLH + TF항원 결합→암세포를 '적'으로 인식**
✓ **수지상세포 → T세포·NK세포 활성화**
✓ **정밀 표적 면역 반응 유도**

이뮤코텔은 어떻게 만들어지나요?

◯ 이뮤코텔은 해양생물 KLH에서 추출한 면역활성 단백질 '이뮤노시아닌'을 고순도로 정제해 만든 면역 자극제입니다.

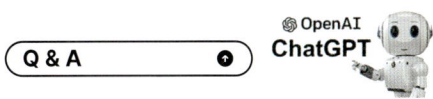

Q & A

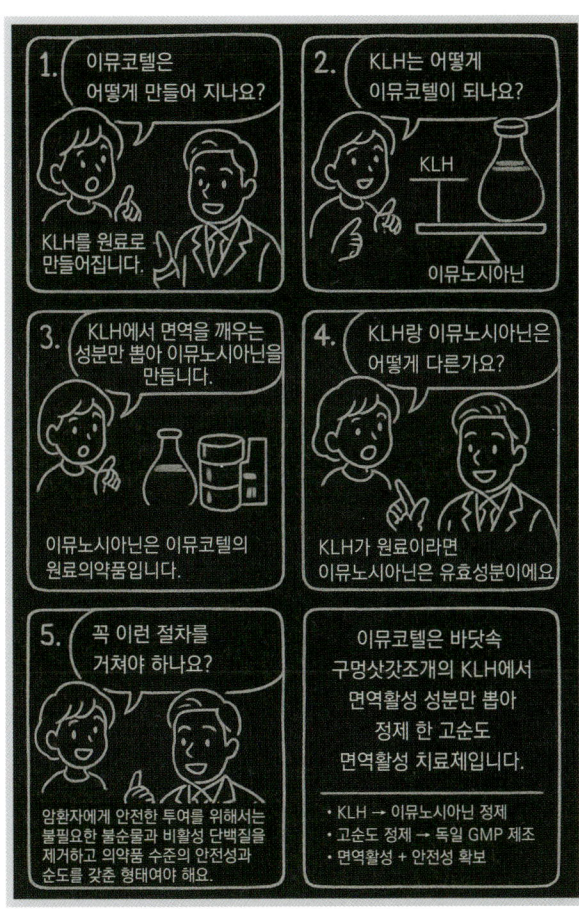

Q 이뮤코텔은 어디서 얻은 건가요?

✅ 이뮤코텔은 바닷속에 사는 '구멍삿갓조개'에서 얻은 단백질로 시작됩니다. 이 조개의 혈액 속에는 KLH(Keyhole Limpet Hemocyanin)라는 혈액을 운반하는 단백질이 있는데, 이 중 면역 반응을 강하게 일으키는 부분을 고순도로 정제해 만든 성분이 바로 이뮤노시아닌(Immunocyanin)이에요. 이것이 이뮤코텔의 핵심 성분입니다.

Q KLH랑 이뮤노시아닌은 뭐가 다른가요?

✅ KLH는 자연상태의 큰 단백질로 불순물이 많아 인체에 그대로 사용할 수 없습니다.

이뮤노시아닌은 KLH에서 면역 활성 부위만 선택적으로 분리·정제해 의약품 수준의 안전성과 순도를 확보한 성분입니다. 따라서, **이뮤코텔은 KLH의 원형 구조를 유지하면서도 정제된 유효성분 형태로** 작용합니다.

Q 그럼 이뮤코텔은 KLH를 정제한 건가요?

✅ 네, 맞습니다. 정확히는 KLH 단백질을 고순도로 분리 · 정제해 불필요한 성분을 제거하고 안전성과 순도를 높여 환자에게 사용할 수 있는 안전한 주사제로 개발되었습니다.

Q 주사제로 만들기까지 어떤 절차가 필요한가요?

✅ 이뮤코텔은 다음 과정을 거쳐 만들어집니다.
① 구멍삿갓조개에서 KLH 단백질 추출
② 면역 활성 부위만 순도로 분리·정제→이뮤노시아닌 생산
③ 독일 GMP 인증 시설에서 의약품 등급 주사제로 제조
④ 안정성 · 유효성 등을 검증 후 완제품 생산

Q 왜 이렇게 복잡하게 만들어요?

✅ 면역을 자극하는 단백질은 아주 민감하기 때문에, 불순물이나 불안정한 구조를 그대로 주입하면 면역 이상반응이 생길 수 있습니다. 그래서 **KLH에서 핵심 작용 부위만 추출·정제**해 정확하고 예측 가능한 면역 반응을 유도하도록 만든 것이 이뮤노시아닌이며, 이 과정을 통해 안전성과 재현성을 모두 확보한 치료제입니다.

 핵심요약

이뮤코텔은 바닷속 KLH에서 면역활성 성분만 정제해 만든 고순도 주사제입니다.
독일 비오신의 GMP 공정을 통해 제조되어 정제된 면역활성 단백질로서 정밀한 면역활성과 안정성을 확보했습니다.

KLH 단백질은 어떻게 면역을 깨우나요?

💬 **이뮤코텔의 핵심 성분 KLH 단백질의 특별한 면역 자극 원리**

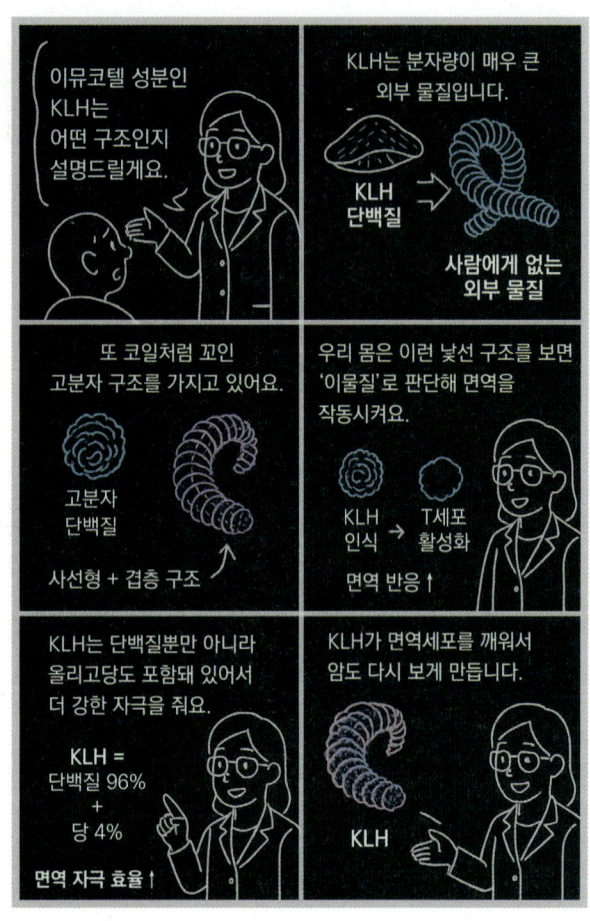

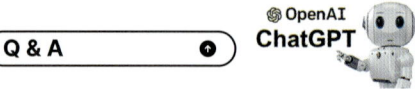

Q KLH는 어떻게 강한 면역 반응을 일으키나요?

✅ KLH는 일반 단백질보다 훨씬 큰 초대형 구조(800만 달톤)를 가지고 있어요. 표면에 면역세포가 알아볼 수 있는 다양한 작은 신호 조각(에피토프)이 노출돼 있어서 면역세포가 쉽게 인식하고 반응합니다. 그 덕분에 수지상세포(DC), T세포, NK세포가 강하게 활성화되죠.

Q 단백질 크기만 크다고 면역이 깨어나나요?

✅ 단순히 크기만 커서가 아니에요.
KLH의 독특한 구조가 면역세포를 강하게 자극할 수 있는 신호를 많이 가지고 있기 때문이에요. KLH는 이런 특성 때문에 여러 항암 면역 백신 및 면역치료 연구에서 '가장 강력한 면역 자극제 중 하나'로 활용되고 있습니다.

Q 이뮤코텔은 KLH를 어떻게 활용하나요?

✅ 이뮤코텔은 KLH를 정제해 만든 주사제예요.
KLH가 면역세포를 강하게 깨워, 암세포 표면의 TF 항원을 가진 암세포를 공격 대상으로 지정하도록 훈련시킵니다.

- KLH → 면역을 깨우는 '경보 신호'
- TF항원 → 면역세포가 겨누는 '표적'

즉, KLH가 강력한 면역 반응의 스위치를 켜면, 면역계는 TF 항원을 가진 암세포를 다시 적으로 인식하게 됩니다.

Q 이뮤코텔은 어떤 환자에게 효과적일까요?

✅ 이뮤코텔은 면역이 약해진 암 환자, 재발 · 전이 위험이 높은 환자에게 의미 있는 보조 치료 전략이 될 수 있습니다.
이 치료는 암세포만 선택적으로 인식하도록 면역세포를 훈련시켜 재발 가능성을 줄여줍니다. 또한 정상세포에는 작용하지 않아 안전성이 높습니다

Q 이뮤코텔은 항암제와 어떻게 달라요?

✅ 항암제는 암세포 자체를 직접 파괴하는 치료입니다.
반면 이뮤코텔은 면역계를 다시 훈련시켜 내 몸이 스스로 암세포를 인식하고 제거할 수 있도록 돕는 치료입니다.
즉, '약이 암을 공격하는 것'이 아니라 '내 면역이 암을 공격하도록 만드는 것'이 차이점입니다.

 핵심요약

> **KLH는 나선형 거대 구조를 가진 단백질로, 면역을 강하게 깨우는 특별한 물질입니다. 이뮤코텔은 이 KLH를 기반으로 암세포 표면의 항원을 정확히 인식하게 돕습니다.**
> ✓ 초대형 나선형 구조 → 면역 자극 최적화
> ✓ 낯선 단백질 → 강한 선천 · 후천 면역 반응
> ✓ 암세포 타깃팅을 위한 기반 플랫폼

이뮤코텔의 주성분
'이뮤노시아닌'은 인체에서 어떻게 면역을 작동시키나요?

◯ 이뮤노시아닌: 면역을 깨우는 KLH의 핵심 성분

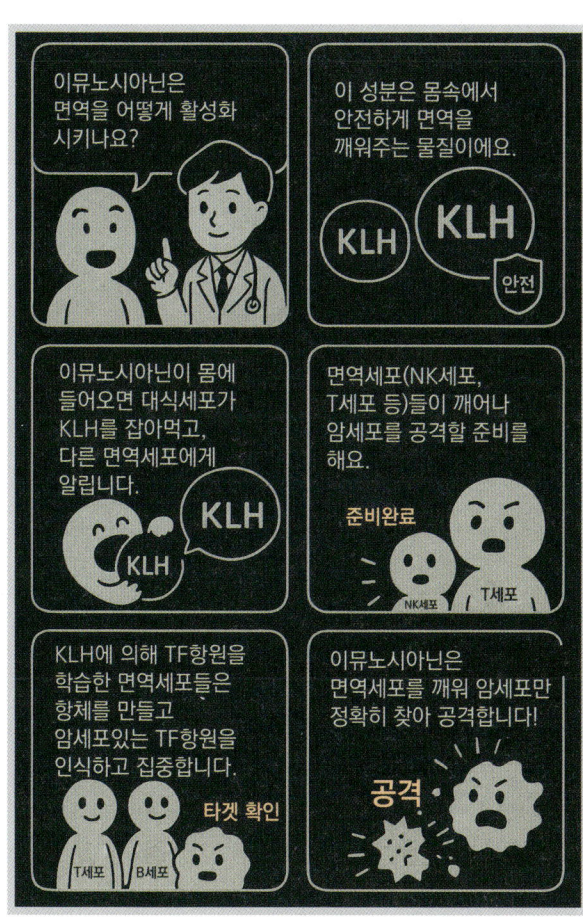

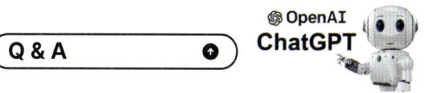

Q & A ⊕

Q 이뮤노시아닌은 뭐예요?

✅ 이뮤노시아닌(Immunocyanin)은 '구멍삿갓조개'에서 추출한 KLH를 고순도로 정제해 만든 성분입니다. 인체에는 존재하지 않는 낯선 단백질이라 면역계가 "이건 외부 침입자다!" 하고 강하게 반응합니다. 이 특성 때문에 백신, 면역평가, 항암 면역치료 연구에 표준적으로 쓰이는 매우 강력한 면역자극 물질입니다.

Q 몸에 해로운 건가요?

❌ 아닙니다. 이뮤노시아닌은 천연 KLH에서 핵심 면역 활성 부위만 분리·정제한 성분으로, 독일 GMP 시설에서 주사제로 제조되는 의약품 등급의 안전한 물질이에요.
오직 면역계를 훈련시키는 목적으로만 사용됩니다.

Q 이뮤노시아닌을 주사하면 어떠한 일이 생기나요?

✅ 이뮤노시아닌이 체내에 들어오면 먼저 대식세포와 수지상 세포(DC)라는 면역감시 세포에 잡힙니다.
이 두 세포는 이뮤노시아닌을 위험 신호로 인식해, T세포, B세포, NK세포 같은 면역세포들에게 "이 신호와 유사한 표적(TF 항원)을 공격하라"는 명령을 내립니다.

Q 암세포와는 어떻게 연결되나요?

✅ 기존에는 면역세포가 TF항원(암세포 표면에 흔히 존재하는 당단백질)을 자기 것처럼 착각해 공격하지 않았습니다. 하지만 이뮤노시아닌(KLH)이 면역계를 강하게 깨우면, 면역세포가 TF항원까지 공격 대상으로 인식하게 됩니다. 이로써 암세포가 다시 '적'으로 등록되어 면역세포의 표적이 됩니다.

Q 구체적으로 어떤 면역 작용이 일어나요?

이뮤노시아닌은 다음과 같은 반응을 유도해요.
- ◆ T세포: 암세포를 인식하고 제거 (세포독성 작용)
- ◆ B세포: 암세포를 표적하는 항체 생성
- ◆ NK세포: 암세포와 비정상 세포를 직접 공격
- ◆ 기억세포 생성: 재발 방지와 면역 기억 유지

 핵심요약

> 이뮤노시아닌은 **KLH**를 정제해 만든 성분으로, 안전하게 면역계를 활성화해 암세포의 **TF항원**까지 공격 대상으로 인식하게 만들어요.
> 즉, 면역세포가 암세포를 다시 '적'으로 인식해 스스로 싸울 힘을 키우도록 돕는 치료제입니다.

이뮤코텔은 선천면역과 후천면역을 동시에 작동시켜 암세포를 정밀 타격합니다.

○ 빠른 반응과 정밀한 공격을 한 번에 일으키는 이중 면역 활성 전략

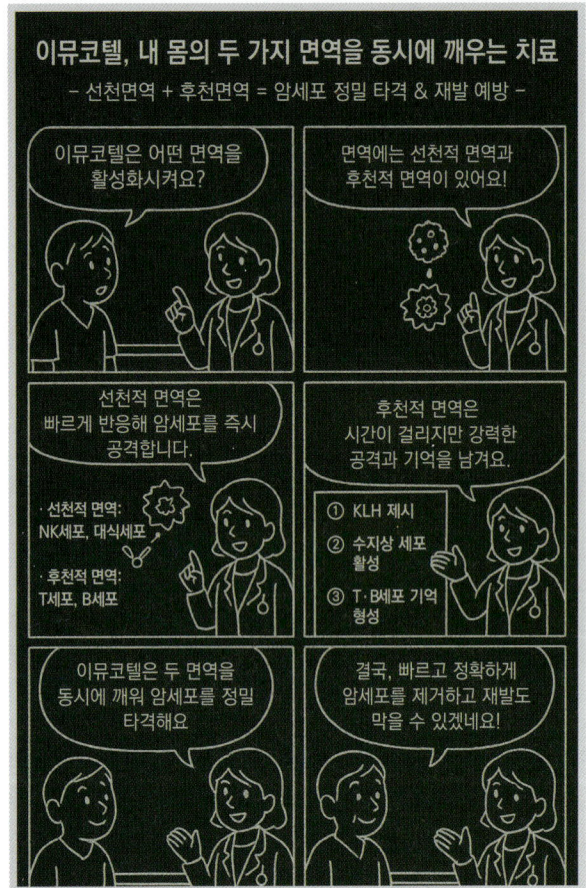

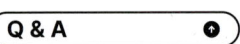 **Q & A**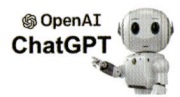

Q 면역에는 어떤 종류가 있나요?

종류	설명	대표 면역세포
선천면역	빠르게 작동하지만 기억 기능이 없음	NK세포, 대식세포
후천면역	반응은 느리지만 정밀하고 기억 형성	T세포, B세포

✅ 선천면역은 감염이나 암세포에 즉각적으로 대응하지만 오래 지속되지는 않습니다. 반면 후천면역은 특정 암세포를 학습·기억해 정밀하게 제거하고 재발에도 빠르게 반응할 수 있습니다.

Q 이뮤코텔은 어떤 면역을 활성화하나요?

✅ 이뮤코텔은 두 가지 면역을 '동시에' 깨웁니다.
- 선천면역: KLH가 수지상세포와 대식세포를 자극 →사이토카인을 분비 → NK세포가 활성화되어 빠른 초기 방어
- 후천면역: 수지상세포가 KLH를 T세포와 B세포에 제시 → 항체 생성, 암세포 기억, 재발 방지

Q 왜 두 가지 면역이 동시에 작동해야 하나요?

✅ 암세포는 면역 감시망을 회피하는 데 매우 능숙합니다. 선천면역만으로는 오래 버티기 힘들고, 후천면역만으로는 반응 시작이 느려 암세포가 확산될 수 있습니다.
따라서 '즉각적 대응(선천면역)'과 '정밀·지속적 대응(후천면역)'이 동시에 작동해야 효과적인 암 제거가 가능합니다.

Q 이뮤코텔은 어떻게 이중 작동을 가능하게 하나요?

✅ 이뮤코텔의 성분인 KLH는 사람 몸에 없는 단백질 구조로, 수지상세포를 강하게 자극하여 선천면역과 후천면역이 동시에 작동할 수 있는 신호전달이 일어납니다.
즉, 암세포를 빠르게 공격하는 동시에 면역계가 암세포를 다시 인식하게 되어 정밀한 표적 반응이 일어납니다.

Q 이뮤코텔은 환자에게 어떤 의미가 있나요?

✅ 이뮤코텔은 단순한 면역자극제가 아니라, 빠른 반응(선천) + 정밀 타격(후천) + 기억 형성을 동시에 일으켜 암 재발 방지와 전이 억제에 도움을 줄 수 있는 정밀 면역치료 전략입니다.

 핵심요약

이뮤코텔은 내 몸의 면역을 동시에 깨워 암세포를 빠르고 정확하게 제거하도록 훈련하는 면역 주사제입니다.
✓ 선천 + 후천 면역 동시 자극
✓ KLH로 면역을 재교육
✓ 빠른 대응 + 정밀 기억 = 재발과 전이 방지

셀레나제 + 이뮤코텔 병용치료는 왜 효과적인가요?

◯ 면역 반응을 더 빠르고 정밀하게 만들어 시너지를 극대화합니다.

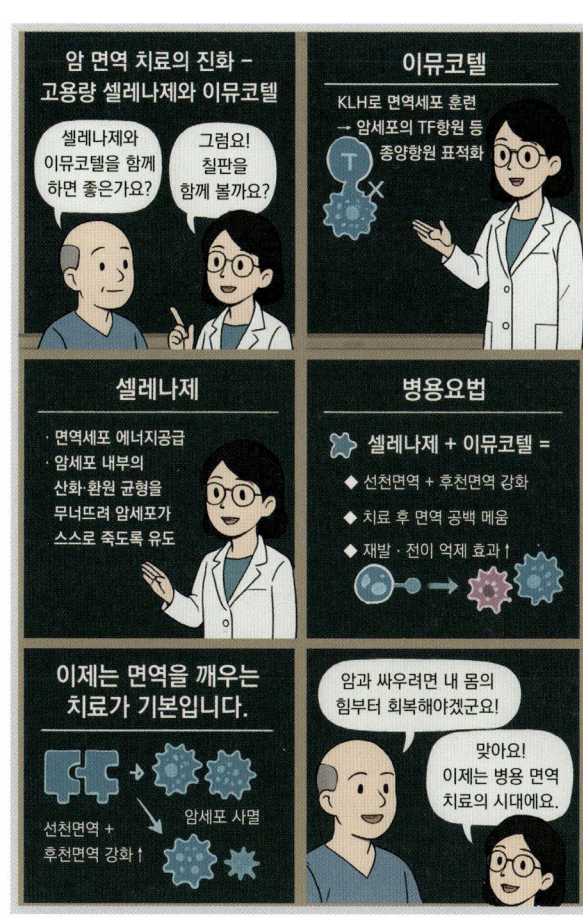

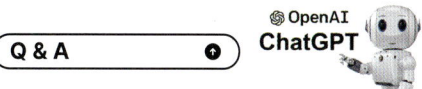

Q & A →

Q 셀레나제와 이뮤코텔은 어떤 차이가 있나요?

✓ 셀레나제: 고용량 무기 셀레늄 주사제로, 면역세포(T세포·NK세포 등)의 활성을 높이고 종양세포 내 산화·환원 균형을 무너뜨려 암세포의 자멸을 유도합니다.

✓ 이뮤코텔: 바닷조개 단백질(KLH)을 이용한 면역치료제. KLH가 면역을 강하게 깨워, 암세포 표면의 TF항원을 포함한 종양특이 항원에 대해 면역계가 다시 반응하도록 '재교육'합니다.

Q 두 가지를 같이 쓰면 어떤 시너지가 생기나요?

✅ 셀레나제가 면역세포를 깨우고, 이뮤코텔이 표적을 지정합니다.

항목	셀레나제	이뮤코텔
작용 원리	암세포 자멸 유도 + 면역세포 에너지공급	KLH로 면역세포 훈련 → 암세포의 TF항원 등 종양항원 표적화
주요 효과	T세포 · NK세포 활성화, 암세포 직접 사멸	항체 형성, 기억 면역 구축, 재발 억제
면역자극 속도	빠름	점진적·지속적
대표 면역세포	NK세포, T세포	T세포, B세포
궁극적 목표	암세포 선택적 사멸	정밀 타격 + 재발 억제

✓ 결과: 빠르고 강력하며, 표적이 명확한 항암 면역 반응이 형성됩니다.

Q 병용 치료는 어떤 암 환자에게 도움이 되나요?

✅ 진행성 암, 전이 위험이 높거나 항암에 대한 내성이 생긴 환자에게 특히 유용합니다.

셀레나제가 면역 활성 속도를 높여 이뮤코텔의 효과를 강화하고, 이뮤코텔은 암세포 표적 정밀도를 높여 재발과 전이를 줄여줍니다. 두 제제를 병용하면 부작용 없이 면역 균형을 회복시킬 수 있습니다.

 핵심요약

셀레나제는 면역을 깨우고, 이뮤코텔은 암세포를 조준합니다. 둘을 함께 쓰면, 면역항암 효과는 정확하고 강해집니다!

✓ T세포 활성 + 암세포 표적화
✓ 빠른 작용 + 지속 면역 기억
✓ 전이 · 재발 방지에 효과적

21세기 면역항암제 시대,
셀레나제 + 이뮤코텔 병용은 암 치료의 새로운 길입니다
기존 항암의 한계를 넘어, 내 면역이 암을 공격하는 시대

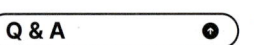 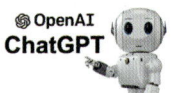
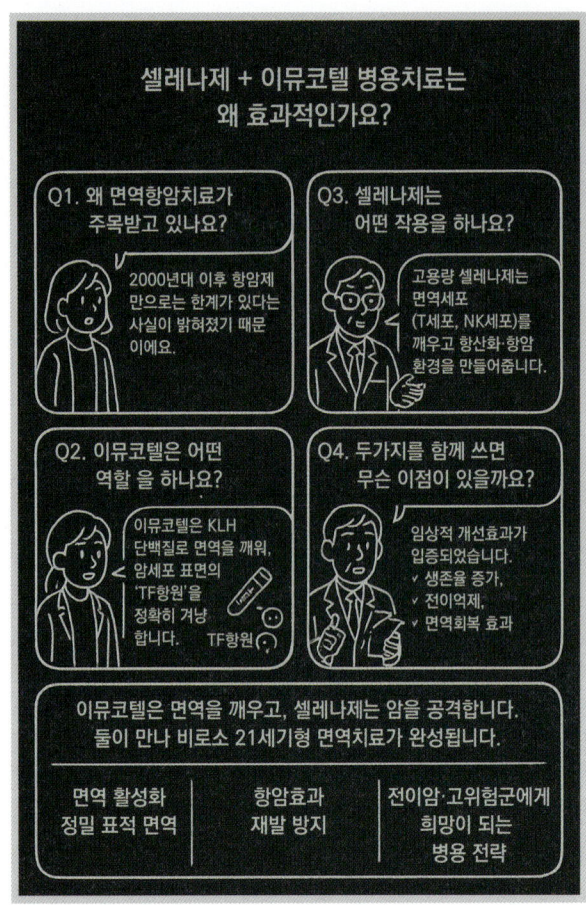

Q 왜 면역항암제가 주목받고 있나요?

✅ 2000년대 이후 기존 항암제만으로는 재발·전이를 효과적으로 막기 어렵고, 정상세포까지 손상시키는 부작용이 큰 한계가 드러났어요. 그래서 "내 몸의 면역이 직접 암을 제거하게 하자"는 접근이 주목받으며, 면역항암 치료의 시대가 열렸습니다.

Q 셀레나제는 어떤 면역 작용을 하나요?

✅ 셀레나제는 고용량 투여가 가능한 무기 셀레늄 주사제입니다.
T세포와 NK세포를 활성화해 면역 반응을 강화하고, 암세포 내부의 산화·환원 균형을 무너뜨려 스스로 죽도록(자멸) 유도합니다.
최근 고용량 셀레늄의 암세포 자멸사 유도 연구가 국제 학술지에 다수 보고되고 있습니다.

Q 이뮤코텔은 어떤 역할을 하나요?

✅ 이뮤코텔은 바닷조개 단백질 KLH로 만든 면역치료제입니다.
KLH가 면역계를 강하게 자극해, 암세포 표면의 TF항원 같은 종양특이 항원에 대해 다시 반응할 수 있도록 면역세포를 '재교육'합니다. 이 과정에서 **정밀 타격(암세포만 표적화)과 면역 기억 형성**이 함께 일어나 재발 억제에도 도움을 줍니다.

Q 두 가지를 함께 쓰면 무슨 이점이 있나요?

✅ 두 치료제는 서로 다른 역할을 합니다.
√ 셀레나제 → "공격 개시" 신호 (면역세포 깨우기)
√ 이뮤코텔 →"목표 식별" 훈련 (암세포 표적화)
▶ 하나는 에너지와 면역 반응을 강화하고, 다른 하나는 정확한 조준을 제공해 **강력하고 정밀한 항암 면역 반응**을 만들어냅니다.

Q 실제로 효과가 입증됐나요?

✅ 임상 사례에서 항암제 부작용 감소, 암세포 표지 감소, 생존율 향상 등의 결과가 보고되고 있습니다. 특히 진행암 환자에서 면역 회복 효과가 관찰되어 면역 기반 병용 치료의 가능성을 넓히고 있습니다.

 핵심요약

셀레나제는 면역을 깨우고, 이뮤코텔은 암을 조준합니다. 둘이 만나야 비로소 21세기형 면역치료가 완성됩니다.
✓ **면역 활성화 + 정밀 표적 면역**
✓ **항암효과 + 재발 방지**
✓ **전이암 · 고위험군에게 희망이 되는 병용 전략**

암세포를 정확히 겨냥하는 3단계 임보크(IMVOKE®) 면역전략

💬 암세포를 놓치지 않고 정밀 표적화하는 통합 면역 프로토콜

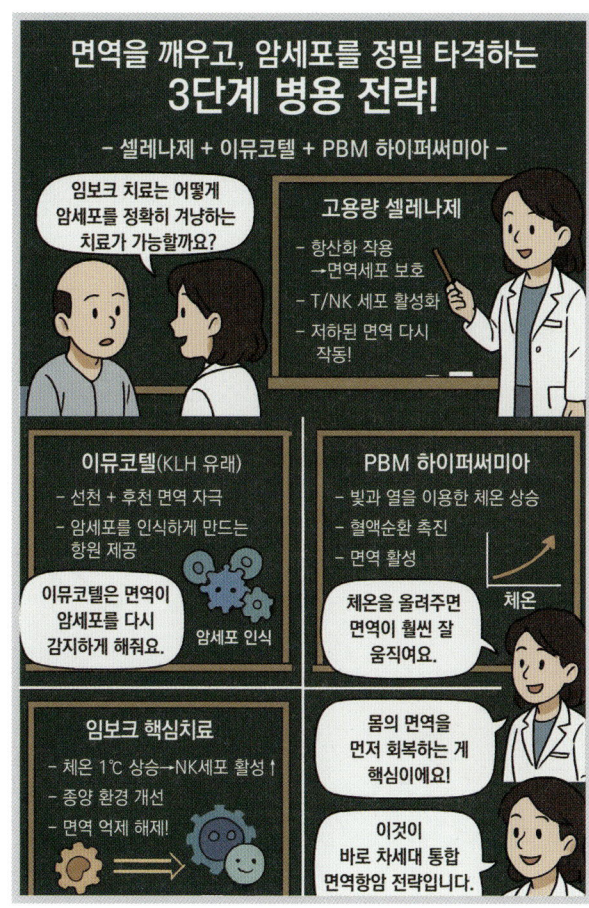

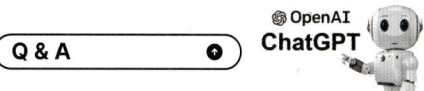

Q 기존 면역치료는 왜 암세포를 정확히 못 찾았나요?

✅ 기존 면역 자극으로는 암세포가 '정상세포처럼 위장'하여 면역세포의 감시망을 피하는 경우가 많았습니다. 또한 암세포는 TF항원 같은 비정상 당단백질을 노출해 면역세포의 공격 신호를 흐리게 만듭니다.

Q 암세포를 찾기 위해서는 어떤 전략이 필요할까요?

PBM 하이퍼써미아	체온 상승과 혈류 순환 촉진 → 종양 미세환경 완화 → 면역세포 이동·반응성 증가
고용량 셀레나제	T/NK세포 활성화, 종양세포 산화·환원 균형 붕괴 → 자멸 유도
이뮤코텔	KLH 면역교육 → 종양항원 정밀 표적화, 기억면역 형성

✅ 이렇게 면역 자극 + 종양 약화 + 정밀 타격이 이어지면, 진행성·재발성 암에서도 작동 가능한 복합 면역 항암 전략이 완성됩니다.

Q PBM 하이퍼써미아는 왜 먼저 하나요?

✅ 몸의 온도를 높이고, 빛과 열을 활용해 암세포를 약화시키는 준비 단계입니다. 열 자극으로 종양세포를 취약하게 만들고, 동시에 **T세포·NK세포 등 면역세포의 이동성과 반응성을 높여** 후속 치료(셀레나제·이뮤코텔)의 효율을 끌어올립니다.

Q 셀레나제는 어떤 작용을 하나요?

✅ **고용량 무기 셀레늄 주사제로, T세포·NK세포 활성을 높이고 종양세포 내부의 산화·환원 균형을 무너뜨려 자멸을 유도합니다.** 또한 면역 대사 효율을 높여, 종양 미세환경을 면역 친화적으로 전환시킵니다.

Q 이뮤코텔은 어떤 작용을 하나요?

✅ 이뮤코텔은 KLH라는 초강력 면역 단백질로 만든 면역치료제입니다. KLH가 수지상세포(DC)를 자극해 면역계를 다시 훈련시키고, 암세포 표면의 TF항원 같은 종양특이 항원을 공격 대상으로 인식하게 만듭니다. 즉, **"조준 시스템" 역할**을 하며 암세포만 정밀 타격하도록 도와줍니다.

 핵심요약

PBM은 면역을 깨우고, 셀레나제는 면역을 활성화하며, 이뮤코텔은 암을 정확히 조준합니다. 이 세 가지가 만나야 암을 놓치지 않습니다.

✔ **열 + 산화 + 조준 면역 전략**
✔ **암세포 약화 → 면역 강화 → 정밀 타격**
✔ **전이 · 재발 암의 새로운 치료 로드맵**

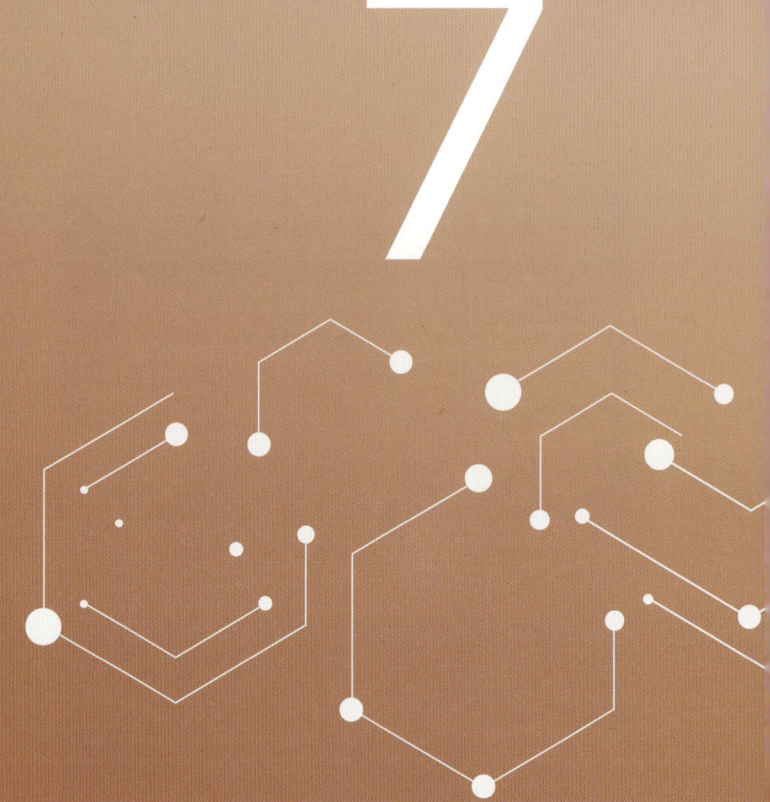

7

제 7 장

임보크의 핵심:
치료의 시너지를 극대화시키는
온열치료 이야기

임보크(IMVOKE®)는 치료들 간의 융합을 통해
치료 시너지를 극대화합니다.

1 임보크(IMVOKE®)는 단순한 주사치료가 아닙니다.

- 임보크(IMVOKE®) 치료는 주사만 맞는 치료가 아닙니다. 면역세포를 깨우고 암세포의 방어막을 무너뜨리기 위해 광(빛)과 열 자극 요법을 포함한 복합 면역 활성 전략으로 진행됩니다.

2 핵심 치료: 빛 + 열

✅ PBM 하이퍼써미아(광생물조절치료)

- 빛 에너지가 미토콘드리아를 자극해 면역세포에 에너지를 공급하고 활성을 높입니다.
- T세포, NK세포, 대식세포 등 면역의 핵심 전투 세력을 활성화해 암세포를 더 정밀하게 공격할 수 있게 합니다.
- 셀레나제와 이뮤코텔과 병용하면 면역 반응이 더욱 강력해집니다.

✅ SALT 하이퍼써미아(순수 용융소금(광염))

- 체온을 올려서 열충격 단백질(HSP)을 만듭니다. 이 단백질은 면역세포가 암세포를 더 잘 인식하도록 "표지판"을 붙여주는 역할을 합니다. 이를 통해 숨어 있던 암세포까지 찾아 공격할 수 있는 조건이 만들어집니다.

3 함께할 때의 효과

- 셀레나제와 이뮤코텔이 면역을 깨우고 표적을 지정합니다.
- PBM과 SALT 하이퍼써미아가 면역 반응을 증폭하고 공격 정밀도를 높입니다.
- 그 결과, 암세포의 '은폐 전략'을 무너뜨리고 재발과 전이를 억제하는 복합 면역 치료 시스템이 완성됩니다.

☑ 핵심정리

- PBM 하이퍼써미아: 면역세포에 에너지를 공급해 더 강하게 만듦
- SALT 하이퍼써미아: 암세포를 표시해 면역세포가 쉽게 찾게 만듦
- 👉 두 가지를 함께 적용하면 내 면역이 깨어나 암세포를 정밀하게 공격하고 재발을 예방할 수 있습니다.

☀ 이 장에서 다룰 주제

암 환자에게 있어서 온열의 중요성

온열치료의 종류는 무엇이 있는가?

전신온열치료는 왜 암 환자에게 중요한가?

암 환자의 체온은 면역 활성에 어떤 도움을 주는가?

전신온열치료는 암세포만 공격하는 것이 아니라 내 몸 전체를 회복시키는 치료입니다.

IMVOKE 시스테믹 하이퍼써미아(Systemic Hyperthermia)

PBM 하이퍼써미아는 왜 "광면역 기반 전신온열치료"라고 하나요?

PBM 하이퍼써미아는 어떻게 암세포를 괴사시키나요?

PBM 하이퍼써미아는 항암제 · 면역치료 효과를 상승시키는가요?

왜 PBM 하이퍼써미아는 암 환자에게 꼭 필요할까요?

솔트 하이퍼써미아(SALT Hyperthermia)의 구성과 작용 원리

솔트 하이퍼써미아는 왜 암 환자에게 필요하나요? 어떻게 이용하나요?

면역이 떨어졌다면 체온부터 올려야 합니다.

국소온열치료와 전신온열치료를 함께 병행해야 하는 이유

암 환자에게 온도에 따른 생리적 변화와 국소온열·전신온열·생물학적 제제 병행 효과

📖 암 환자를 위한 온열치료 안내

1️⃣ 왜 체온이 중요할까요?
- 체온이 낮아지면 면역세포(특히 NK·T세포)가 약해지고 암세포가 더 자라기 쉽습니다.
- 적절한 체온 상승은 면역세포 활성과 종양 미세환경 개선에 도움을 줍니다.
- 다만 '과도한 발열'이 아닌 '의료적으로 통제된 열 자극'이 전제입니다.

2️⃣ 전신온열치료란 무엇인가요?
- 몸 전체를 따뜻하게(39~40℃) 데워서 면역력을 깨우고 암세포를 약하게 만드는 치료입니다.
- 가정용 찜질·반신욕과 달리, 표적 체온·시간·안전 모니터링이 표준화된 의료적 시술입니다.

3️⃣ 온열치료가 암 환자에게 주는 효과
- 🔥암세포 약화 : 암세포는 열에 약합니다.
- 🛡️ 면역력 강화 : 열 자극을 받으면 NK세포·T세포가 활성화되어 암세포 공격력이 증가합니다.
- 💧 혈류·산소 공급 개선 : 종양 주변 미세혈류·산소공급 개선 → 방사선·약물 반응성에 유리한 환경
- ✳️ 재발 방지 : 수술·항암 후 회복기에 면역·대사 회복을 돕는 보조 전략
- 😃 삶의 질 향상 : 피로 감소, 수면 개선, 통증 완화 보고(개인차 존재)

4️⃣ 온열치료의 종류
- 중등도 온열(38~40℃) → 피로 회복, 혈류 개선, 면역 긴장도 조절
- 고온 온열(40~41.5℃) → 면역 활성 및 종양 성장 억제 보조
- 초고온 온열(41.5~42℃) → 암세포 직접 사멸 유도(부작용 위험↑, 엄격한 모니터링 필수)
- 부분/국소 온열 → 암 부위만 집중 치료
- 전신온열 → 몸 전체를 데워 면역을 깨움(PBM 하이퍼써미아(빛 치료) → 빛과 열을 동시에 활용)
- 👉 암 위치, 환자 상태에 맞게 적절한 방법을 선택합니다.

5️⃣ 치료받을 때 느낌은?
- 이완감·수면 개선·피로 완화가 보고

✅ 핵심 정리
- 체온은 면역 기능의 '환경 스위치'입니다.
- 종양은 열 스트레스에 취약하고, 면역은 통제된 열·광 자극에 반응해 기능이 향상될 수 있습니다.
- 전신온열치료는 암세포만 공격하는 것이 아니라, 표준치료·면역치료를 보조하고 증폭시키는 과학적 치료 플랫폼입니다.

📘 암 환자를 위한 PBM 하이퍼써미아

1️⃣ PBM 하이퍼써미아란 무엇인가요?
- PBM = 빛(Photobiomodulation), •하이퍼써미아 = 의료적으로 체온을 39~40℃까지 올리는 온열치료
- → PBM 하이퍼써미아는 빛과 열을 동시에 활용해 면역을 깨우고 암세포를 약화시키는 복합 치료입니다.

2️⃣ 왜 암 환자에게 필요할까요?
- 기존 항암제나 방사선은 종양의 깊은 부위까지 충분히 도달하지 못하는 한계가 있습니다.
- PBM 하이퍼써미아는
- ✔ 빛으로 세포 내부까지 침투, ✔ 열로 심부 체온을 올려 면역 활성화, ✔ 암세포를 선택적으로 약하게 만듦
- ✔ 빛과 열이 함께 작용하여 암세포 깊숙한 부위까지 치료 효과를 전달, 재발과 전이 억제에 도움을 줍니다.

3️⃣ 암세포는 왜 빛과 열에 약할까요?
- 암세포는 산화스트레스(ROS)를 방어하는 능력이 떨어집니다.
- PBM 빛 + 열이 만나면 ROS가 급격히 증가 → 암세포 DNA 손상 → 세포 자살(아포토시스) 유도
- 반대로 정상세포는 방어력이 강해 영향을 덜 받습니다.

4️⃣ 기존 치료와 무엇이 다른가요?
- 일반 온열치료는 단순히 체온을 올리는 데 집중합니다.
- PBM 하이퍼써미아: ❶ 빛 + 열을 동시에 사용, ❷ 세포 에너지(ATP) 생성 증가, ❸ 면역세포 활성화
- ❹ 항암제·면역치료제가 암세포까지 잘 도달하도록 도움
- 👉 단순 가열이 아니라 면역과 치료 효과를 '열고 밀어주는' 역할을 합니다.

5️⃣ 어떤 환자에게 도움이 될까요?
- 항암·면역치료의 효과를 높이고 싶은 환자
- 재발이나 전이가 걱정되는 환자
- 치료 과정에서 체력·면역 회복이 필요한 환자
- 피로, 통증 완화가 필요한 환자

✅ 핵심 정리
- PBM 하이퍼써미아 = 빛 + 열 + 면역의 시너지 치료
- 종양 깊숙이 침투해 암세포를 선택적으로 약화시키고, 정상세포는 보호합니다.
- 면역세포 활성화와 항암제 효과 증강을 통해 재발·전이 억제에 도움을 줄 수 있습니다.
- 👉 "몸 속 깊은 곳까지 면역과 치료 효과를 전달하는 미래형 통합 보조치료"입니다.

📖 암 환자를 위한 솔트(SALT) 하이퍼써미아 안내

1 솔트 하이퍼써미아란?

- 소금을 고온(1000°C)에서 가열·정제해 만든 보드에 열을 가하고
- 그 복사열을 이용해 전신을 깊고 안전하게 따뜻하게 데우는 전신 온열요법입니다.
- 약물이 아니라 체온을 올려 면역을 깨우는 물리·생리적 활성 방법입니다.

2 왜 암 환자에게 중요한가요?

- 암 환자는 전신 체온이 떨어지고 면역 기능이 저하된 경우가 많습니다.
- 체온이 1°C 상승하면 NK세포 등 면역세포의 활성도가 4~5배 증가한다는 보고가 있습니다.
- 이 때문에 체온을 올려 면역 방어를 회복하는 것은 재발·전이 억제에 중요한 전략입니다.

3 어떻게 작용하나요?

- 전신 체온을 39~40°C 범위에서 안전하게 상승시켜 선천·후천 면역을 활성화합니다
- 열 자극은 NK세포, 대식세포, 림프구 등 주요 면역세포를 깨우고 종양 미세환경을 암세포에 불리한 방향으로 전환시킵니다.
- 동시에 열충격단백질(HSP)이 생성되어 면역체계를 다시 훈련시키고 강화합니다.

4 기존 온열치료와 뭐가 다른가요?

- 기존 치료: 피부 표면만 덥힘 → 암세포 깊은 곳까지 효과가 제한적.
- 솔트 하이퍼써미아: 원적외선 열이 깊이 전달, 면역세포까지 깨워 항암제·면역치료 효과 강화하며 정상세포는 보호하면서 암세포만 약하게 함

5 치료는 어떻게 받나요?

- 매일 또는 주 2~3회 받으면 가장 효과적이에요.
- 약처럼 한 번에 끝나는 게 아니라 면역 시스템을 서서히 훈련·회복시키는 과정입니다.
- 치료를 받은 환자들은 보통 "편안했다, 땀도 나면서 개운했다, 숙면했다"라고 말합니다.

✅ 핵심 정리

- 솔트 하이퍼써미아 = 체온을 올려 면역을 깨우는 온열 훈련
- 떨어진 면역을 회복해 암세포에 대한 자기 방어력을 강화합니다.
- 항암치료·면역주사와 함께하면 효과 극대화 + 회복력 강화가 가능합니다.
- 👉 "약이 아닌, 몸을 따뜻하게 데워 면역을 다시 만드는 훈련 치료"라고 이해하시면 됩니다.

📘 국소온열 + 전신온열 함께 해야 하는 이유

① 온열치료는 왜 중요한가요?
- 암세포는 몸 깊숙이 숨어 있고 산소·영양이 부족한 '저산소·저순환 환경'에서 잘 자랍니다.
- 체온이 올라가면 면역세포가 활성화되어 암세포를 공격하기 쉬워집니다.
- 체온이 1℃ 상승하면 NK세포 등 면역세포의 활동이 4~5배 증가한다는 보고가 있습니다.

② 국소온열치료와 전신온열치료의 차이?
- 국소온열치료: 암이 있는 부위만 직접 고온(43℃ 이상)으로 가열하여 공격하는 방식
  - ✔ 종양 부위 집중 타격, ✔ 암세포 손상 유도. ✔ 항암제 흡수율 상승
- 전신온열치료: 몸 전체를 39~40℃로 따뜻하게 가열하여 면역 시스템을 깨움
  - ✔ NK세포, T세포 등 면역 활성화, ✔ 혈류·순환 개선, 체내 산소 공급 증가
  - ✔ 피로·통증 완화, 숙면 도움

③ 함께 받으면 어떤 장점이 있나요?
- 국소온열이 암세포를 직접 약화시키고, 전신온열이 면역 활성과 혈류 개선으로 치료 효과를 증폭시킵니다.
- 결과적으로 항암제와 면역치료제가 종양의 깊은 부위까지 잘 전달되어 치료 반응률 상승과 부작용 완화에 도움이 됩니다.

④ 실제 몸 안에서는 어떤 변화가 생기나요?
- 37℃ 이하 → 면역세포 활동 저하, 암세포 성장 유리
- 39~40℃ → NK세포·T세포 활성, 항암제 효과 상승
- 42℃ 이상 → 암세포 사멸 촉진, 단 장시간 노출 시 정상세포에도 부담 가능
- 👉 전신온열(39~40℃)로 면역을 깨우고, 국소온열(43℃ 이상)로 종양 부위를 집중 타격하는 조합이 가장 이상적

⑤ 다른 치료와 병행 가능할까요?
- 항암제, 방사선치료, 면역주사, 영양치료 등과 병행할 수 있습니다.
- 혈류 개선으로 약물이 암세포에 잘 도달 → 면역력 회복과 부작용 완화에도 도움

✅ 핵심 정리
- 국소온열치료 → 암세포 부위를 직접 고열로 공격
- 전신온열치료 → 면역세포를 깨우고 몸 전체 방어력을 강화
- 두 가지를 함께 하면 항암·면역치료 효과 극대화 + 재발·전이 억제 + 삶의 질 향상
- 👉 "국소온열은 암을 직접 타격하고, 전신온열은 내 몸의 군대를 깨워 함께 싸우게 만드는 치료입니다."

암 환자에게 있어서 온열의 중요성

🔥 온열치료는 항암치료 효과를 높이는 과학적 보조치료입니다.

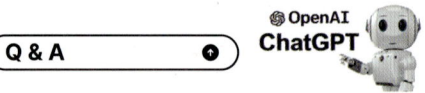

Q & A ⊕

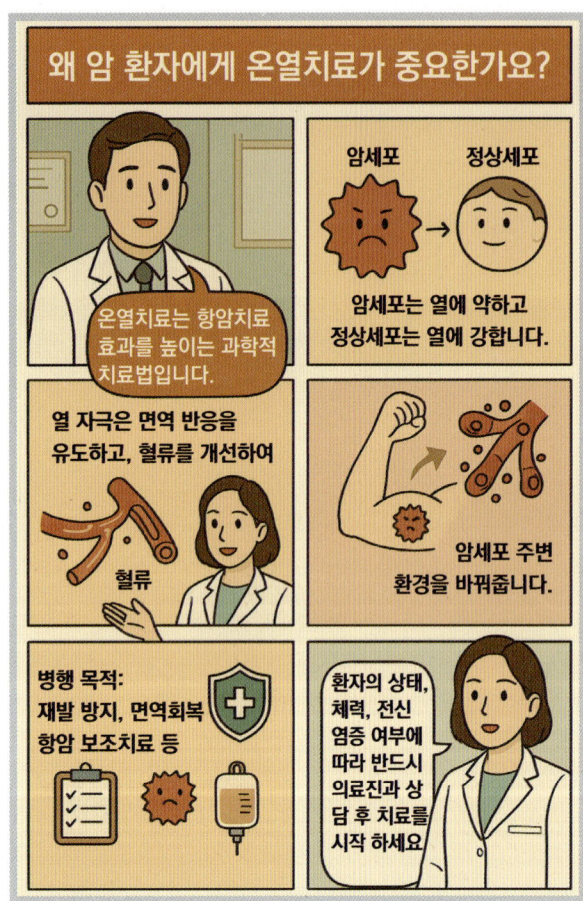

왜 암 환자에게 온열치료가 중요한가요?

암세포 　 정상세포

온열치료는 항암치료 효과를 높이는 과학적 치료법입니다.

암세포는 열에 약하고 정상세포는 열에 강합니다.

열 자극은 면역 반응을 유도하고, 혈류를 개선하여

혈류

암세포 주변 환경을 바꿔줍니다.

병행 목적: 재발 방지, 면역회복 항암 보조치료 등

환자의 상태, 체력, 전신 염증 여부에 따라 반드시 의료진과 상담 후 치료를 시작 하세요

Q 온열치료란 무엇인가요?

✅ 온열치료는 몸에 열을 가해 암세포를 약하게 만들고 면역세포를 활성화하는 치료입니다. 암세포는 정상세포보다 열에 민감하여, 39~42℃ 정도의 열만 받아도 손상되거나 사멸할 수 있습니다. 반면, 면역세포는 열 자극을 받으면 활성이 오히려 강화됩니다.

Q 온열치료가 암 환자에게 왜 중요한가요?

✅ 암세포는 저산소·저순환 환경에서 잘 자라며, 열에 매우 취약합니다. 39~42℃ 범위의 환경에서 암세포는 대사와 DNA 복구 능력이 억제되어 손상되거나 사멸할 수 있습니다. 이 특성을 이용하여 의학적으로 체온을 조절하면, 정상세포는 보호하면서 암세포를 선택적으로 약화시킬 수 있습니다.

Q 단순히 체온을 올리는 것만으로 효과가 있나요?

❌ 그렇지 않습니다. 단순 발열이나 찜질만으로는 충분하지 않습니다. 의료적으로 통제된 표적 온열(39~42℃ 유지) 이 필요합니다. **전신을 일정 온도로 유지하거나 종양 부위만 집중 가열함으로써 면역세포 활성화, 암세포 사멸 촉진, 약물 치료 효과 상승을 목표**로 합니다.

Q 온열치료는 면역에 어떤 영향을 주나요?

✅ 온열은 면역세포를 '깨우는 신호' 역할을 합니다. 열 자극으로 열충격단백질(HSP)을 유도하여 NK세포, T세포 등 주요 면역세포의 활성을 높여 암세포를 더 잘 인식하고 공격할 수 있게 만듭니다.

Q 항암제나 면역치료와 병행해도 되나요?

✅ 네, 오히려 상승 효과가 있습니다. 온열은 **종양 조직의 혈류와 투과성을 증가시켜 항암제의 침투율을 높이고, 암세포의 약물 저항성을 낮추는 데 도움이 됩니다. 따라서 항암제·방사선·면역치료와 병행하면 치료 효과가 강화될 수 있습니다.**

Q 환자에게 안전한가요?

✅ 전문가의 관리하에 시행하면 매우 안전한 치료법입니다. 온열치료는 부작용이 거의 없고, 반복 치료에도 내성이 생기지 않습니다. 또한 일부 환자에서 피로 감소, 수면·식욕 개선, 기분 안정 등 삶의 질(QoL) 향상 효과도 보고되고 있습니다.

 핵심요약

열 자극은 면역반응을 유도하고 혈류를 개선하여 암세포 주변 환경을 바꿔줍니다. 특히 재발 방지, 면역회복, 항암보조치료로 매우 유용합니다.

온열치료의 종류는 무엇이 있는가?

🔥 **암의 위치와 상태에 따라 맞춤형 온열치료 전략이 필요합니다.**

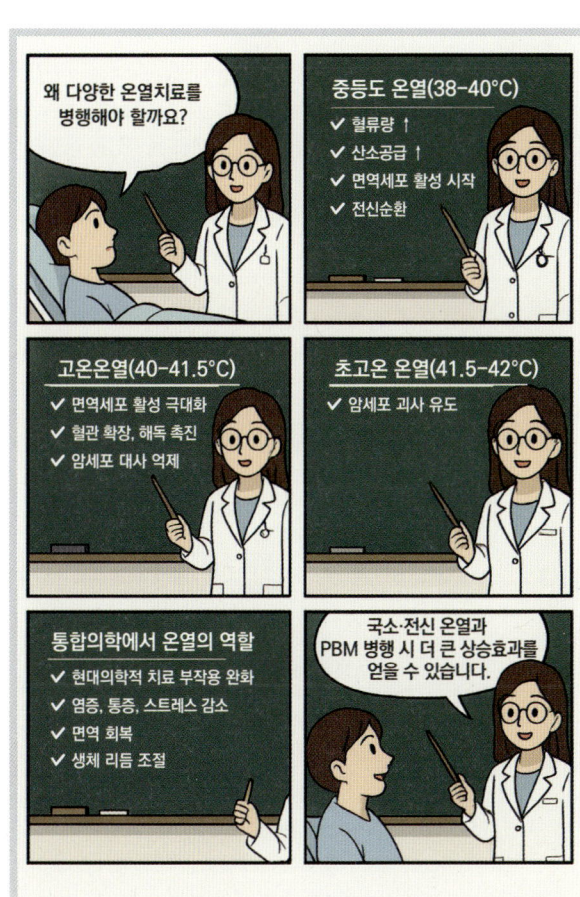

Q & A ⊕

Q 암 환자들에게 도움을 주는 온열치료는 어떤 종류가 있나요?

✅ 암의 위치, 진행 정도, 면역 상태에 따라 다양한 방법이 있습니다. 대표적으로 국소온열치료, 전신온열치료, PBM 하이퍼써미아 세 가지가 활용됩니다.

국소온열치료 (암 부위만 따뜻하게)	· 암세포가 있는 부위를 고주파나 마이크로파로 정밀 가열 · 암이 특정 부위에 국한된 환자에게 적합 · 표적 치료형 온열로 종양 부위에 열을 모아 집중 공격
전신온열치료 (몸 전체를 따뜻하게)	· 전신을 39~41°C로 상승시켜 면역 전체를 활성화 · 전이가 있거나, 면역력이 많이 떨어진 환자에게 적합합니다. · 전신 혈류가 개선되고 해독 작용이 활발해집니다. 일부 환자는 피로가 줄고 활력이 회복되는 느낌을 경험하기도 합니다.
PBM 하이퍼써미아 (빛+열 치료)	· 근적외선 빛과 함께 열을 주어 세포 에너지(ATP) 생산을 촉진하고 면역 세포를 자극합니다. · 항암치료 후 회복기, 통증·피로가 심한 환자에게 적합합니다. · 통증이 거의 없으며, 면역 회복·체력 향상·컨디션 개선 효과가 있습니다.

Q 이 치료들은 함께 사용할 수 있나요?

✅ 네! 병합하면 더 큰 시너지 효과가 있습니다.
예를 들어 국소온열 + PBM 또는 전신온열 + 영양치료를 병행하면,
- 암세포 제거 효과 강화
- 면역 회복 및 체력 향상
- 삶의 질(QoL) 개선으로 이어질 수 있습니다.

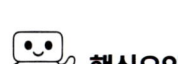 **핵심요약**

> 온열치료는 열을 이용해 암세포를 약화시키고 면역세포를 활성화하는 치료법으로, 국소 · 전신 · PBM 등 다양한 방식이 있으며 병합 시 더욱 강력한 효과를 기대할 수 있습니다.

전신온열치료는 왜 암 환자에게 중요한가?

🔥 **전신온열치료는 몸 전체의 면역을 깨우고 암세포를 약화시키는 전략입니다.**

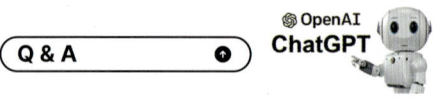

Q & A ⊙

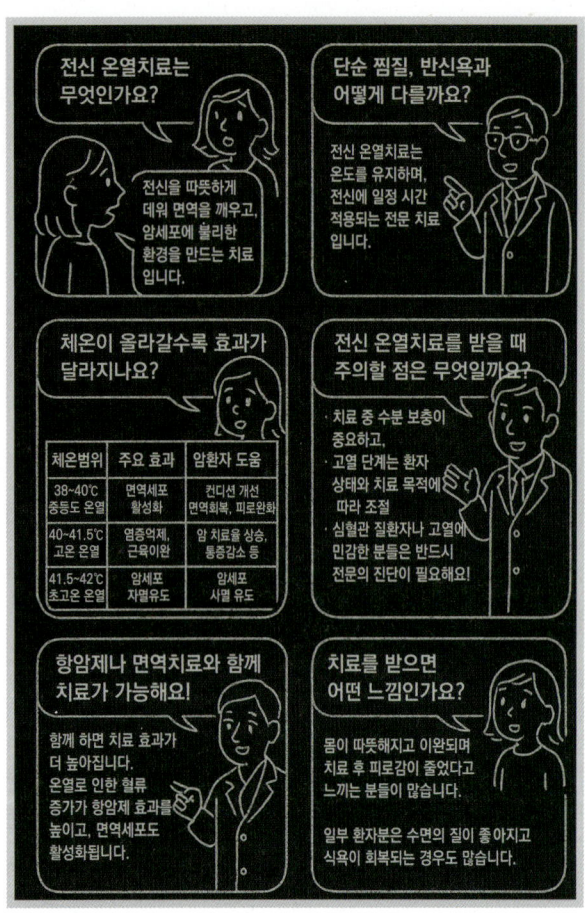

Q 전신온열치료는 무엇인가요?

✅ 전신온열치료는 전신을 의료적으로 가열하여 면역을 활성화하고 암세포를 약화시키는 치료법입니다. 보통 체온을 39~40℃ 범위로 상승시켜 암세포를 약화시키고, 면역세포의 활성을 높입니다.

Q 찜질이나 반신욕과는 다른가요?

✅ 그렇습니다. 찜질이나 반신욕은 일시적으로 따뜻함을 느끼게 하지만, 의료용 전신온열치료는 정확한 온도(39~40℃)와 일정한 시간을 유지하는 전문 치료입니다.
이를 통해 면역반응을 유도하고, 종양 미세환경을 개선하여 치료 효율을 높일 수 있어요.

Q 체온에 따라 효과가 달라지나요?

체온 범위	주요 효과	암 환자에게 어떤 도움?
38~40℃ (중등도 온열)	· 면역세포 활성 증가 · 스트레스 호르몬 감소 · 혈류 개선	· 전신 컨디션 개선 · 면역 회복, 피로 완화
40~41.5℃ (고온 온열)	· 암세포 성장 억제 · 항암제 효과 상승	· 항암·면역치료 상승 효과 · 혈류 개선
41.5~42℃ (초고온 온열)	· 암세포 단백질 변형 · 암세포 자멸 유도	· 종양세포 사멸 촉진(반드시 의료진 감시 필요)

Q 항암제나 면역치료와 함께 사용해도 되나요?

✅ 가능합니다. 온열은 종양 조직의 혈류와 투과성을 높여 항암제가 암세포에 더 잘 도달하게 하고, 면역세포의 공격력도 강화합니다. 따라서 **항암제 · 방사선 · 면역치료와 병행 시 상승효과가 기대됩니다.**

Q 전신온열치료를 받을 때 주의할 점은 없나요?

✅ 전문가의 관리 하에 안전하게 시행되며, 치료 중 수분 보충이 중요합니다. 체온 상승 단계는 환자 상태에 맞춰 조절됩니다.

Q 치료를 받으면 어떤 느낌인가요?

✅ 몸이 따뜻해지고 땀이 나며 혈액순환이 활발해지면서 개운함을 느낄 수 있습니다. 많은 환자들이 치료 후 피로감 감소, 수면 질 개선, 식욕 회복 등의 긍정적 변화를 보고합니다.

 핵심요약

전신온열치료는 체온을 의학적으로 상승시켜 면역을 강화하고 암세포를 약화시키는 치료로, 항암제 · 면역치료와 병행 시 상승 효과를 나타냅니다.

암 환자의 체온은 면역 활성에 어떤 도움을 주는가?

🔥 떨어진 체온, 면역이 깨어나야 암치료의 길이 보입니다.

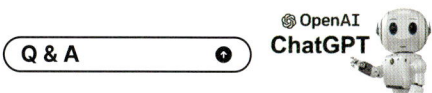

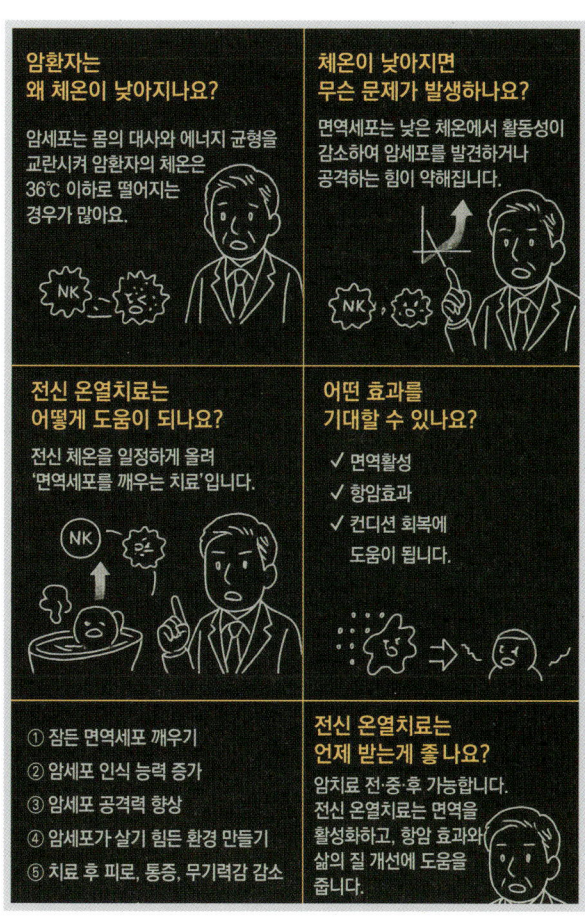

암환자는 왜 체온이 낮아지나요?

암세포는 몸의 대사와 에너지 균형을 교란시켜 암환자의 체온은 36℃ 이하로 떨어지는 경우가 많아요.

체온이 낮아지면 무슨 문제가 발생하나요?

면역세포는 낮은 체온에서 활동성이 감소하여 암세포를 발견하거나 공격하는 힘이 약해집니다.

전신 온열치료는 어떻게 도움이 되나요?

전신 체온을 일정하게 올려 '면역세포를 깨우는 치료'입니다.

어떤 효과를 기대할 수 있나요?

✓ 면역활성
✓ 항암효과
✓ 컨디션 회복에 도움이 됩니다.

① 잠든 면역세포 깨우기
② 암세포 인식 능력 증가
③ 암세포 공격력 향상
④ 암세포가 살기 힘든 환경 만들기
⑤ 치료 후 피로, 통증, 무기력감 감소

전신 온열치료는 언제 받는게 좋나요?

암치료 전·중·후 가능합니다. 전신 온열치료는 면역을 활성화하고, 항암 효과와 삶의 질 개선에 도움을 줍니다.

Q 암 환자는 왜 체온이 낮아지나요?

✅ 암세포는 에너지 대사와 체온 조절에 영향을 주어 체온 저하를 유발할 수 있습니다. 그래서 암 환자는 36.0℃ 이하의 저체온이 관찰되기도 합니다. 이는 면역 기능이 저하되었다는 신호이기도 합니다.

Q 체온이 낮으면 어떤 문제가 생기나요?

✅ 체온이 떨어지면 면역세포가 '잠든 상태'처럼 기능이 떨어집니다. 특히 NK세포, T세포 같은 주요 면역세포는 낮은 체온에서 활동성이 감소하여 암세포를 발견하거나 공격하는 능력이 약해집니다.
또한 저체온은 혈류·산소 공급 저하로 종양 주변 환경을 악화시켜 암 성장에 유리한 조건을 만듭니다.

Q 전신온열치료는 어떻게 도움이 되나요?

✅ 전신 체온을 일정하게 올려 '면역세포를 깨우는 치료'입니다. 39~40℃의 온열 자극은 열충격단백질(HSP)이 유도되고, 이 단백질이 면역세포 활성화를 촉진해 암세포를 다시 공격 대상으로 인식하도록 돕습니다.

Q 기대할 수 있는 효과는 무엇인가요?

✅ 전신온열치료는 다음과 같은 효과를 기대할 수 있습니다.
✓ 잠든 면역세포 깨우기
✓ 암세포 인식 능력 증가
✓ 암세포 공격력 향상
✓ 종양 미세환경 변화(암세포 생존에 불리)
✓ 치료 후 피로, 통증, 무기력감 감소

Q 전신온열치료는 언제 받는 게 좋나요?

✅ 암치료 전 · 중 · 후 모두 도움이 됩니다.
√ 치료 전: 면역력 올려 치료 반응 증가
√ 암치료 중: 부작용 완화, 회복 촉진
√ 치료 후: 재발 방지, 피로 회복

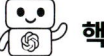 **핵심요약**

암 환자의 체온 저하는 면역 기능 저하와 직결됩니다. 전신온열치료는 체온을 올려 면역세포를 활성화하고 암세포를 다시 인식·공격하도록 만들어 재발을 예방하는 데 도움을 줍니다.

전신온열치료는 암세포만 공격하는 것이 아니라 내 몸 전체를 회복시키는 치료입니다.

🌡️ 암세포만 공격하는 게 아니라, 내 몸 전체를 살립니다

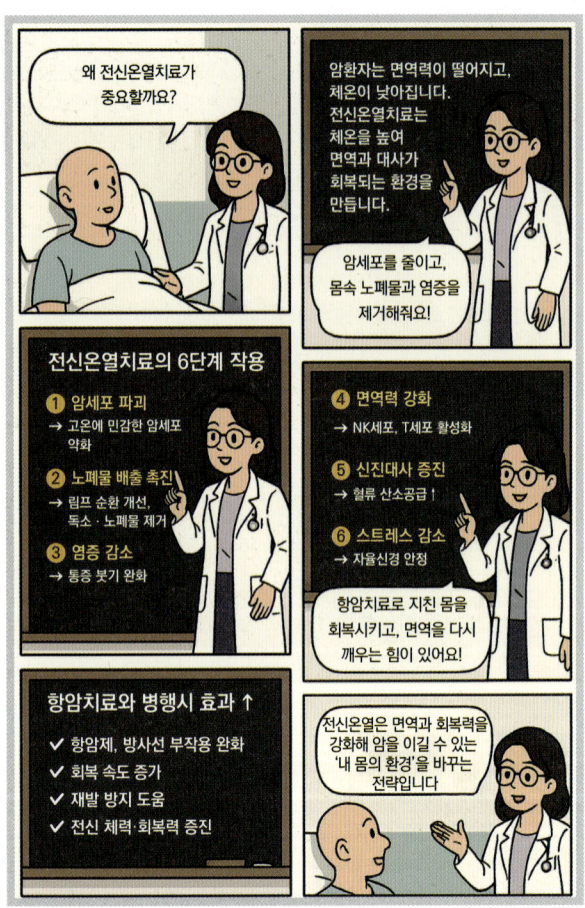

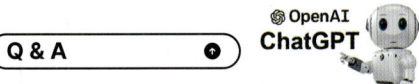

Q & A ⬆

Q 전신온열치료는 암세포를 죽이는 치료인가요?

✅ 전신온열치료는 주로 면역을 깨우고 전신 회복을 돕는 보조적 치료입니다. 고온(약 42°C 전후)에서는 암세포 단백질 변성이 일어나 직접 사멸이 유도되기도 하지만, 주목적은 면역력 강화 · 혈류 개선 · 항암치료와의 시너지에 있습니다.

Q 왜 '전신온열치료'가 중요한가요?

✅ 암 환자는 면역력이 떨어지고, 체온이 낮아지면서 스스로 회복하는 힘이 약해집니다.
전신온열치료는 체온을 39~40°C 범위로 유지하여 면역세포를 활성화하고, 혈류·산소 공급을 개선해 노폐물 배출, 세포 재생, 피로 회복을 촉진합니다. 결과적으로 몸 전체의 회복 환경을 정상화시킵니다.

Q 항암제와 어떤 차이가 있나요?

✅ 항암제는 암세포를 직접 파괴하는 "공격 무기"라면, 전신온열치료는 면역세포를 깨우고 체력을 보강하는 "지원군" 역할을 합니다. 즉, 항암제가 전투를 벌이는 동안 전신온열치료는 몸 전체의 체력을 유지시켜 치료 효과를 극대화합니다.

Q 몸 전체가 회복되면 어떤 좋은 점이 있나요?

✅ 면역이 회복되면 암세포를 스스로 제거할 수 있는 힘이 생깁니다.
▶ 암 재발 방지, ▶ 치료 후 피로 감소, ▶ 수면 질 개선,
▶ 식욕 회복, 체중 증가 등 삶의 질이 눈에 띄게 개선됩니다.

Q 전신온열치료만으로 치료가 가능한가요?

✅ 아닙니다. 전신온열치료는 보조적 치료로, 항암제 · 방사선 · 면역 · 영양치료 등과 병행할 때 효과가 가장 큽니다. 특히 임보크(IMVOKE®) 프로그램에서 전신온열치료는 다른 치료들과 융합하여 시너지 효과를 극대화합니다.

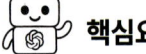 **핵심요약**

전신온열치료는 암세포를 직접 파괴하는 무기가 아니라, 면역과 회복력을 강화해 암을 이길 수 있는 '내 몸의 환경'을 바꾸는 전략입니다.

IMVOKE 시스테믹 하이퍼써미아(Systemic Hyperthermia)

🔥 **단순히 열을 가하는 것이 아니라, 암세포를 불리한 환경으로 몰아넣고 면역세포를 깨우는 전략**

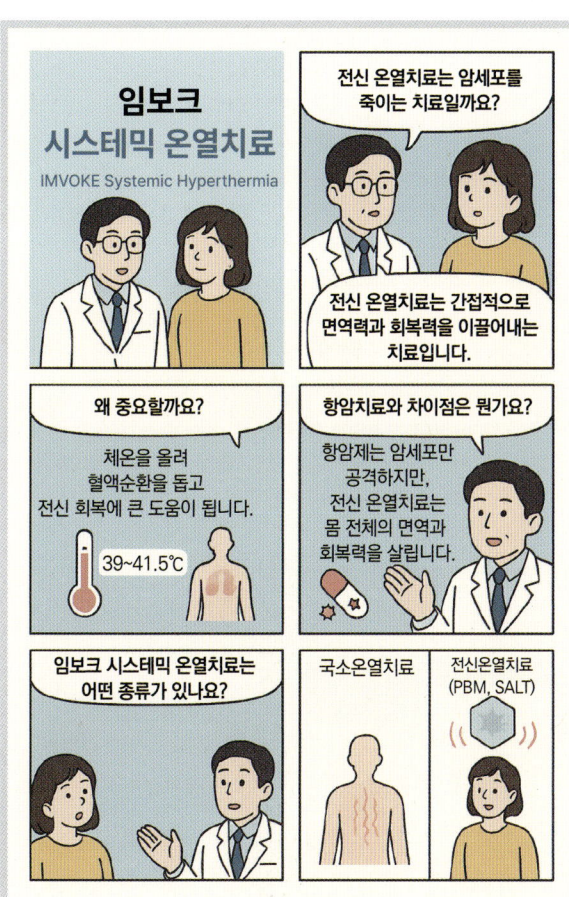

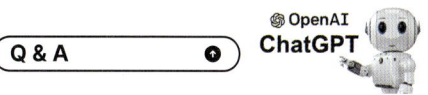

Q 임보크 시스테믹 하이퍼써미아란 무엇인가요?

✅ 시스테믹 하이퍼써미아(Systemic Hyperthermia)는 몸 전체 또는 특정 부위에 열을 가해 암세포가 약해지는 환경을 만들고, 면역세포를 활성화시키는 치료입니다.

임보크(IMVOKE®)에서는 환자의 상태에 따라 다양한 온열 치료 방식을 결합해 치료 효과를 극대화합니다.

국소온열치료	· 암세포가 위치한 국소 부위만 선택적으로 고온 가열 · 주변 조직 손상이 적음, 고주파·마이크로웨이브 등 활용 · 암세포 선택적 약화
PBM	· 빛과 온열을 융합하여 체온을 39~40℃까지 상승 · 면역력 전반 강화, · 혈액순환·해독 작용 촉진
SALT	· 소금 전도체를 활용해 열을 균일하게 전달 · 열 손실 최소화, 일정 온도 유지 용이 · 반복 치료에 적합

Q 왜 시스테믹 하이퍼써미아가 중요한가요?

✅ 암 환자는 체온이 떨어지고 면역력이 약해지기 쉽습니다. **임보크 시스테믹 하이퍼써미아는 체온을 의학적으로 조절하여 면역세포 활성화, 혈류 개선 및 해독 촉진, 암세포의 열 민감성을 이용해 종양 환경을 불리하게 만듭니다.**
이는 단순한 대체요법이 아니라, 항암제·면역치료와 병행했을 때 치료 효과를 높일 수 있는 보조 치료입니다.

Q 다른 치료와 병행해도 되나요?

✅ 네, 오히려 함께 받을 때 상승 효과가 큽니다. 온열로 인해 혈류가 개선되면 항암제와 면역세포가 암세포에 더 잘 도달하고, 피로·식욕 저하 등 항암치료 부작용을 줄이는 데에도 도움을 줍니다.
IMVOKE의 통합 프로토콜에서는 PBM·SALT·전신·국소온열을 조합해 치료 반응성과 회복력을 동시에 높입니다.

 핵심요약

> 임보크 시스테믹 하이퍼써미아는 국소·전신·SALT 하이퍼써미아를 결합한 통합 온열치료로, 기존 치료와 병행해 시너지 효과를 극대화하는 전략적 온열치료입니다.

PBM 하이퍼써미아는
왜 "광면역 기반 전신온열치료"라고 하나요?

🔥 빛과 열로 세포를 깨우는 미래형 전신면역치료

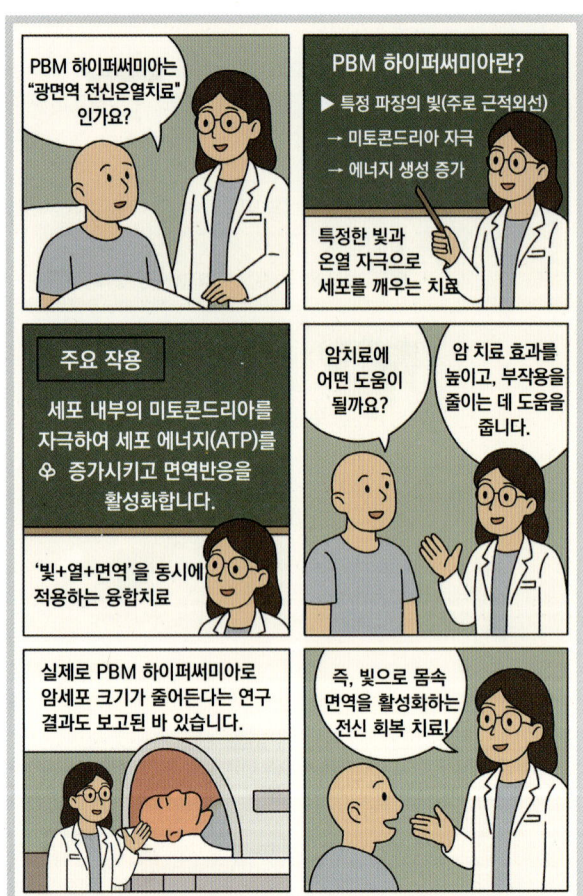

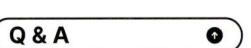 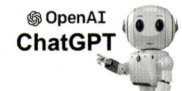

Q PBM 하이퍼써미아는 어떤 치료인가요?

✅ PBM 하이퍼써미아는 특별한 빛(근적외선)을 이용해 세포의 에너지를 깨우고, 온열로 면역세포를 자극하는 치료입니다. PBM은 Photobiomodulation(광생물조절)의 약자로, 빛 자극이 세포 내 미토콘드리아에 흡수되면 ATP(세포에너지) 생성이 증가하고, 이 과정에서 면역 활성과 조직 회복이 동시에 일어납니다.

Q PBM은 온열치료인가요? 면역치료인가요?

✅ 둘 다입니다.
PBM은 '빛+열+면역'이 동시에 작용하는 융합 치료입니다.

√ 빛(600~940nm 파장): ATP 생성 증가, 혈류개선
√ 온열 → 전신 면역세포 활성화
√ 결과: 회복력강화, 면역력 증진, 통증 완화

Q 암 환자에게 왜 중요한가요?

✅ 암 환자는 세포 에너지와 면역 기능이 동시에 저하되어 있습니다. PBM은 이를 함께 회복시켜 줍니다.

미토콘드리아	ATP 생성 증가 → 세포 에너지 회복
면역세포	활성 증가 → 암세포 인식 · 공격 촉진
통증 · 피로	감소 → 삶의 질 향상

Q 다른 치료와 병행 가능한가요?

✅ 네. 항암제, 이뮤코텔, 셀레나제 등과 병행 시 효과가 상승합니다.
① 암세포 저항성 감소, ② 면역세포 공격력 증가,
③ 치료 후 회복 속도 향상

Q 왜 PBM을 '광면역 전신온열치료'라고 하나요?

✅ 빛으로 세포를 자극해 면역을 깨우고, 동시에 전신을 따뜻하게 만들어 면역 반응을 촉진하기 때문입니다.
▶ 기존 온열치료: 열 → 면역 자극
▶ PBM 치료: 빛 + 열 → 에너지 + 면역활성 = 통합작용
즉, "빛으로 몸속 면역을 다시 깨우는 전신 회복치료"입니다.

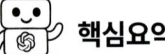 **핵심요약**

> PBM 하이퍼써미아는 근적외선 빛과 온열을 함께 이용해 세포 에너지와 면역을 동시에 회복시키는 치료입니다. 항암 및 면역치료와 병행할 때 강한 시너지 효과를 발휘합니다.

PBM 하이퍼써미아는 어떻게 암세포를 괴사시키나요?

💥 **PBM은 빛·열·면역을 동시에 활성화해 암세포를 표적 약화시키는 안전한 통합치료**

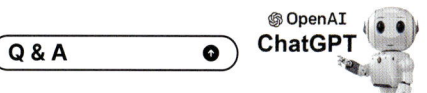

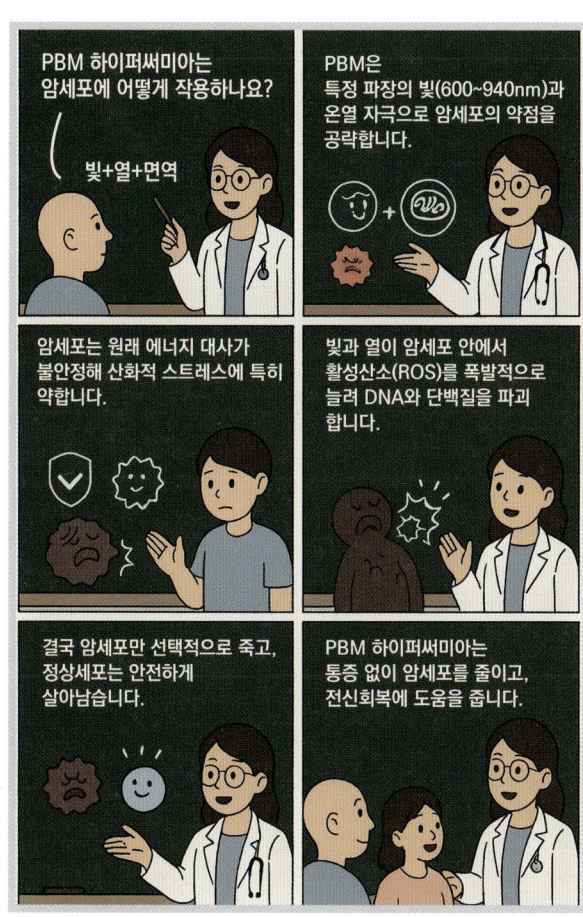

PBM 하이퍼써미아는 암세포에 어떻게 작용하나요?

빛+열+면역

PBM은 특정 파장의 빛(600~940nm)과 온열 자극으로 암세포의 약점을 공략합니다.

암세포는 원래 에너지 대사가 불안정해 산화적 스트레스에 특히 약합니다.

빛과 열이 암세포 안에서 활성산소(ROS)를 폭발적으로 늘려 DNA와 단백질을 파괴합니다.

결국 암세포만 선택적으로 죽고, 정상세포는 안전하게 살아남습니다.

PBM 하이퍼써미아는 통증 없이 암세포를 줄이고, 전신회복에 도움을 줍니다.

Q & A

핵심요약

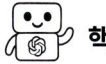

PBM 하이퍼써미아는 정상세포를 손상 없이 보호하면서, 통증 없이 암세포 제거와 전신 회복 효과를 동시에 기대할 수 있는 치료입니다.

❓ PBM 하이퍼써미아는 암세포에 어떻게 작용하나요?

✅ PBM은 근적외선 빛과 온열 자극을 통해 암세포에서만 강한 산화스트레스 반응을 일으킵니다. 그 핵심은 **"광에너지 + 온열"로 암세포를 불안정한 대사 상태에 몰아넣어 스스로 무너지게 하는 것입니다.**

❓ 어떤 빛이 사용되나요?

✅ 근적외선 빛(파장 600~940nm)이 사용됩니다.
이 빛은 세포 내부 깊숙이 침투해 미토콘드리아 에너지 대사에 직접 작용합니다.

❓ 암세포는 왜 빛과 열에 약한가요?

✅ 암세포는 원래 에너지 대사가 불안정하고, 산화스트레스 방어력이 낮기 때문입니다.
PBM은 암세포 안에서 활성산소(ROS)를 급격히 증가시켜 DNA와 단백질을 손상시키고 결국 세포 자멸(apoptosis)과 괴사(necrosis)를 유도합니다. 정상세포는 항산화 방어력이 높아 안전합니다.

❓ PBM은 고열로 암세포를 태우는 건가요?

✅ 아니요. PBM은 중등도 온열(39~40℃)을 사용합니다.
빛과 열로 암세포 내부의 대사 교란과 산화스트레스 유도를 통해 암세포만 선택적으로 사멸 시킵니다.

❓ 안전한가요?

✅ 매우 안전합니다. 정상세포에서는 ATP 생성과 세포 활성을 높여 회복을 돕고, 암세포에서는 산화스트레스를 유발해 손상과 사멸을 유도하는 **'선택적 표적 작용'**이 특징입니다.

❓ PBM은 어떤 상황에서 효과적일까요?

✅ 다음과 같은 상황에서 매우 효과적입니다.

√ 항암 치료 후 재발 위험 관리
√ 면역력이 저하되어 회복이 어려울 때
√ 전신 상태가 떨어져 강한 치료가 힘든 경우
√ 항암제·면역주사와 병행해 치료 효과를 높이고자 할 때

PBM 하이퍼써미아는 항암제·면역치료 효과를 상승시키는가요?

🔬 항암제와 면역항암치료제가 암세포 깊숙이 도달하도록 돕는 과학적 보조치료

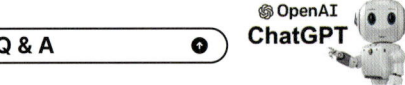

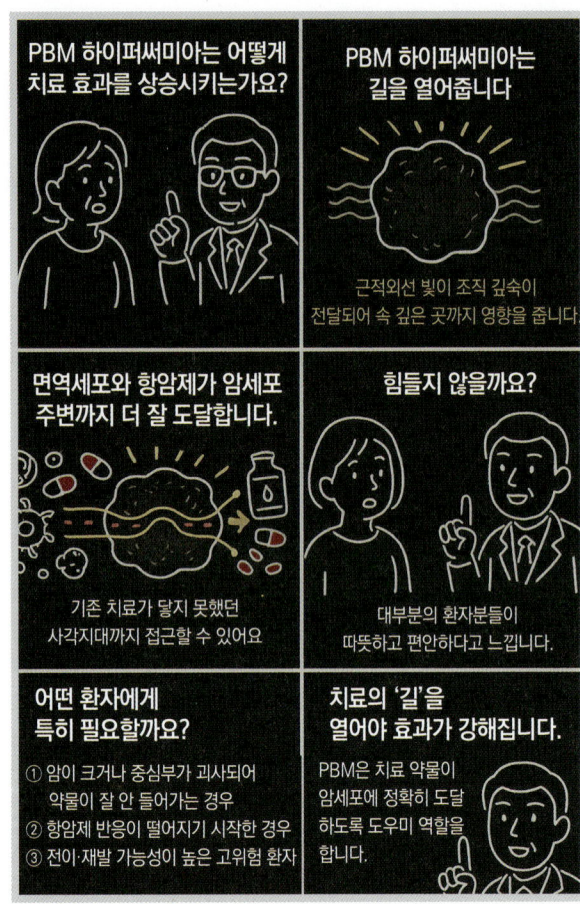

Q PBM은 기존 온열치료와 무엇이 다른가요?

✅ PBM은 '빛+온열'을 동시에 활용해 세포 에너지를 함께 자극하는 과학적 치료입니다. 기존 온열치료가 단순히 열로만 작용하는 것과 달리, PBM은 근적외선 빛이 미토콘드리아까지 도달해 다음과 같은 효과를 유도합니다.

→ 미세혈관을 확장
→ 종양 깊은 곳까지 혈류와 산소를 공급 증가
→ 항암제나 면역치료제의 침투력 강화

Q 암세포 내부로 약물이 잘 들어가지 않는 이유는?

✅ 암세포 주변은 혈관이 비정상적으로 발달되어 있고, 중심부로 갈수록 혈류가 막혀 있습니다. 이 때문에 종양 내부는 저산소·저혈류 상태가 되어 약물이 잘 퍼지지 못합니다. 그래서 외부의 암세포는 줄어도 내부의 암세포는 남아 재발 위험이 커질 수 있습니다.

Q PBM은 어떻게 그 문제를 해결하나요?

✅ PBM은 미토콘드리아를 자극해 세포 에너지를 높이고, 산화질소(NO) 분비를 촉진해 혈관을 확장시킵니다.
그 결과, **종양 깊은 곳까지 혈류와 산소, 약물이 도달할 수 있는 환경이 만들어져 기존 치료가 도달하지 못했던 부위까지 치료 효과가 확장됩니다.**

Q PBM은 단독으로 쓰이나요, 병용해야 하나요?

✅ 단독으로도 면역을 활성화하지만, 병행할 때 효과가 극대화됩니다. **항암제·면역주사·이뮤코텔·셀레나제와 함께 사용하면 약물이 암세포 깊숙이 도달하고, 면역세포의 공격력도 강화되어 전체 치료 효과가 크게 상승합니다.**

Q 어떤 환자에게 특히 필요할까요?

✅ 다음과 같은 경우 꼭 필요합니다.

- ☑ 종양이 크거나 중심부 괴사가 있는 경우
- ☑ 항암제 반응이 떨어지기 시작한 경우
- ☑ 항암제·면역치료 효과가 제한적인 환자
- ☑ 전이·재발 가능성이 높은 고위험 환자

 핵심요약

> PBM은 빛과 온열로 혈류를 개선해 기존 치료가 닿지 못하던 암의 깊은 부위까지 약물이 침투하도록 '길을 열어주는 치료'입니다.

왜 PBM 하이퍼써미아는 암 환자에게 꼭 필요할까요?

🔥 **항암 · 온열치료의 한계를 극복하고, 암세포 깊숙한 곳까지 면역과 약물을 전달**

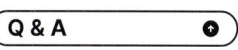 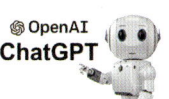

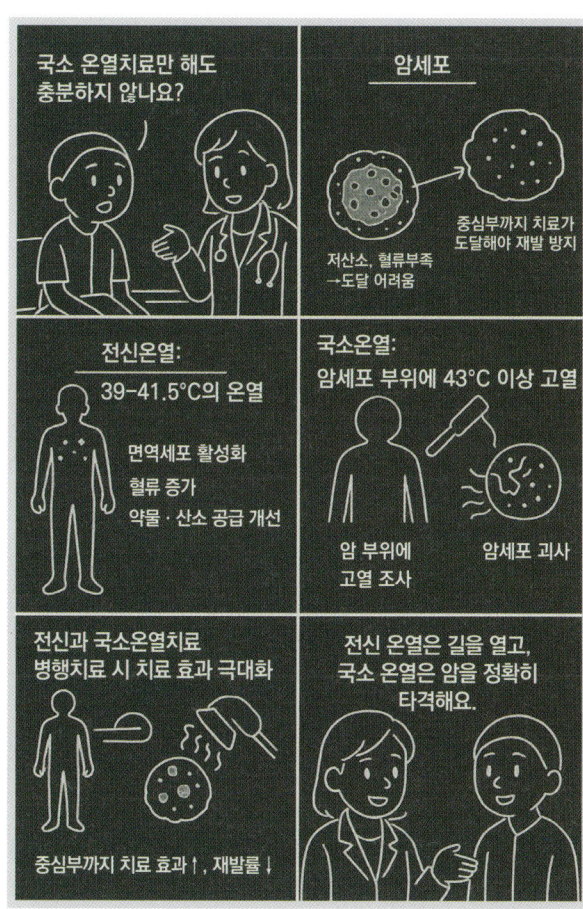

✓ 암세포는 겉보다 속이 더 강하고 잘 죽지 않는 성질을 가지고 있습니다.
✓ 그 이유는 암세포 내부가 혈액과 약물 공급이 부족한 저산소 · 저 영양 상태이기 때문입니다.

① 항암치료의 맹점 – 암세포 내부는 살아남는다

▸ 암 조직은 혈관이 많은 것처럼 보이지만, 실제로는 종양 중심부로 갈수록 혈류가 줄어듭니다.
▸ 그래서 항암제를 투여하면 표면의 암세포는 죽지만, 내부의 암세포는 살아남아 치료 후 다시 증식하거나 전이의 원인이 됩니다.
✓ 가장 치료가 어려운 부위는 "암세포의 중심부"입니다.

② 기존 온열치료의 한계

▸ 일반 고온 온열치료는 암세포를 43°C 이상으로 국소 가열해 직접 죽이는 방식입니다.
▸ 하지만 현실적으로는
- 암 전체를 균일하게 가열하기 어렵고,
- 중심부 온도를 정확히 측정 · 조절하기 힘들며,
- 정상조직 손상 위험도 있습니다.

③ PBM 하이퍼써미아의 원리 – 몸 전체 체온을 올리는 치료

▸ PBM 하이퍼써미아는 체온을 39~40°C로 올려 전신 혈류량을 증가시키고, 산소와 영양을 종양 내부까지 전달합니다.
▸ 근적외선 빛이 미토콘드리아를 자극해 에너지 대사를 바꾸고, 암세포 내 활성산소(ROS)를 증가시켜 스스로 약해지도록 만듭니다.
✓ 결과적으로 암세포 중심부까지 면역세포와 약물이 도달할 수 있게 됩니다.

④ PBM 하이퍼써미아 + 면역항암제 = 시너지

▸ PBM은 단독으로도 회복과 면역활성을 돕지만, 셀레나제 · 이뮤코텔 같은 면역치료제와 병행할 때 효과가 커집니다.
- 항암제 → 암세포 직접 공격
- 면역항암제/보조제 → 면역세포 활성
- PBM → 암세포 내부까지 전달력과 환경 개선
✓ PBM 하이퍼써미아는 암세포 깊은 곳까지 혈류를 열어 약물과 면역세포가 도달할 수 있게 만드는 '전략적 치료 파트너'예요.

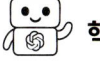 **핵심요약**

> PBM 하이퍼써미아는 전신 혈류와 세포 대사를 조절해 기존 치료가 도달하지 못한 암세포 중심부까지 약물과 면역세포가 도달하도록 돕는 혁신적인 치료법입니다.

솔트 하이퍼써미아(SALT Hyperthermia)의 구성과 작용 원리

◉ 몸을 깨우는 SALT 온열요법

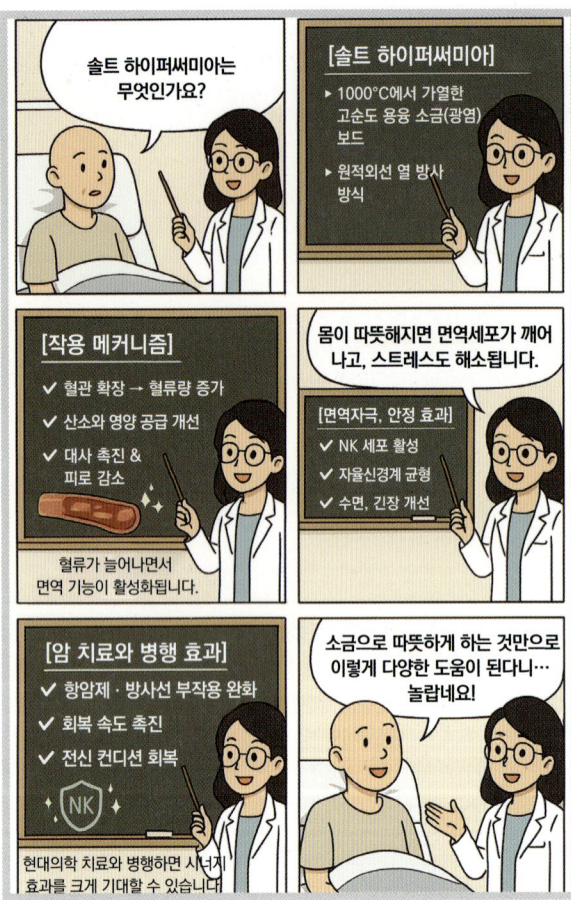

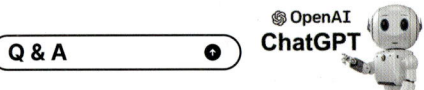

Q & A

Q 솔트 하이퍼써미아는 무엇인가요?

✅ 99.9% 순도의 순수 용융소금을 활용한 전신 온열·면역요법입니다. **솔트하이퍼써미아는 몸 전체를 부드럽고 균일하게 따뜻하게 만들어 '면역 회복 + 해독 + 세포 대사 활성 + 스트레스 완화'를 유도하는 통합형 면역온열요법입니다.**

Q 왜 '소금'을 접목했나요?

✅ 소금물은 열과 전류를 잘 전달하는 성질이 있습니다. 따라서 일반 온열치료보다 짧은 시간에, 더 깊숙이 균일하게 열을 전달할 수 있습니다. 이 과정에서 면역세포와 해독기관을 효과적으로 자극하고 회복 기능을 강화할 수 있습니다.

Q 기존의 열치료와 무엇이 다른가요?

✅ 기존 고주파 온열치료: 특정 국소 부위만 가열 → 암세포 표적에는 효과적이지만 전신 효과는 제한적

✅ 솔트 하이퍼써미아: 전신을 일정하게 데워 혈류·면역세포·자율신경을 동시에 자극하는데 도움을 주어 면역 균형 회복과 피로·통증 완화 효과를 함께 유도합니다.

Q 암 환자에게 안전한가요?

✅ 암 환자는 체온이 낮고, 면역력이 떨어져 있는 경우가 많습니다. 체온이 낮으면 면역세포의 기능이 떨어지고 항암제·면역치료 효과도 감소합니다.
솔트 하이퍼써미아는 체온을 39~40°C 범위로 안전하게 올려 면역세포를 깨우고 회복력을 높입니다.

Q 어떤 효과를 기대할 수 있나요?

✓ 면역세포 → NK세포 등 면역세포 활성 증가
✓ 해독기관(간·신장) → 노폐물 배출 및 해독 속도 향상
✓ 세포 대사 → ATP 생산 증가 → 피로 회복
✓ 자율신경계 → 긴장 완화, 수면 질 개선

Q 다른 치료와 병행해도 되나요?

✅ 솔트하이퍼써미아는 **항암제, 면역주사, 영양치료와 함께 하면 순환 개선 + 약물 효과 극대화 + 회복력 강화에 도움을 줍니다.**

 핵심요약

> 솔트 하이퍼써미아는 소금의 전도성을 활용해 전신을 안전하게 따뜻하게 만들고, 면역과 해독을 회복시키는 암 환자 맞춤형 보조치료입니다.

솔트 하이퍼써미아는 왜 암 환자에게 필요하나요?
어떻게 이용하나요?

◎ **매일 규칙적으로 면역을 깨워야 암을 이길 수 있어요**

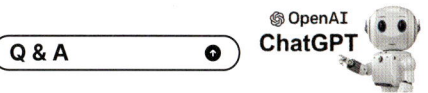

Q & A

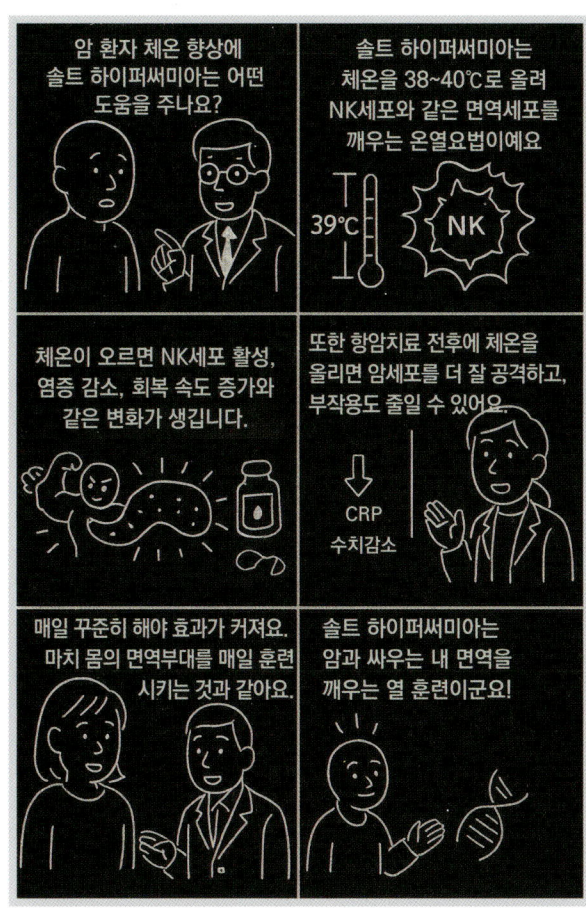

Q 솔트 하이퍼써미아는 왜 암 환자에게 필요하나요?

✅ 암 환자는 면역력이 떨어지고, 체온도 낮아져 암세포를 스스로 제거하기 어렵습니다.

솔트 하이퍼써미아는 체온을 39~40°C의 안전한 수준으로 올려서, NK세포(자연살해세포)를 활성화시키고, 면역 기능을 회복시켜 암세포를 효과적으로 인식하고 공격하도록 돕는 보조요법입니다.

Q 매일 받아야 하나요? 며칠에 한 번도 괜찮은가요?

✅ 매일 규칙적으로 받는 것이 가장 효과적입니다.

면역세포는 끊임없이 만들어지고 사라지기 때문에, 지속적인 자극이 있어야 훈련된 상태가 유지됩니다. 매일 또는 주 2~3회 이상 반복하면 면역세포 훈련 효과에도 도움을 줍니다. 즉 매일 치료하는 것은 몸속의 "암특공부대"를 꾸준히 훈련하는 것과 같습니다.

Q 어떠한 변화를 기대할 수 있나요?

✅ 체온 상승과 면역 회복력이 점진적으로 강화됩니다.
  ‣ NK세포 활성 증가 → 암세포 공격력 향상
  ‣ 염증 수치(CRP) 감소 → 만성 염증 완화
  ‣ 열충격단백질(HSP) 증가 → 암세포가 면역에 더 잘 드러남
전신 혈류 개선으로 피로·불면·식욕 저하가 완화되어 전반적인 삶의 질(QoL)이 향상을 기대할 수 있습니다.

Q 암치료 중 언제 시작하는 것이 좋나요?

✅ 항암 치료 전후 언제든 시작할 수 있습니다.
  🔽 치료 전: 면역력을 미리 올려 치료 반응 개선
  🔽 치료 중: 부작용 완화 및 회복 촉진
  🔽 치료 후: 재발 방지 + 체력 회복

Q 너무 덥거나 힘들지 않을까요?

✅ 걱정하지 않으셔도 됩니다. 솔트 하이퍼써미아는 39~40°C의 편안한 미열 수준으로 진행됩니다.

대부분의 환자가 "편안하다", "땀이 나면서 개운하다", "치료 후 숙면과 깊은 이완을 경험했다"라고 말합니다.

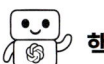 **핵심요약**

> 솔트 하이퍼써미아는 암과 싸우는 면역을 매일 깨우는 '열 트레이닝'입니다.

면역이 떨어졌다면 체온부터 올려야 합니다.

◉ **체온이 1℃만 올라가도 면역세포 활동은 최대 5배까지 증가합니다.**

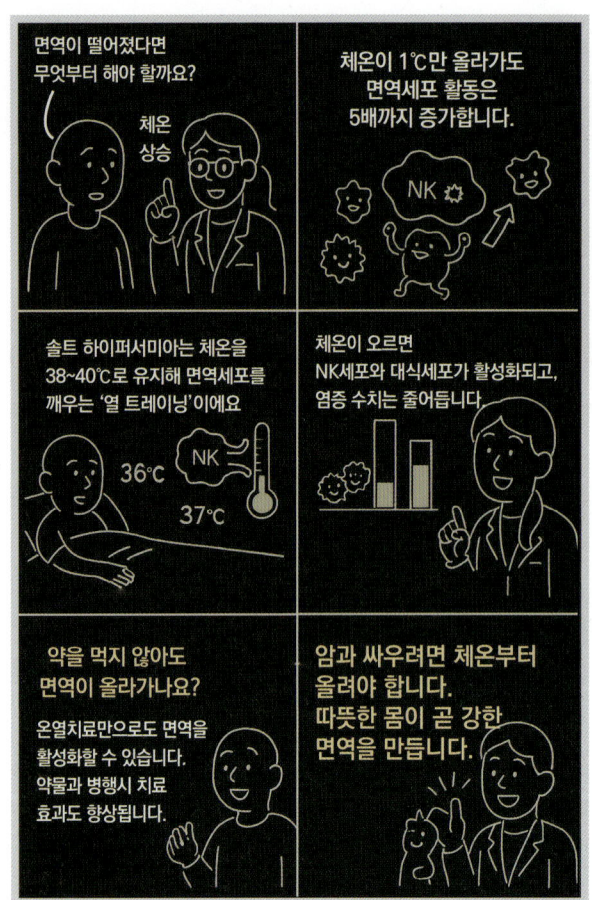

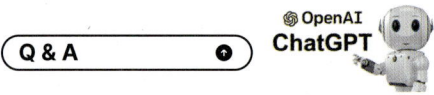

Q **면역이 약해졌을 때 가장 먼저 해야 할 일은?**

✅ 체온을 올리는 것입니다. 체온이 떨어지면 면역세포의 활동이 급격히 감소하고, 혈액순환 저하·세포 대사 저하가 동반됩니다.
따뜻한 체온을 유지하는 것은 면역력 저하의 신호를 되돌리고 항암 효과를 끌어올리는 가장 기본적인 방법입니다.

Q **면역세포는 체온에 따라 정말 달라지나요?**

✅ 네. 체온이 1℃ 올라가면 면역세포 활동이 수 배 이상 증가할 수 있습니다. 특히 NK세포(자연살해세포)는 따뜻한 체온 환경에서 가장 활발히 움직입니다. 반대로 36℃이하의 저체온 상태에서는 암세포를 인식하거나 공격하는 능력이 크게 떨어집니다.

Q **솔트 하이퍼써미아는 어떻게 면역회복에 도움을 주나요?**

✅ 솔트 하이퍼써미아는 체온을 39~40℃의 안전한 발열 상태로 유지해 면역세포를 깨워주는 '열 트레이닝'입니다.
열 자극을 받으면 면역세포는 열충격단백질(HSP)을 분비하고, NK세포·대식세포·림프구 등이 활성화되어 다시 작동하기 시작합니다. 마치 정지했던 면역공장이 재가동되는 것과 같습니다.

Q **실제로 어떤 면역변화가 생기나요?**

✅ 혈액검사로 확인 가능한 변화가 나타납니다.
- NK세포 수치 증가(자연살해 기능 회복)
- CRP 수치 감소(염증 지표 감소)
- 면역 억제 상태에서 활성 상태로 전환

Q **약을 먹지 않아도 면역이 올라가나요?**

✅ 솔트 하이퍼써미아는 약물 없이 열 자극만으로 면역을 활성화시키는데 도움을 줍니다. 전신에 부드럽게 열을 전달하기 때문에 부작용이 거의 없으며, 체온 상승만으로도 면역회복 효과를 기대할 수 있습니다.

 핵심요약

암과 싸우는 면역세포는 체온이 올라가야 활성화됩니다. 솔트 하이퍼써미아는 몸을 따뜻하게 데워 면역세포를 깨우고 재활성화하는 '면역 공장' 역할을 합니다.

국소온열치료와 전신온열치료를 함께 병행해야 하는 이유

🔥 국소온열은 종양을 정밀 타격하고, 전신온열은 면역과 순환을 깨워 내부를 압박합니다.

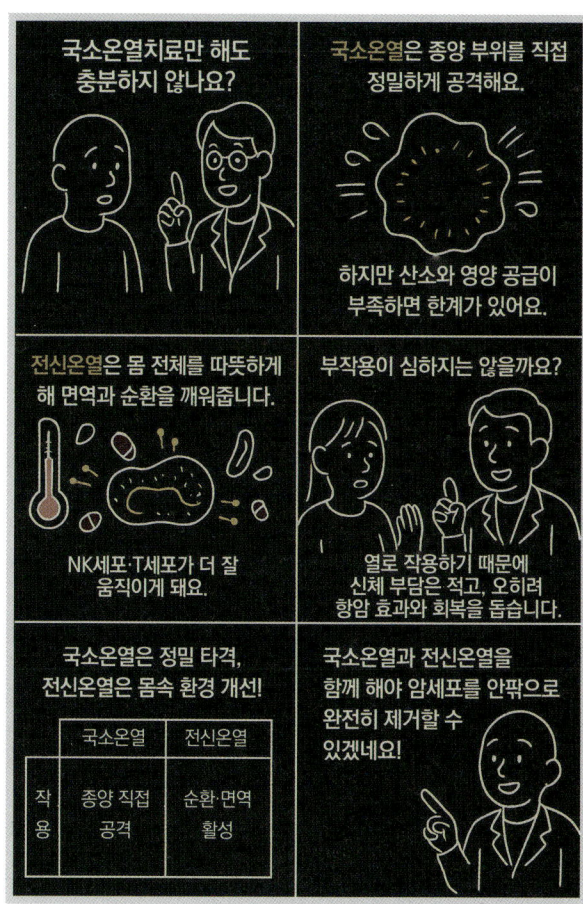

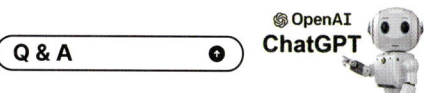

Q & A ⊕

Q 국소온열치료만 해도 충분하지 않나요?

✅ 그렇지 않습니다. 암세포는 표면뿐 아니라 중심부까지 치료해야 효과가 극대화됩니다. 국소온열치료는 종양 부위를 정밀하게 가열하지만, 암세포 중심부는 산소와 약물 공급이 부족한 저항성 영역이어서 단독으로는 한계가 있습니다.

Q 전신온열치료는 어떤 역할을 하나요?

✅ 전신온열은 면역 시스템을 깨우고, 혈류를 개선해 약물, 산소, 면역세포가 종양 깊은 곳까지 도달하도록 돕습니다. 체온을 39~40°C로 유지하면 NK세포·T세포가 활성화되고, 항암제의 침투력도 증가하여 종양 전체에 대한 치료 효과가 향상됩니다.

Q 두 치료를 병행하면 어떤 시너지가 생기나요?

✅ 국소온열은 정밀 타격, 전신온열은 면역 순환 개선으로 두 치료가 서로의 한계를 보완합니다.
결과적으로 암세포를 내부와 외부에서 동시에 압박해 보다 완전한 통합 치료 효과를 기대할 수 있습니다.

국소온열치료	전신온열치료
종양 부위 직접 열 자극	전신 순환 · 면역 활성
국소 혈류 개선 → 약물 전달 촉진	면역세포 활성 → 암세포 인식 · 공격
통증 완화, 국소 괴사 유도	피로 개선, 해독 · 수면 회복

👉 서로 보완하며 전체 치료 효과를 극대화합니다.

Q 부작용이나 부담이 있지 않나요?

✅ 열 자극 기반이기 때문에 간 · 신장 부담이 적고 비교적 안전합니다. 또한 정기적으로 반복하면 면역세포가 암세포를 '기억'해 재발 억제에도 도움을 줄 수 있습니다. 항암치료와 병행 시 부작용 감소와 치료 효과 상승도 기대할 수 있습니다.

 핵심요약

암세포는 겉보다 속이 단단해 치료 저항성이 높아 국소온열치료만으로는 표면의 암세포만 줄고, 내부는 남을 수 있습니다.
전신온열치료와 국소온열치료를 병행해야 암세포를 안팎으로 동시에 공격·제거할 수 있습니다.

암 환자에게 온도에 따른 생리적 변화와
국소온열·전신온열·생물학적 제제 병행 효과

🌡️ **치료의 '정확한 조합'이 핵심입니다.**

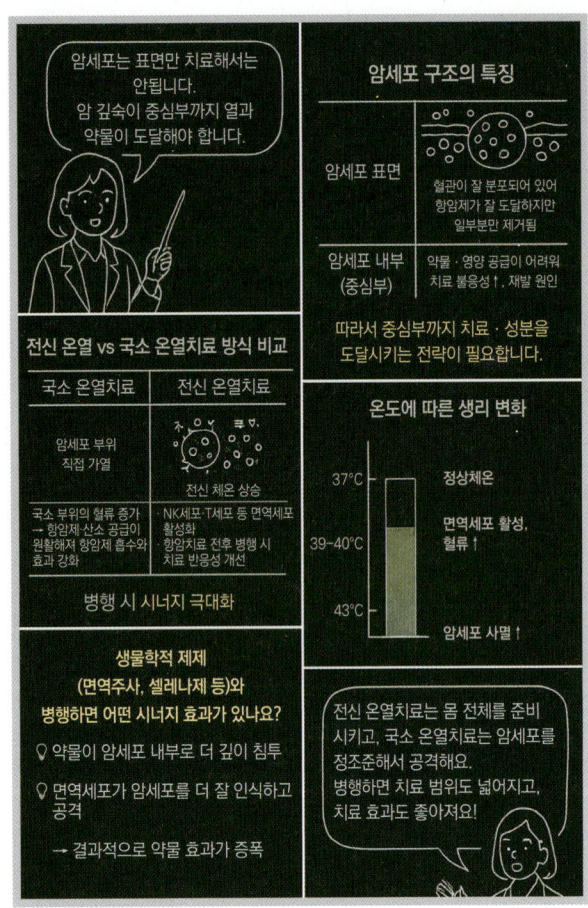

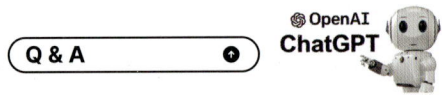

Q & A ⊕

Q 체온이 올라가면 몸 안에서는 무슨 변화가 생기나요?

✅ 체온이 올라가면 면역세포가 활성화되고 암세포가 불리한 환경에 놓입니다.

온도 범위	주요 생리 변화
37°C 이하	면역 활성이 낮고, 암세포 생존에 유리
39~40.5°C	NK세포·T세포 활성 증가, 혈류 개선, 약물 전달력 상승
42°C 이상	단백질 변성, 암세포 구조 손상 및 괴사 유도

온열치료에서 안전한 체온 범위(39~40°C 유지)가 핵심입니다.

Q 국소온열과 전신온열은 왜 함께 써야 하나요?

✅ 국소온열은 암세포가 있는 부위를 직접 가열해 항암제 흡수와 국소 면역 반응을 강화합니다.
반면 전신온열은 체온을 높여 전신 면역을 깨우고, 대사·순환을 개선합니다.

국소온열	종양 부위	항암제 흡수 증가, 국소 면역세포 활성
전신온열	전신	NK세포 증가, 염증 수치 감소, 전신 순환 개선

Q 생물학적 제제(예: 이뮤코텔, 셀레나제 등)와 함께 하면 어떤 효과가 있나요?

✅ 온열치료는 종양 조직의 혈류를 개선하고 세포막 투과성을 높여 면역주사제와 항암제가 더 깊이 침투하도록 돕습니다.
이 시점에 생물학적 제제를 병용하면

✓ 약물이 암세포 내부로 더 깊이 침투
✓ 면역세포가 암세포를 더 잘 인식하고 공격
→ 결과적으로 약물 효과의 증폭이 가능합니다.

Q 실제 혈액 수치로도 변화가 보이나요?

✅ 네, 임상에서 다음과 같은 지표 개선이 관찰됩니다.
· NK세포 수치: 0.7→18.2(면역 활성 증가)
· CRP: 5.8→0.8(염증 감소)
· 암세포 내 단백질 유출: 3847→4979
이는 면역과 항암작용이 실제로 활발해졌다는 지표입니다.

 핵심요약

체온을 올리면 면역이 깨어납니다.
국소 + 전신온열치료를 병행하고, 생물학적 제제와 항암제를 함께 사용하면 면역세포 활성과 약물 효과가 배가됩니다.

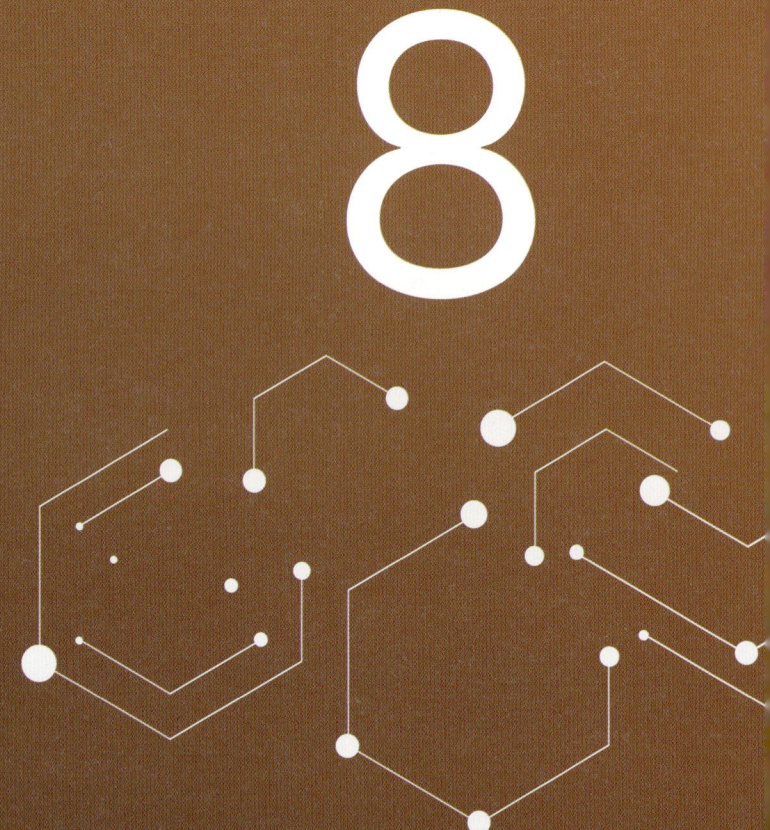

8

제 8 장

임보크의 핵심:
면역의 기초
분자교정의학 치료 이야기

임보크(IMVOKE®)는 하나의 치료방법이 아닌
통합암치료에 대한 치료 콘셉트입니다.

1 암 치료에 꼭 필요한 것은?

- 암 치료에서는 약이나 수술도 중요하지만, 진짜 회복의 열쇠는 '영양'입니다.
- 면역세포도 충분한 에너지가 있어야 움직이고 암세포를 공격할 수 있습니다.

2 암 환자가 흔히 겪는 어려움

- 입맛이 없거나 구역질이 나서 식사량이 줄어듭니다. 항암치료로 위장 기능이 약해져 영양 흡수가 떨어집니다.
- 그래서 필요한 영양을 음식만으로 채우기 어려운 상황이 자주 생깁니다.

3 해답은 '비경구 영양치료(정맥영양치료)'

- 음식을 충분히 먹기 어렵다면 주사로 영양을 보충할 수 있습니다.
- 고농축 아미노산, 셀레늄, 비타민 등은 면역세포의 '연료'가 되어 에너지와 회복력을 끌어올립니다.
- 손상된 조직을 회복시키고 면역을 다시 깨우는 데 큰 도움이 됩니다.

4 임보크(IMVOKE) 분자교정의학 치료의 핵심

- 셀레나제(셀레늄) – 항산화 및 면역 활성 보조
- 면역 아미노산 – 면역세포 에너지 공급
- 고단백 영양주사 – 체력 회복과 조직 재생 지원
- 👉 암 환자의 기초 체력을 되찾고, 면역을 다시 깨우는 핵심 수단입니다.

5 꼭 기억하세요

- 암은 약으로만 이기는 병이 아닙니다.
- 먹지 못해 약해진 몸을 먼저 세워야, 다른 치료도 효과를 발휘할 수 있습니다.

☑ 핵심정리

- 영양은 면역의 기초입니다.
- 주사 영양치료는 암 환자의 몸을 다시 세우고 면역을 깨워 치료 효과를 극대화합니다.
- 👉 "영양은 암 치료를 움직이게 하는 엔진의 연료"라고 이해하시면 됩니다.

☀ **이 장에서 다룰 주제**

분자교정의학(Orthomolecular Medicine)이란?

왜 분자교정의학은 암 환자 상태에 따라 맞춤형 치료를 하나요?

암 환자 맞춤치료란?

암 환자 맞춤 면역영양주사는 내 몸의 면역을 다시 깨우는 치료입니다

면역영양주사: 암 환자의 면역 회복을 빠르게 돕는 영양 전략

면역영양주사, 항암치료와 같이해도 되나요?

면역영양주사를 PBM과 함께 병행하면 효과가 배가되는 이유

임보크(IMVOKE®)는 복합면역치료로 치료 효과를 극대화합니다.

📘 암 환자를 위한 맞춤형 면역·영양치료 안내

1 왜 영양치료가 필요한가요?

- 암 치료는 약이나 수술만으로는 충분하지 않습니다.
- 몸이 회복하려면 면역세포가 활동할 힘(영양과 에너지)이 필요합니다.
- 암 환자는 식욕이 떨어지거나 소화기능 저하로 영양이 부족해지기 쉽습니다.
  - 👉 정맥으로 직접 영양을 보충해주는 면역영양치료가 필요합니다.

2 면역영양주사란?

- 단순히 영양을 채우는 주사가 아니라, 면역세포가 다시 작동하도록 돕는 치료입니다.
- 주요 성분: 아미노산, 셀레늄, 비타민, 미네랄, 지방산 등
- 효과: ① 면역세포(NK세포) 활성 ↑, ② 염증 지표(CRP) 감소, ③ 피로·체중·근육 회복,
  ④ 치료 반응과 항암 효과 상승

3 맞춤형 치료가 중요한 이유

- 환자마다 상태가 다르기 때문입니다.
  - ✔ 면역 상태 (NK세포 수치), ✔ 염증 상태 (CRP 수치), ✔ 간·신장 기능 수치
- 이런 검사 결과를 바탕으로 필요한 성분을 맞춤으로 투여해야 효과가 극대화되고 부작용은 줄어듭니다.
  - 👉 같은 영양 성분이라도 환자마다 용량과 조합이 달라야 합니다.

4 항암치료와 병행해도 될까요?

- 항암제나 방사선치료와 병행할 경우 부작용을 줄이고, 면역을 유지하며, 치료 효과를 더 오래 유지하는 데 도움이 됩니다.
- 영양치료는 '항암제의 보조'가 아니라 '치료 효과를 높여주는 기반'에 가깝습니다.

✅ 핵심정리

- 암 환자의 영양치료는 먹는 것만으로 부족할 때, 주사로 빠르게 채워주는 면역·영양 보충치료입니다.
- 환자 상태에 맞게 설계된 맞춤형 치료가 효과를 높이고 부작용을 줄입니다.
- 항암치료와 병행하면 치료 반응을 높이고 재발·전이 억제에 도움이 됩니다.
  - 💡 "영양치료는 면역공장에 연료를 공급해 치료의 엔진을 다시 돌리는 역할"입니다.

📘 암 환자를 위한 면역·영양치료 쉽게 이해하기

1️⃣ 왜 여러 가지 면역치료를 같이 하나요?

- 암은 한 가지 치료만으로는 완전히 억제하기 어렵습니다.
- 여러 치료를 함께 사용하면 서로 다른 기전이 시너지 효과를 내어 치료 효과를 높입니다.

  예: 면역영양주사 + PBM 온열 + 고용량 셀레늄 → 암세포 직접 약화 + 면역 회복 촉진 + 체력 강화

  👉 암은 한 방향이 아니라 여러 방향에서 동시에 눌러야 효과가 큽니다.

2️⃣ 면역영양주사란?

- 암 치료 중에는 체력이 급격히 떨어지고 면역이 쉽게 무너집니다.
- 면역영양주사는 먹기만으로는 채우기 어려운 필수 영양소를 직접 혈관으로 공급해, 몸의 '기초 체력'을 회복시키는 치료입니다.
- 암세포를 직접 공격하는 것이 아니라, 면역세포가 제 기능을 할 수 있는 환경을 만드는 것입니다.

  👉 쉽게 말해, 면역영양주사는 치료를 '견디는 힘'과 '회복하는 힘'을 키우는 기반 치료입니다.

3️⃣ PBM 온열치료와 함께 하면 더 좋은 이유

- 면역영양주사만 맞아도 도움 되지만, PBM(빛·온열치료)와 함께 하면:
  - ✔ 세포 에너지(ATP) 생산이 증가
  - ✔ 주사로 들어간 영양 성분의 활성도 상승
  - ✔ 면역세포 활성화 및 회복 속도 향상

  👉 쉽게 말해, 영양은 연료, PBM은 엔진 시동 역할을 합니다. 함께 해야 힘이 배가됩니다.

4️⃣ 항암치료와 병행해도 안전할까요?

- 면역영양주사는 항암제와 충돌하는 치료가 아니라, 치료 효과를 뒷받침하는 보조 전략입니다.
- 영양 상태가 좋아야 항암치료에 대한 반응도 높아지고, 부작용에도 더 잘 버틸 수 있습니다.
- 체력이 충분하면 치료 일정이 지연되거나 중단되는 위험도 줄어듭니다.

✅ 핵심정리

- 암은 한 가지 방법만으로는 이기기 어렵습니다.
- 영양(연료) + PBM 온열(엔진) + 항암치료(무기) → 세 요소가 함께 작동할 때 치료 효과가 극대화됩니다.
- 맞춤형 면역·영양치료는 몸을 다시 세우고, 면역을 깨워 암과 싸우는 힘을 줍니다.

  👉 "주사로 영양을 채워 몸에 연료를 넣고, PBM으로 시동을 걸어 면역군대를 깨우면 항암치료의 힘이 배가된다"라고 이해하시면 됩니다.

분자교정의학(Orthomolecular Medicine)이란?

🧬 암 환자의 면역 회복과 치료 반응을 높이기 위해 필수 영양소를 정밀하게 보충하는 치료입니다.

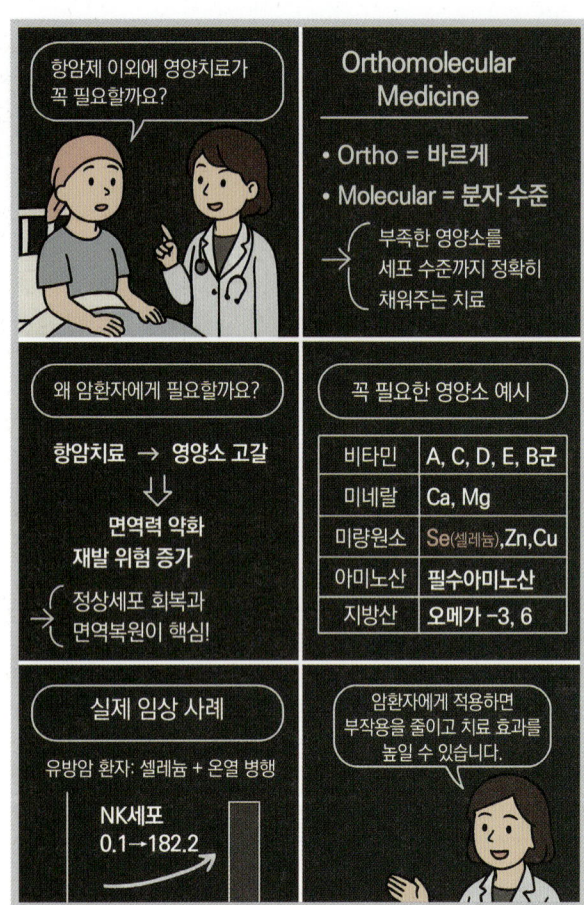

Q 분자교정의학(Orthomolecular Medicine)이란?
✅ 내 몸에 꼭 필요한 영양소를 '최적 수준'으로 보충해 세포 기능을 회복시키는 치료예요. 세포의 영양 균형을 맞춰서 몸이 스스로 회복할 힘을 가지게 하는 방식으로 암세포만 공격하는 게 아니라, 몸 전체를 건강하게 만드는 통합의학적인 접근입니다.

Q 왜 암 환자에게 필요할까요?
✅ 암 환자는 영양 결핍과 면역력 저하가 심각하게 동반되는 경우가 많습니다.
√ 항암, 방사선치료를 받으면 영양소가 빠르게 고갈되고,
√ 면역세포의 기능도 떨어져서 회복이 느려집니다.
분자교정의학은 필요한 영양소를 채워서 면역 회복과 치료 후 회복을 돕습니다.

Q 어떤 영양소를 보충하나요?
✅ 항산화 작용과 면역 활성에 중요한 비타민과 미네랄 보충을 통해 세포 재생, 염증 억제, 면역세포를 활성화시킵니다.
▸ 비타민 A, C, D, E, B군
▸ 미네랄: 셀레늄(Se), 아연(Zn), 구리(Cu), 마그네슘(Mg)

Q 효과는 어떤가요?
✅ 암 환자에게 필요한 영양소를 채워주면
√ NK세포(자연살해세포) 증가
√ 면역 지표 개선 (예: CRP 감소)
√ 항산화 균형 회복과 피로 완화
√ 면역 회복 및 재활성화에 도움
이런 결과들이 연구와 임상에서 반복적으로 확인되고 있어요.

Q 항암제를 대체하나요?
✅ 아니요. 분자교정의학은 '보완·병용' 치료입니다. 표준 치료(수술·항암·방사선·면역치료)의 효과를 상승시키고, 부작용을 줄이는 역할을 합니다.

Q 병원에서도 해주나요?
✅ 통합진료를 시행하는 의료기관에서 혈액·영양·간·신장 기능 평가 후, 경구 보충 또는 정맥주사(예: 비타민 C, 셀레늄 등)로 시행합니다. 투여 전 상호작용(항암제, 항응고제 등)과 안전 범위를 의사가 점검합니다.

 핵심요약

> 분자교정의학은 비타민과 미네랄 등 필수 영양소를 세포 수준에서 최적화해 면역 기능과 회복력을 높이는 치료 접근입니다. 암 환자에게 적용시 항암 치료의 부작용을 줄이고 치료 반응을 향상시킬 수 있다는 과학적 근거가 축적되고 있습니다.

왜 분자교정의학은 암 환자 상태에 따라 맞춤형 치료를 하나요?

🔬 개인별 생리·면역 상태에 기반한 정밀 영양 보충 전략

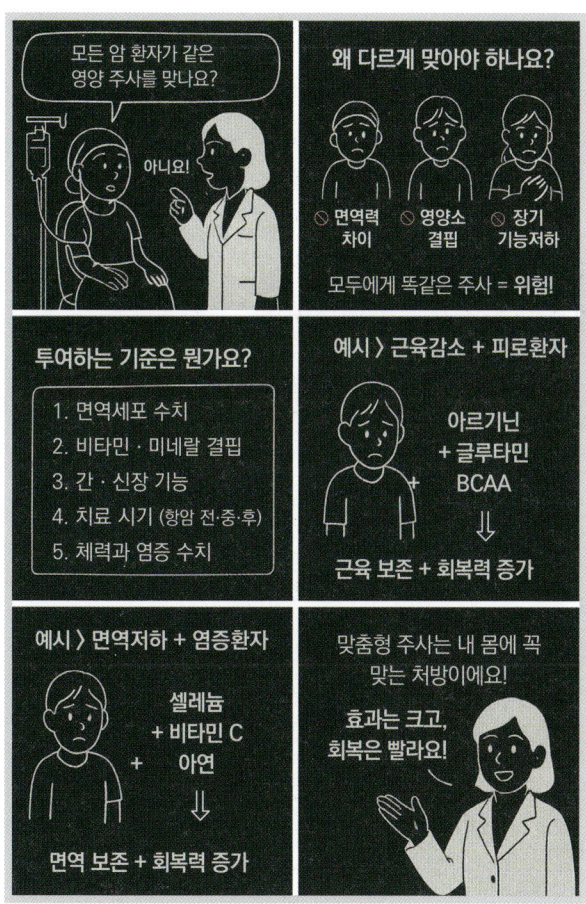

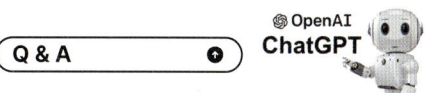

Q & A

Q 영양 치료는 누구에게나 똑같지 않나요?

✅ 그렇지 않아요! 암 환자마다 체력, 면역력, 염증 상태, 장기 기능이 모두 다르기 때문에 필요한 영양소도 달라요. 같은 성분을 투여하더라도 효과가 다르게 나타납니다. 즉, 모든 환자에게 같은 주사를 사용할 수는 없습니다.

Q 평가하는 기준은 무엇인가요?

√ 면역 상태: NK세포 수치, 면역세포 활성
√ 염증 상태: CRP 상승 여부
√ 간·신장 기능: GFR 등 기능 수치
√ 체중 및 근육량: 영양 상태 평가
이러한 지표를 통해 환자별 영양 요구량과 부족 성분을 파악합니다.

Q 기준은 어떻게 확인하나요?

✅ 정밀 검사와 생리 지표 분석을 통해 확인합니다.
혈액검사, 체성분 분석, 염증·면역 지표, 간·신장 기능 평가를 종합해 현재 몸의 대사 상태와 회복 능력을 객관적으로 파악합니다.
이 결과를 바탕으로 필요한 영양소의 종류와 투여 비율을 세밀하게 조정해 각 환자에게 가장 적합한 맞춤 영양 처방을 설계하는게 중요해요.

Q 환자 맞춤 치료가 정말 도움이 되나요?

✅ 네! 불필요한 영양소는 줄이고, 꼭 필요한 성분을 정확히 공급하기 때문에 훨씬 안전하고 효과적이에요.
▶ 영양의 '정밀 타격'이 가능한 치료 방식이에요.
▶ 이게 바로 분자교정의학의 핵심 원리예요.

Q 환자마다 주는 영양제가 다르겠네요?

✅ 맞아요! 똑같은 비타민이라도 누가, 언제, 얼마나 투여하느냐에 따라 효과가 달라져요. 의사가 정밀한 검사를 통해 가장 안전하고 효과적인 용량과 조합을 처방해줍니다.

 핵심요약

분자교정의학은 환자의 생리 지표를 분석해 부족한 영양소를 정밀하게 보충하는 맞춤형 치료입니다. 환자 상태에 따른 용량과 조합 조절로 치료 효과를 극대화합니다.

암 환자 맞춤치료란?

📢 영양주사는 단순한 영양 보충이 아니라, 환자의 상태에 따라 달라지는 '정밀 맞춤 치료'입니다.

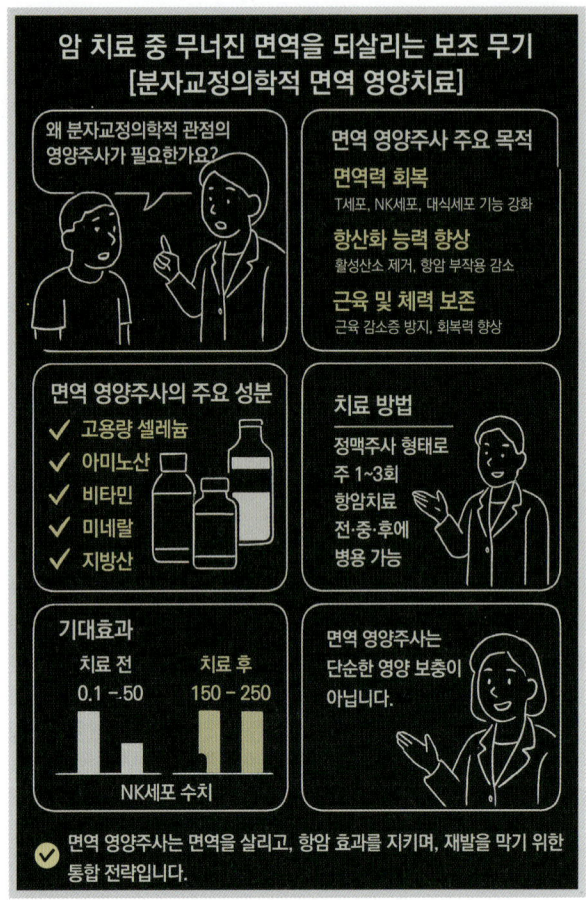

암 치료 중 무너진 면역을 되살리는 보조 무기
[분자교정의학적 면역 영양치료]

왜 분자교정의학적 관점의
영양주사가 필요한가요?

면역 영양주사 주요 목적
면역력 회복
T세포, NK세포, 대식세포 기능 강화
항산화 능력 향상
활성산소 제거, 항암 부작용 감소
근육 및 체력 보존
근육 감소증 방지, 회복력 향상

면역 영양주사의 주요 성분
✓ 고용량 셀레늄
✓ 아미노산
✓ 비타민
✓ 미네랄
✓ 지방산

치료 방법
정맥주사 형태로
주 1~3회
항암치료
전·중·후에
병용 가능

기대효과
치료 전 0.1 ~.50
치료 후 150 ~ 250
NK세포 수치

면역 영양주사는
단순한 영양 보충이
아닙니다.

✓ 면역 영양주사는 면역을 살리고, 항암 효과를 지키며, 재발을 막기 위한 통합 전략입니다.

 핵심요약

암 환자의 영양주사는 단순한 보충이 아니라, 면역력·염증·체중·간·신장 기능 등 개인 상태에 맞춰 설계되는 정밀 치료입니다.
필요한 성분만 투여해 효과를 높이고 부작용을 최소화할 수 있습니다.

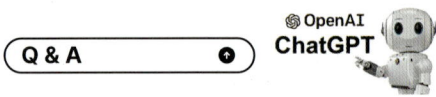 🔘 OpenAI ChatGPT

Q & A ⊕

❓ **영양주사는 영양이 부족할 때 보충하면 되는 거 아닌가요?**

✅ 아닙니다! 영양주사는 단순한 보충제가 아니라, 몸의 기능을 회복시키는 치료 도구예요. 특히 암 환자처럼 몸 상태가 복잡하고 손상된 경우에는, 정확한 검사와 분석을 바탕으로 맞춤 설계가 필요합니다.

❓ **암 환자마다 맞는 영양이 다른가요?**

✅ 맞습니다. 환자마다 상태가 다르기 때문에 필요한 영양도 달라집니다.
 ‣ 면역 저하형: NK세포 활성, 백혈구 수치 회복
 ‣ 대사 이상형: 당·지질 균형 조절, 항산화 강화
 ‣ 간·신장 기능 저하형: 해독 및 대사 보조
➡ 따라서 영양주사도 모두 똑같지 않으며, 각각의 상태에 가장 적합한 성분 조합으로 투여해야 합니다.

❓ **상태에 따라 주사가 달라지나요?**

✅ 아래처럼 상황에 따라 주사 내용이 달라져요:

환자 상태	맞춤 영양주사 구성 예시
근육 감소, 체중 저하	BCAA, 아미노산, 단백질 주사
면역 저하	고용량 비타민C, 셀레늄, 아연
염증 수치 상승	항산화 주사, 오메가3
간 기능 저하	글루타티온, 간 보호 항산화제
신장 기능 저하	미네랄 조절, 수분 · 전해질 관리

❓ **환자 맞춤 치료의 장점은 무엇인가요?**
✅ **효과는 극대화, 부작용은 최소화!**
필요한 성분만 딱 골라서 주기 때문에, 효과가 빠르고 부작용은 최소화됩니다. 불필요한 영양소를 줄여 부담을 덜고, 치료의 정밀도와 안전성을 높일 수 있습니다.

❓ **어디서 받을 수 있나요?**
✅ 통합의학, 기능의학, IKO®기반 치료를 하는 병원에서 받을 수 있어요. 면역 · 영양 검사를 바탕으로 치료를 설계하고, 경구 영양 보충, 온열치료 등과 함께 진행하여 암 치료 효과를 높이는 통합 전략을 사용합니다.

암 환자 맞춤 면역영양주사는 내몸의 면역을 다시 깨우는 치료입니다

📢 **암치료 효과를 높이는 숨은 핵심, 면역영양주사**

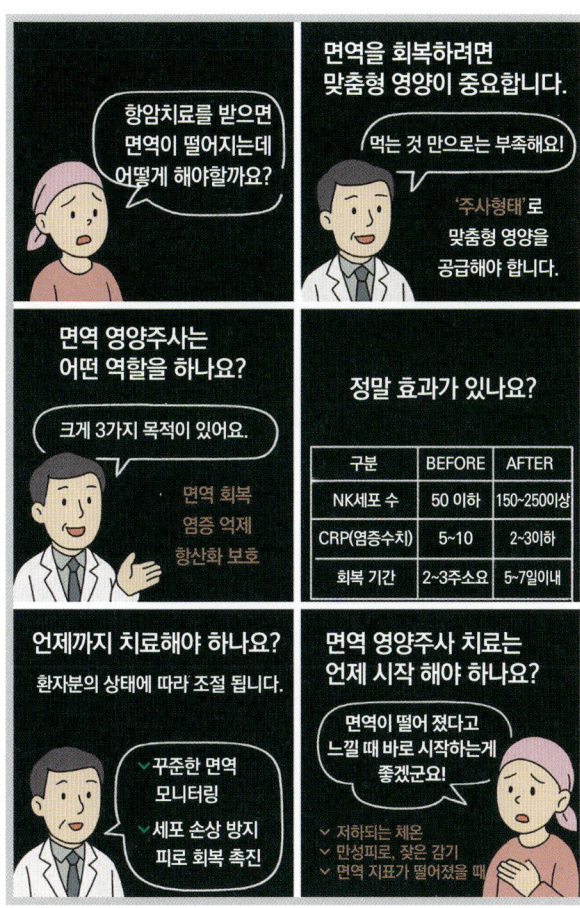

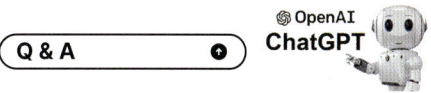

Q & A

Q 항암치료를 받으면 면역이 떨어지나요?

✅ 네. 항암치료나 방사선치료는 면역세포(NK세포, T세포 등)를 감소시키고, 염증 수치(CRP)를 높이며, 몸 전체의 항산화 능력과 회복력을 떨어뜨려요. 이로 인해 감염 위험이 높아지고 치료 효과도 약화될 수 있습니다.

Q 면역을 회복하려면 어떻게 해야 하나요?

✅ 면역세포를 빠르게 회복시키려면 음식이 아닌, 주사 형태의 영양소를 공급해야 합니다. 항산화 비타민, 미네랄, 아미노산 등 필수 성분을 정맥주사로 빠르게 공급해 면역 반응을 회복시키는 것이 효과적입니다.

Q 면역영양주사는 어떤 역할을 하나요?

① 면역 회복 – NK세포 활성 증가, 백혈구 회복
② 염증 억제 – CRP 수치 감소, 염증 반응 완화
③ 항산화 보호 – 세포 손상 방지, 피로 회복 촉진

이 과정을 통해 치료 반응이 향상되고 부작용도 줄어듭니다.

Q 정말 효과가 있나요?

구분	BEFORE	AFTER
NK세포 수	50 이하	150~250 이상
CRP (염증수치)	5~10	2~3 이하로 감소
회복 기간	2~3주 소요	5~7일 이내 회복 촉진

이런 변화는 실제 병원 임상에서 반복 확인된 결과예요.

Q 주사는 언제까지 맞아야 하나요?

✅ 환자의 상태에 따라 조절됩니다. 면역 상태가 좋아지면 투여 빈도나 용량을 줄이거나 중단할 수 있어요. 대신, **정기적인 면역 모니터링(NK세포 수치, CRP 등)이 꼭 필요합니다.**

Q 암 치료 중 언제 시작해야 하나요?

✅ 면역이 떨어졌다고 느낄 때 바로 시작하는 것이 좋아요. **체온이 자주 내려가거나, 피로가 심하거나, 감기에 자주 걸리거나, 백혈구 수치나 면역 지표가 떨어졌을 때 면역영양주사를 시작하는 것이 회복에 도움이 됩니다.**

 핵심요약

항암치료로 떨어진 면역력을 회복하려면 먹는 영양제만으로는 충분하지 않습니다.
주사 형태의 면역영양주사를 통해 면역세포 활성, 염증 억제, 항산화 보호가 이루어지면 치료 반응이 높아지고 부작용은 줄어듭니다.

면역영양주사: 암 환자의 면역 회복을 빠르게 돕는 영양 전략

📢 **암 환자의 체력과 면역을 동시에 끌어올리는 맞춤형 치료**

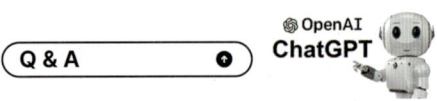

Q & A

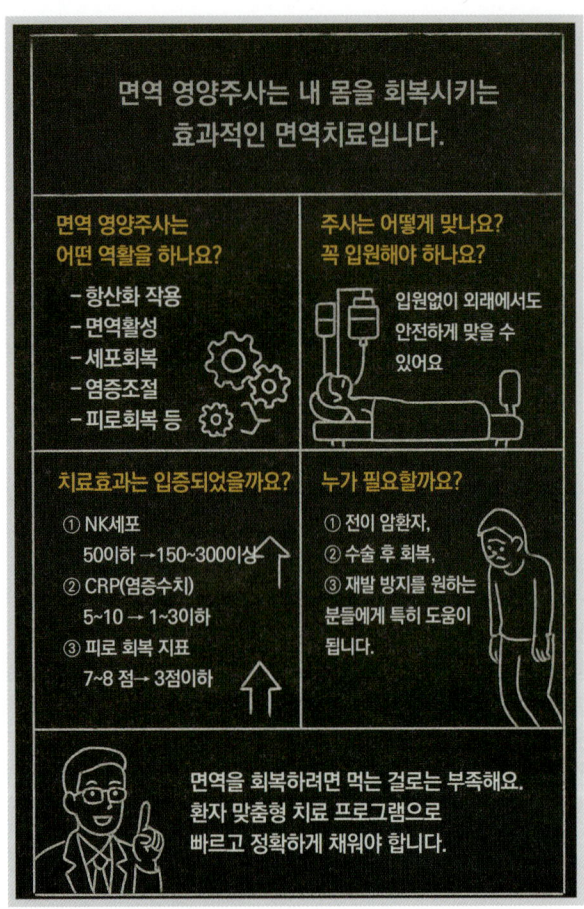

면역 영양주사는 내 몸을 회복시키는 효과적인 면역치료입니다.

면역 영양주사는 어떤 역할을 하나요?
- 항산화 작용
- 면역활성
- 세포회복
- 염증조절
- 피로회복 등

주사는 어떻게 맞나요? 꼭 입원해야 하나요?
입원없이 외래에서도 안전하게 맞을 수 있어요

치료효과는 입증되었을까요?
① NK세포
50이하 →150~300이상
② CRP(염증수치)
5~10 → 1~3이하
③ 피로 회복 지표
7~8 점 → 3점이하

누가 필요할까요?
① 전이 암환자,
② 수술 후 회복,
③ 재발 방지를 원하는 분들에게 특히 도움이 됩니다.

면역을 회복하려면 먹는 걸로는 부족해요.
환자 맞춤형 치료 프로그램으로 빠르고 정확하게 채워야 합니다.

🅠 **면역영양주사에는 어떤 성분이 들어 있나요?**

항산화	고용량 비타민 C, E, 글루타티온
면역 활성	셀레늄(Selenase®), 아연, 비타민 D
세포 회복	BCAA, 아미노산, 비타민 B군
염증 조절	오메가3, 커큐민, 알파리포산(ALA)
피로 회복	마그네슘, 코엔자임 Q10

👉 이러한 성분은 경구 섭취만으로는 충분한 혈중 농도에 도달하기 어렵기 때문에, 정맥주사 형태로 투여해야 치료 효과를 높일 수 있습니다.

🅠 **주사는 어떻게 맞나요? 꼭 입원해야 하나요?**

✅ 입원 없이 외래에서도 안전하게 맞을 수 있어요.

- ▸ 정맥주사 형태로 30~60분 정도 소요
- ▸ 주 1~2회 이상, 환자 상태에 따라 조절
- ▸ 병원에서 모니터링하며 맞기 때문에 안전성 높음

🅠 **실제로 효과가 있나요? 수치로도 확인되나요?**

✅ 네, 임상 사례에서 아래와 같은 결과가 확인됐어요.

구분	전	후(2~3주 후)
NK세포 수치	50 이하	150~300 이상
CRP (염증 수치)	5~10	1~3 이하로 감소
피로 회복 지표 (VAS)	7~8점	3점 이하로 호전
체온	35.8℃	36.5℃ 회복
체중 · 근육량		유지 또는 증가

➡ 특히 전이암 환자, 수술 후 회복기, 재발 방지 목적으로 면역 강화를 위해 효과적으로 활용되고 있습니다.

 핵심요약

면역영양주사는 경구 영양만으로는 부족한 항산화제·미네랄·아미노산 등을 정맥으로 투여해 면역을 빠르게 회복시키는 치료입니다

면역영양주사, 항암치료와 같이 해도 되나요?

📢 **면역영양주사는 항암치료와 병행할 수 있는 안전한 보완 요법입니다.**

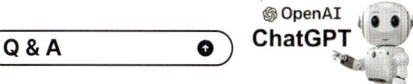

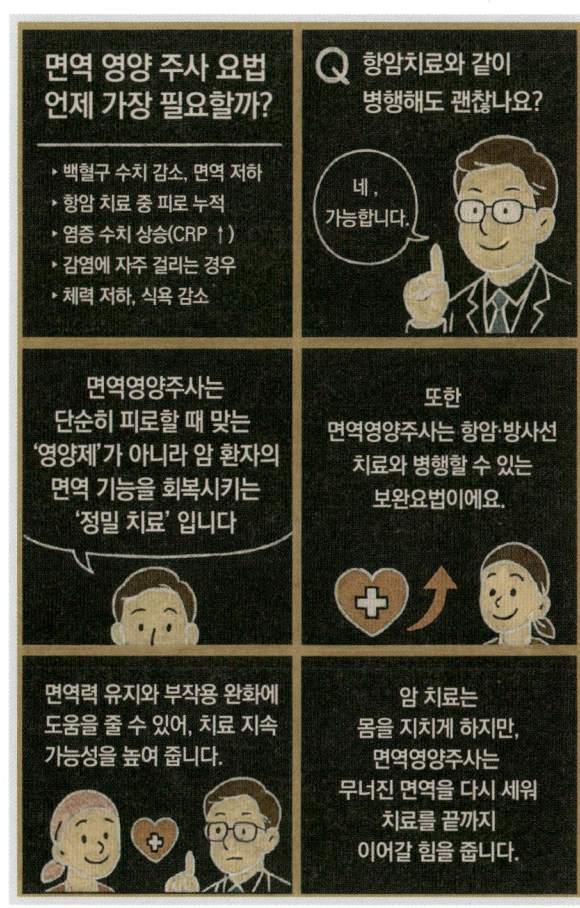

면역 영양 주사 요법
언제 가장 필요할까?

‣ 백혈구 수치 감소, 면역 저하
‣ 항암 치료 중 피로 누적
‣ 염증 수치 상승(CRP ↑)
‣ 감염에 자주 걸리는 경우
‣ 체력 저하, 식욕 감소

Q 항암치료와 같이
병행해도 괜찮나요?

네,
가능합니다.

면역영양주사는
단순히 피로할 때 맞는
'영양제'가 아니라 암 환자의
면역 기능을 회복시키는
'정밀 치료' 입니다

또한
면역영양주사는 항암·방사선
치료와 병행할 수 있는
보완요법이에요.

면역력 유지와 부작용 완화에
도움을 줄 수 있어, 치료 지속
가능성을 높여 줍니다.

암 치료는
몸을 지치게 하지만,
면역영양주사는
무너진 면역을 다시 세워
치료를 끝까지
이어갈 힘을 줍니다.

Q 면역영양주사요법, 언제 가장 필요할까요?

✅ 다음과 같은 상태일 때 특히 효과적입니다

> ‣ 백혈구 수치 감소, 면역 저하
> ‣ 항암 치료 중 피로 누적 및 체력 저하
> ‣ 염증 수치 상승(CRP ↑)
> ‣ 감염에 자주 노출되는 경우
> ‣ 식욕 감소 및 전신 컨디션 저하

▶ 단순한 '영양제 주사'가 아니라, 떨어진 면역 기능을 회복시키는 정밀 면역치료로 봐야 합니다.

Q 항암치료와 같이 받아도 괜찮나요?

✅ 네, 가능합니다.
면역영양주사는 항암치료 · 방사선치료와 병행할 수 있는 보완 요법이에요. 항암제와 직접 충돌하지 않도록 성분과 용량을 의료진이 조절합니다. **면역력을 유지하고 부작용을 줄여 치료를 안정적으로 이어갈 수 있도록 돕습니다.**

Q 치료 효과는 언제부터 기대할 수 있나요?

✅ 대부분의 환자는 1~2주 내에 피로 회복, 체력 개선을 체감하고, 2~4주 이상 꾸준히 받으면 면역세포 수치와 염증 지표 개선이 객관적으로 확인됩니다.
또한 장기 치료 환자나 중증기 환자에서도 면역 회복 효과가 함께 나타납니다.

Q 부작용은 없나요?

✅ 의료진이 모니터링하면 매우 안전합니다.

> ‣ GMP 인증된 제품만 사용
> ‣ 알레르기 병력 있는 경우는 사전 평가 후 조절 가능
> ‣ 간 · 신장 수치에 맞춰 용량 조절함

 핵심요약

면역영양주사는 단순한 영양제가 아니라, 항암치료와 병행하여 면역 기능을 회복하고 부작용을 완화하는 안전한 보완 치료입니다.

면역영양주사를 PBM과 함께 병행하면 효과가 배가되는 이유

📢 **연료(면역영양주사)를 넣고, 스위치(PBM)을 켜는 치료 전략**

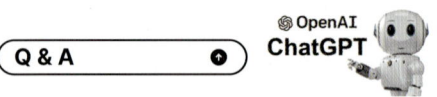
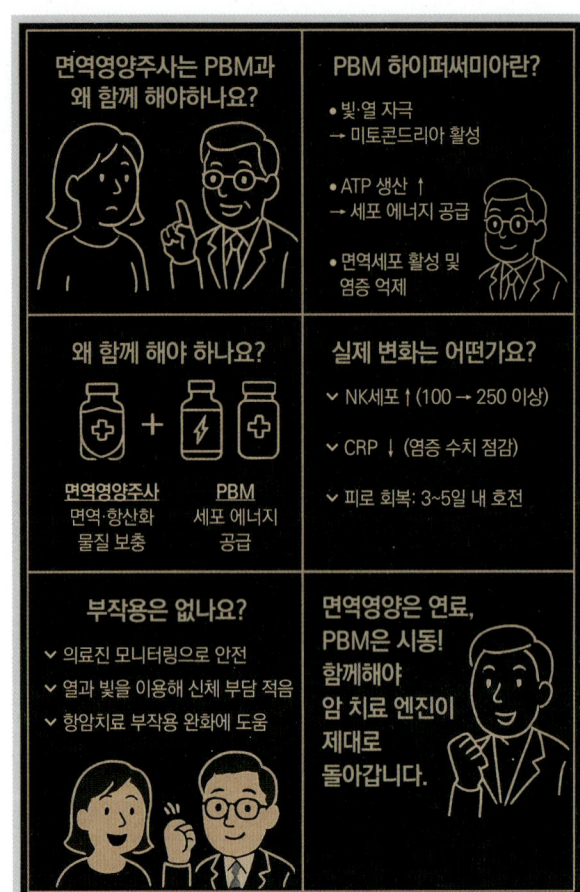

Q 면역영양주사만 맞아도 되지 않나요? 꼭 PBM 전신온열도 같이 해야 하나요?

✅ 면역영양주사는 몸에 필요한 비타민, 미네랄, 아미노산을 주사로 공급해 면역세포를 활성화하고, 항산화 기능을 높이며, 회복을 돕는 치료예요.

하지만 이 성분들이 세포 안에서 제대로 작용하려면 에너지(ATP)가 필요합니다. **PBM은 근적외선 빛을 통해 ATP 생성을 증가시켜, 영양치료의 효과를 극대화합니다.**

Q PBM 온열치료는 어떻게 작용하나요?

✅ PBM은 빛과 온열을 이용한 전신온열치료입니다.
  ▸ 세포 속 미토콘드리아를 자극해 ATP 생산을 촉진하고
  ▸ 항산화 효소를 활성화해 염증을 억제합니다.
영양주사가 연료라면, PBM은 이 연료를 실제로 '점화'시키는 스위치 역할을 합니다.

Q 함께 하면 어떤 점이 더 좋아지나요?

✅ 면역·회복·항암 반응에서 상승효과가 확인됩니다.

항목	단독	면역영양주사+ PBM
NK세포 활성도	100~180까지 상승	250~400까지 상승
CRP(염증수치)	점진적 감소	빠르게 감소 (5 → 1~2)
피로 회복	1~2주	3~5일 내 에너지 회복
암 치료 반응도	안정적 유지	치료 반응 상승 기대

Q 실제로 이렇게 치료받는 사례가 많나요?

✅ 네. 통합암치료프로그램(IMVOKE®)이나 국내 통합면역센터에서는 두 가지를 병행해 치료 속도와 반응률을 높이는 사례가 보고되고 있습니다.

면역영양주사 투여와 PBM 병행 후 환자들은 피로 개선, 염증 감소, 면역력 향상 등에서 빠르고 안정적인 회복을 보입니다.

🤖 **핵심요약**

> 면역영양주사는 세포에 연료를 공급하고, PBM은 그 연료를 점화해 에너지와 면역 반응을 강화합니다. 두 치료를 병행하면 단독 치료보다 면역 회복과 항암 반응이 빠르고 강하게 나타납니다.

임보크(IMVOKE®)는 복합면역치료로 치료 효과를 극대화합니다.

📢 임보크(IMVOKE®)는 여러 면역치료를 결합한 복합면역 전략입니다.

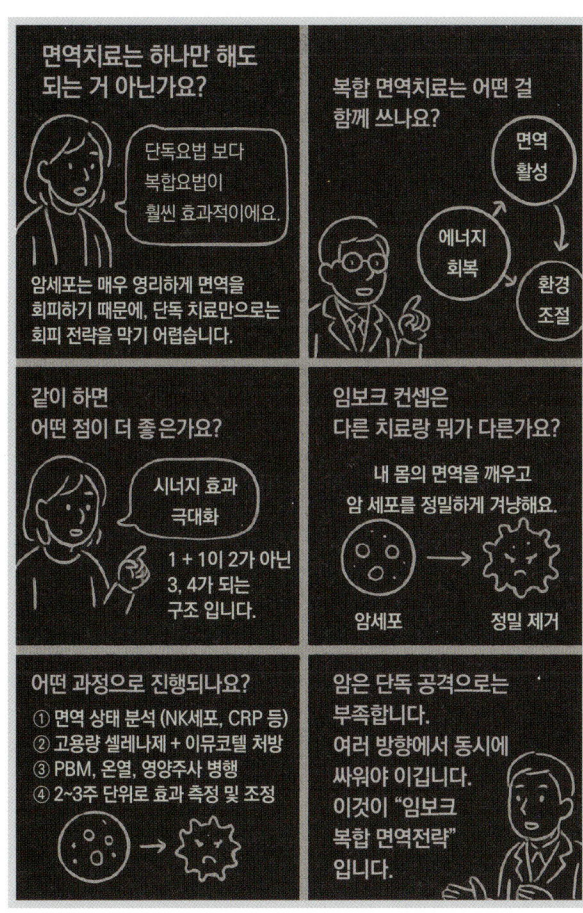

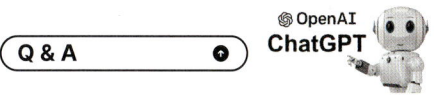

Q & A ⊕

Q 면역치료는 하나만 해도 충분하지 않나요?

✅ 그렇게 생각할 수 있지만, '단독요법'보다 '복합요법'이 훨씬 효과적이에요. 암세포는 매우 영리하게 면역을 회피하기 때문에, 하나의 치료만으로는 모든 회피 전략을 막기 어렵습니다. 그래서 다양한 면역 경로를 동시에 자극하는 복합면역치료가 필요합니다.

Q 임보크(IMVOKE®)는 어떤 치료를 병행하나요?

면역 활성	고용량 셀레나제, 이뮤코텔	면역세포 깨우기 (NK, T세포)
에너지 회복	PBM 하이퍼써미아	ATP 생성 증가, 면역 기능 강화
환경 조절	솔트하이퍼써미아, 면역·영양주사	체온 상승, 염증 억제, 대사 회복

➡ 각각의 치료가 서로 보완되어 암세포를 정밀 타격하는 3단계 전략을 형성합니다.

Q 함께 하면 어떤 점이 더 좋은가요?

> ‣ 고용량 셀레나제 + PBM → **세포 에너지와 항암 효과 강화**
> ‣ 이뮤코텔 + 솔트하이퍼써미아 → **선천 · 후천 면역 동시 자극**
> ‣ 면역영양주사 병행 → **면역세포 수와 기능 회복 촉진**

"1+1이 2가 아니라 3, 4가 되는 효과"가 바로 IMVOKE 복합면역전략의 핵심입니다.

Q 임보크(IMVOKE®)는 기존 치료와 무엇이 다른가요?

✅ 단순히 약만 쓰는 치료가 아니라, 내 몸의 면역을 깨우고 유지하며 암세포를 정밀하게 겨냥하는 '시스템'입니다. **초기부터 말기까지 다양한 단계에 적용할 수 있으며, 치료 반응률 향상, 부작용 감소, 재발 억제에서 좋은 결과가 보고되고 있습니다.**

Q 실제 치료 과정은 어떻게 진행되나요?

> ① 면역 상태 분석 (NK세포, CRP 등)
> ② 고용량 셀레나제 + 이뮤코텔 처방
> ③ 시스테믹 온열(PBM, SALT), 영양주사 병행
> ④ 2~3주 단위로 효과 측정 및 조정

➡ 임보크(IMVOKE®)는 환자맞춤형 조합으로 가장 효과적인 통합면역전략을 세웁니다.

 핵심요약

> 암은 단독 공격으로는 부족합니다.
> 여러 방향에서 동시에 싸워야 이깁니다.
> 이것이 임보크(IMVOKE®) 복합면역전략입니다.

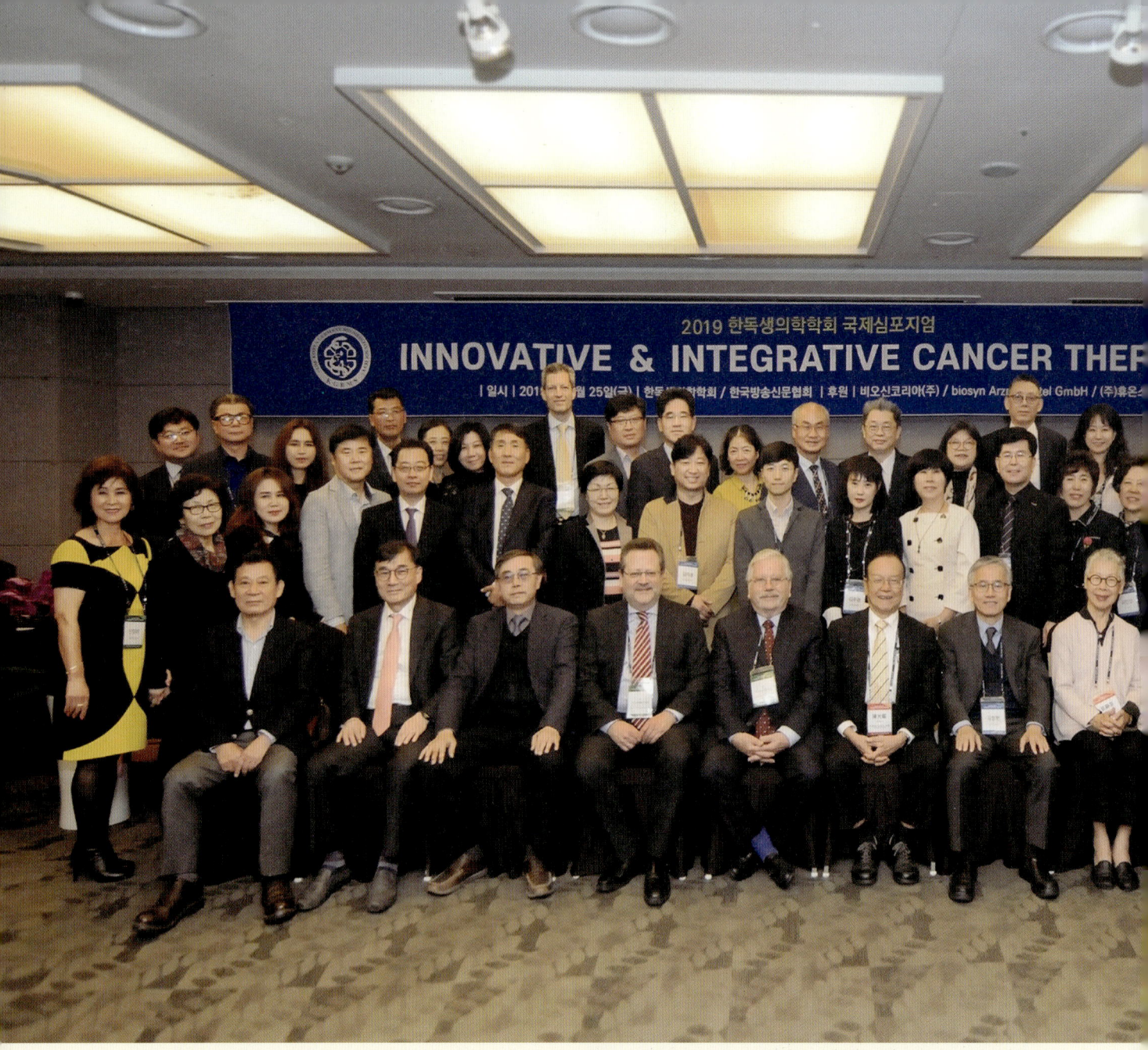

통합의학으로 하나된 사람들

한독생의학학회는
독일에서 발전한 생물학적 암치료의 철학과 경험을 바탕으로 통합의학의 선구자 하거박사와 함께 2004년 설립된
학회로 단순히 암세포를 없애는 것에 그치지 않고, 치료 이후의 회복과 재발·전이 예방까지 함께 생각하는 통합의
학을 목표로 하고 있습니다.

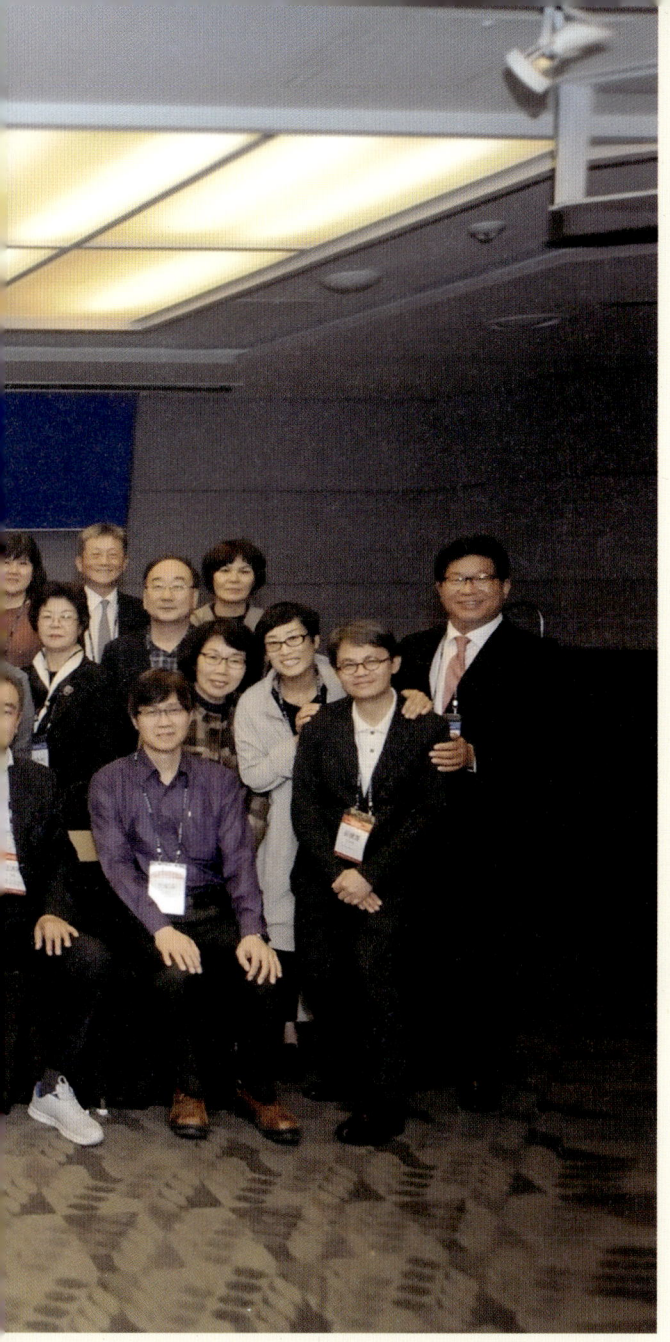

한독생의학학회의 중심에는
'IKO®(Integratives Konzept in der Onkologie)'
와 IMVOKE®가 있습니다.
이는 수술, 항암, 방사선치료로 암을 줄이는 것
에서 한 걸음 더 나아가, 남아 있는 미세 암세포
의 재발과 전이를 막고 면역력을 회복시키는 데
초점을 맞춘 개념입니다.
즉, 치료의 완성을'면역 회복과 몸의 균형'으로
이루자는 철학이라 할 수 있습니다.

지난 20여 년 동안 학회는 다양한 국제 심포지
엄과 세미나를 개최하며 최신 치료 정보와 연구
성과를 공유해 왔습니다.
또한 환자와 가족이 함께 참여할 수 있는 토크콘
서트를 통해 치료와 회복 과정에서 실질적인 도
움을 받을 수 있는 소통의 장을 만들어 왔습니다.

앞으로도 한독생의학학회는
통합의학적 암 치료의 발전을 위해 국제 협력과
연구 교류를 지속하고, 암 환자들이 더 오래, 더
건강하게, 그리고 더 '나답게' 살아갈 수 있는 치
료 환경을 만들어 나갈 것입니다.

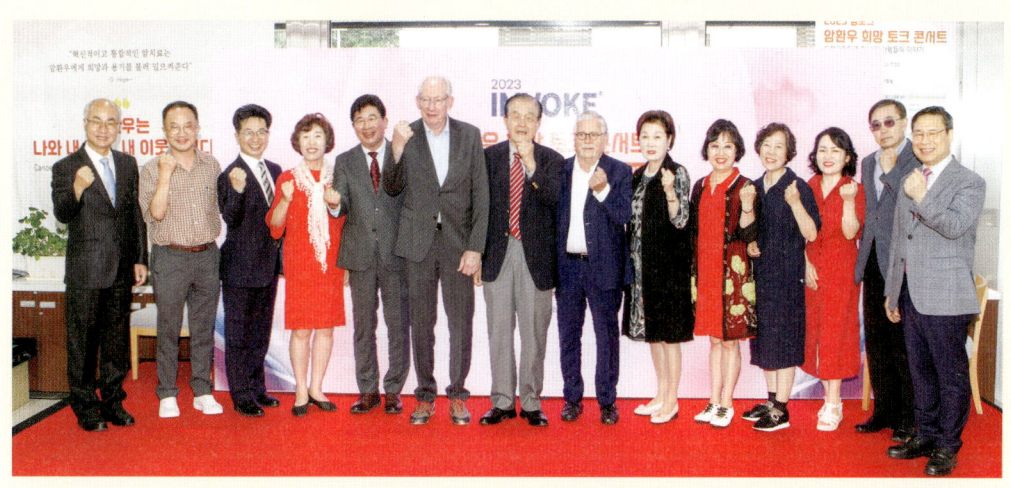

2023 IMVOKE 암한우
희망 토크콘서트 이야기

이 콘서트는 통합의학으로 하나 된 사람들의 이야기입니다.

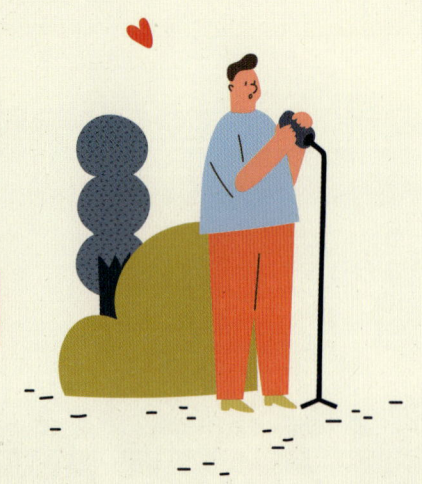

병은 단순히 몸의 문제가 아닙니다

옛날에는 병이 생기면 세균이나 바이러스 같은 '외부의 적'만 탓했습니다.
그래서 항생제나 백신으로 그 미생물을 없애는 것이 치료라고 생각했죠.
하지만 시간이 지나면서 사람들은 깨닫기 시작했습니다.
"병은 외부에서 오는 것이 아니라, 내 몸의 면역 균형이 깨졌을 때 찾아온다."
즉, 몸과 마음, 생활습관, 환경의 조화가 무너지면 질병이 생긴다는 것입니다.

병을 고친다는 것의 진짜 의미

질병을 없애는 것만이 목표가 아니라, 병이 생기지 않도록 몸의 방어력(면역력)을 회복시키는
것이 진짜 치료입니다.
예방이란 단순히 감기나 암을 막는 것이 아니라, 내 몸의 면역체계가 스스로 회복할 수 있는
힘을 기르는 것입니다.

닥터 하거(Dr. Karl Hager)의 철학

통합의학의 선구자인 하거 박사는 "암치료의 핵심은 면역 회복" 이라는 생각으로 1982년 독
일에서 세계 최초의 통합의학 암치료재단을 만들었습니다.
그는 1989년에 Biomed Klinik을 세워, 항암치료와 면역치료, 영양 · 심리 · 온열치료를 함께
운영하며 수 많은 암 환자들에게 새로운 희망을 전했습니다.

IMVOKE의 정신

임보크는 하거 박사의 철학을 이어받아
"몸의 면역이 스스로 암세포를 인식하고 회복하는 과정"을 중시합니다.
그래서 단순한 치료가 아니라, "몸과 마음이 함께 회복되는 통합의학적 여정"을 지향합니다.

핵심

암치료는 단순히 암세포를 없애는 것이 아니라, 몸의 면역이 스스로 다시 일어설 수 있게 돕는
과정입니다.

2023 암한우 희망 토크콘서트

임보크(IMVOKE)는 25년의 시간을 쌓아온 혁신적인 통합 암치료 개념입니다.
2023년 열린 '임보크 암환우 희망 토크 콘서트'는 환자와 의료진이 함께한 따뜻한 만남의 자리였습니다. 이날은 통합의학을 중심으로, 오랜 임상 경험과 실제 치료 사례를 나누며 의사와 환우가 서로의 이야기에 귀 기울인 시간입니다. 그 안에서 수많은 환자들이 용기와 희망을 얻었습니다.

한독생의학학회가 환자 중심의 통합의학적 암치료 철학을 이어가기 위해 기획한 행사로, 학회는 하거 박사의 정신을 바탕으로 의료와 사람, 과학과 공감이 하나로 이어지는 새로운 치료 문화를 만들어가고 있습니다.

'임보크 암환우 희망 토크 콘서트'는 앞으로도 계속됩니다.
더 많은 이들에게 따뜻한 위로와 실질적인 도움을 전하며, 통합의학의 가치와 회복의 희망을 넓혀갈 것입니다.
이 가이드북에는 그날의 진심과 열기, 그리고 공감의 순간이 그대로 담겨 있습니다.

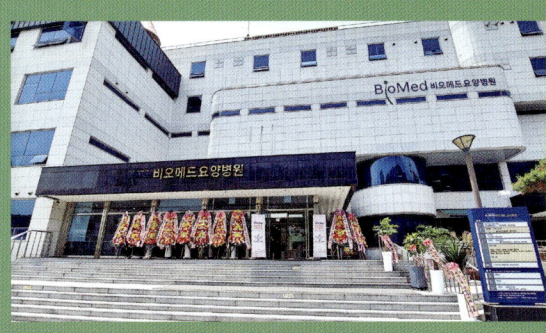

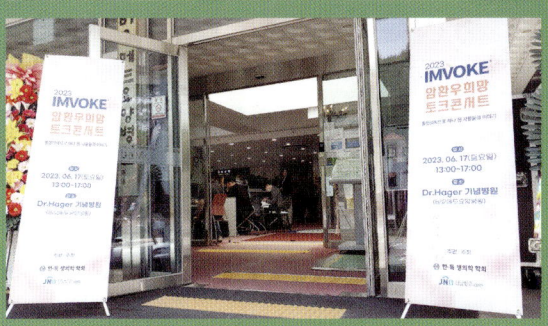

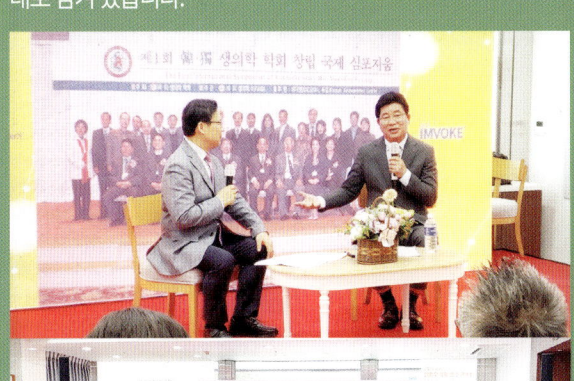

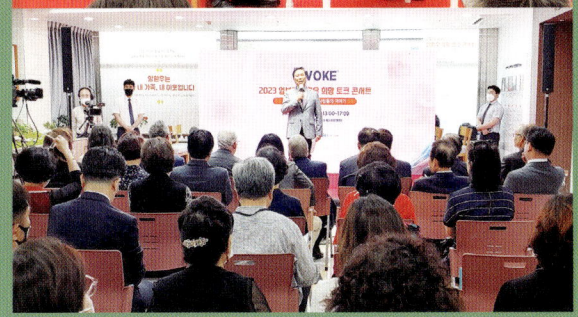

「**2023 임보크 암환우 희망 토크 콘서트**」는
제주선한병원 윤장현 원장의 축사로 문을 열었습니다.

이번 행사는 25년간 암환우들과 아름다운 동행을 이어오며 하거 박사의 철학과 정신을 계승해 온 강종옥 박사, 국내 통합의학의 거장인 김승조 박사와 박성주 원장이 함께했습니다.

또한, 종양학의 통합적 개념 IKO를 정립한 독일 비오신(Biosyn)의 창립자 토마스 슈티펠 박사,
오트윈 코트뷔츠 대표, 그리고 베타글루칸 연구를 통해 암환우들에게 희망을 전하고 있는 첸시우난 박사가 초청되어 최신 연구와 임상 정보를 나누며 참석한 암환우들에게 희망과 용기를 전했습니다.

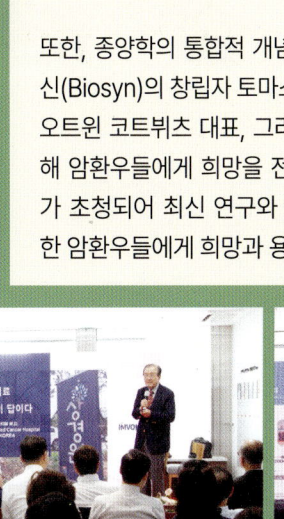

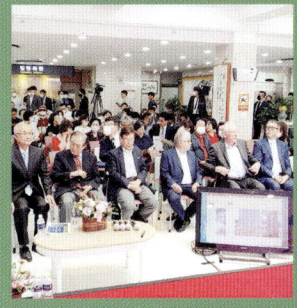

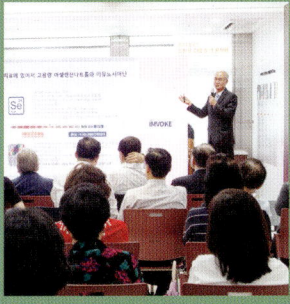

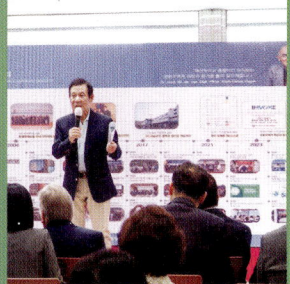

이 행사의 하이라이트는 통합의학적 암치료를 통해 희망을 되찾은 암환우들이 직접 참여하여 자신들의 경험 이야기를 전달하므로써 참여한 수 많은 암환우와 가족들에게 용기와 희망을 주었습니다.

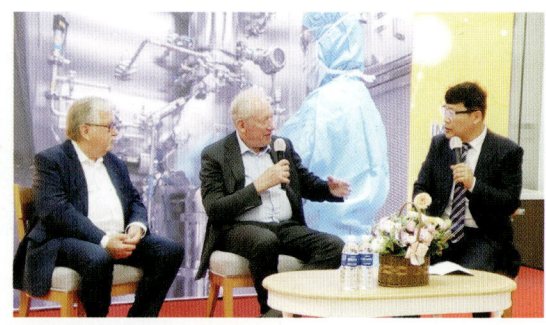

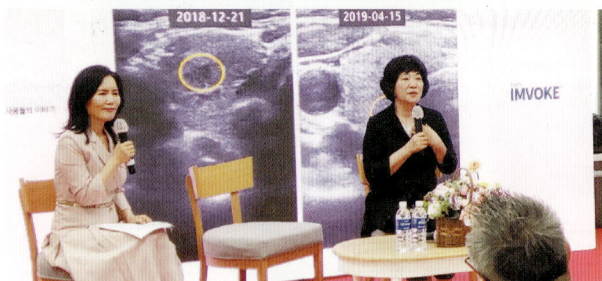

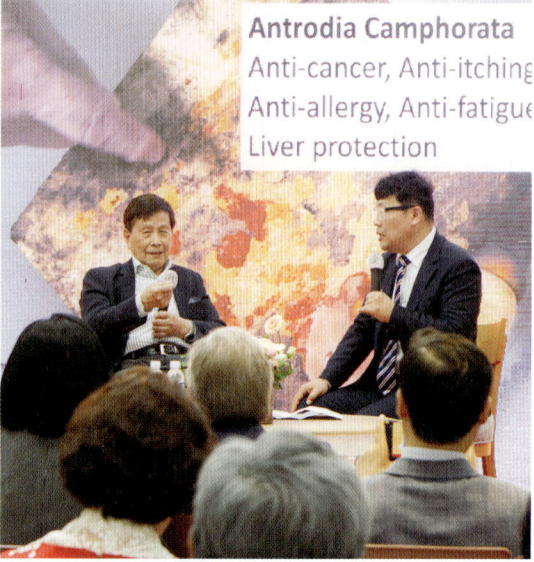

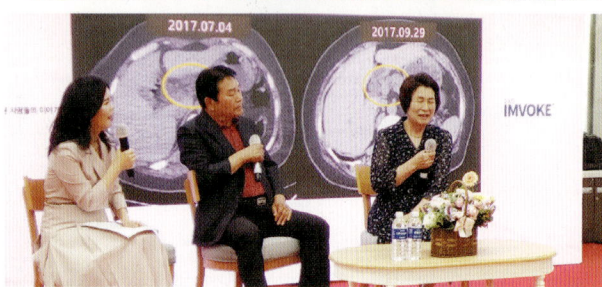

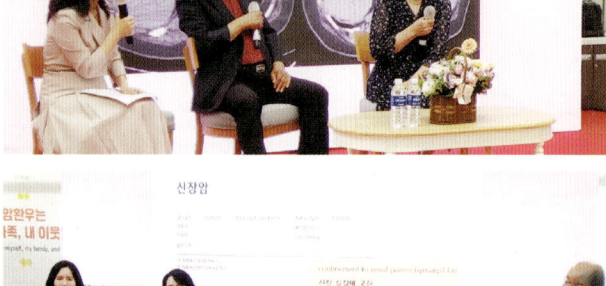

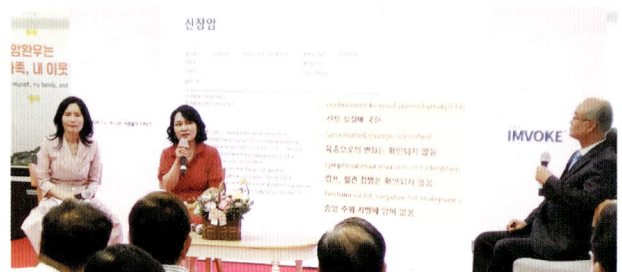

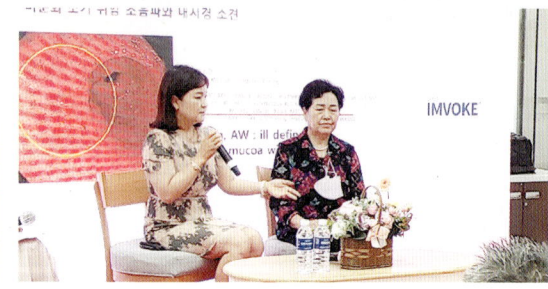

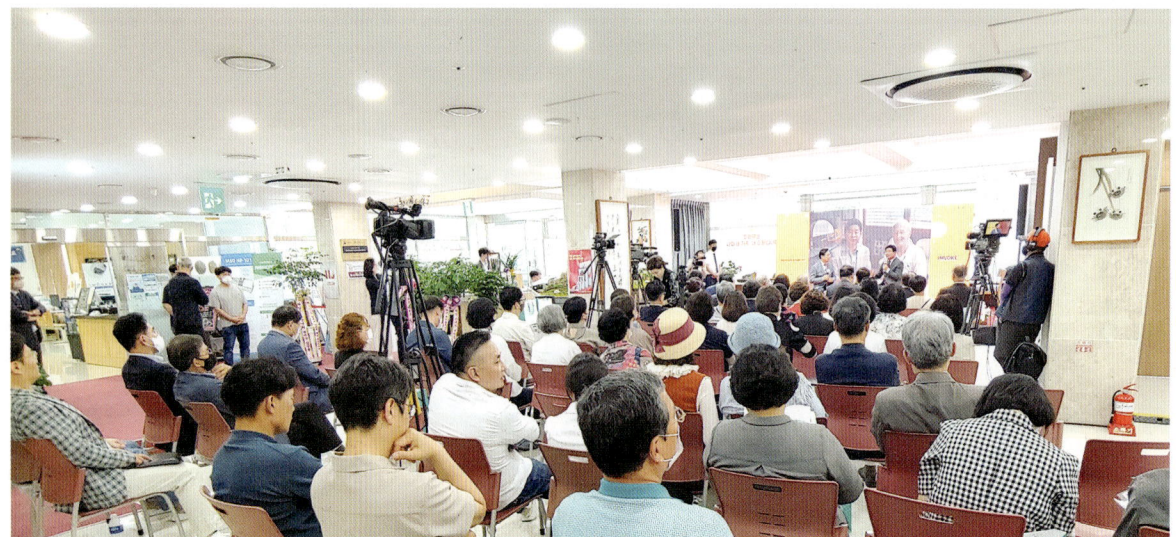

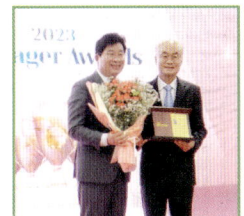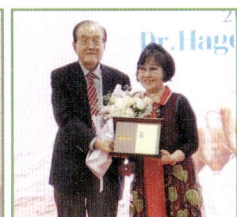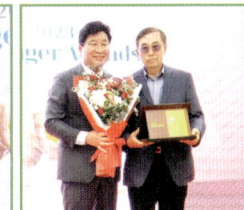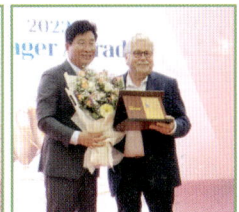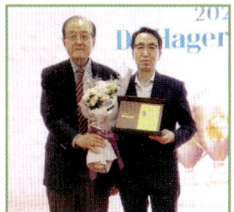

2023년 임보크 암환우 희망 토크 콘서트에서는 하거 박사의 통합의학적 철학과 정신을 계승하기 위해 새로운 전통인 **'Dr. Hager상'**이 제정되었습니다.

통합의학의 발전과 임상적 실천에 기여한 의료진과 전문가에게는 **'Dr. Hager 공헌상'**이, 통합의학적 암치료를 통해 희망과 용기를 얻고 그 경험을 다른 환우들에게 전해준 환자에게는 **'Dr. Hager 희망상'**이 수여되었습니다.

이 시상은 단순한 표창을 넘어, 하거 박사의 정신이 오늘의 의료 현장과 환우들에게 이어지고 있음을 상징합니다. 임보크와 한독생의학학회는 앞으로도 이 뜻깊은 전통을 이어가며, 암 환자들이 다시 삶의 희망을 품을 수 있도록 지속적인 나눔과 실천을 이어갈 것입니다.

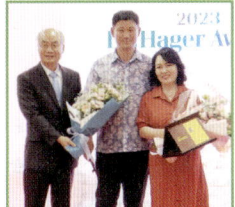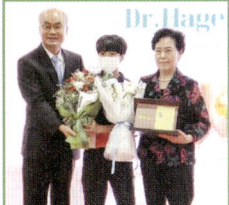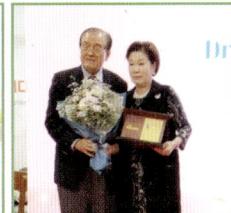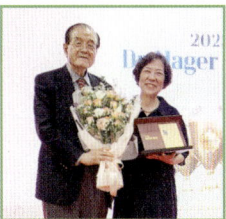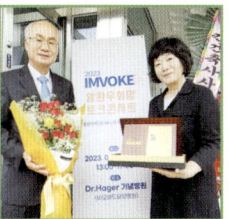

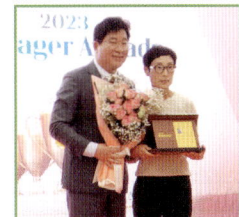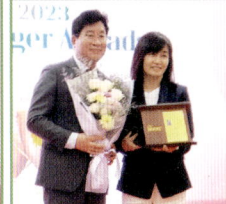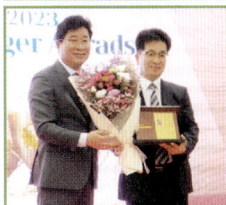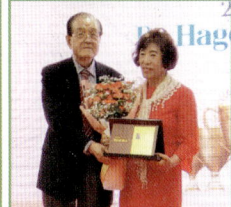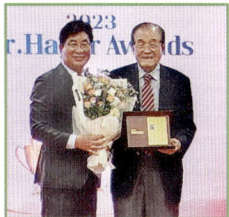

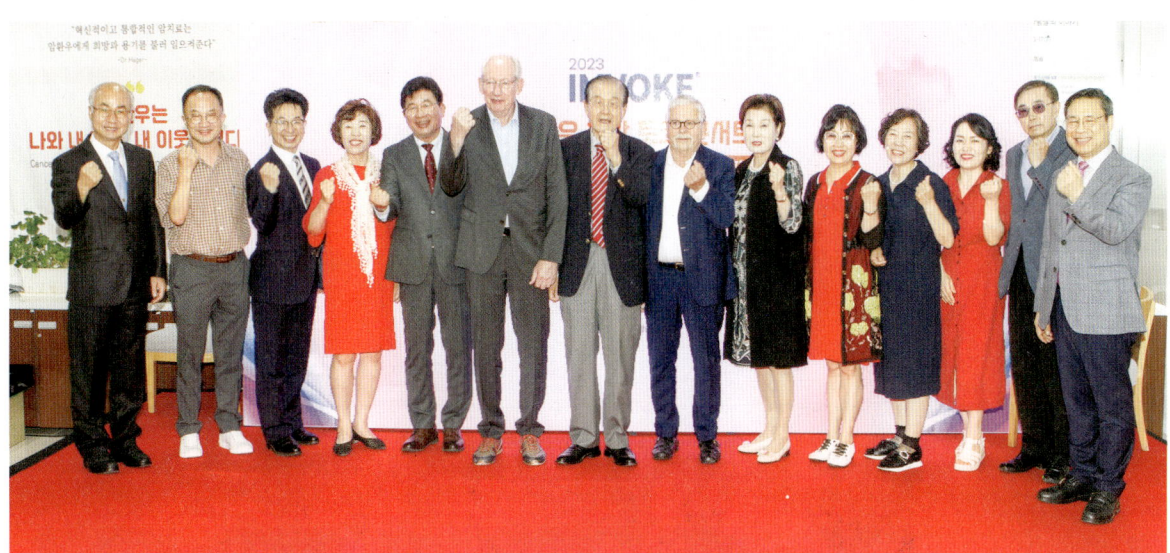

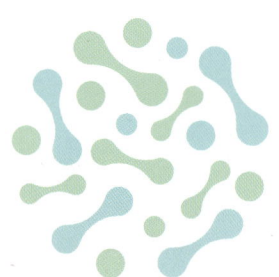

2023 세계통합종양학회(WOCIOIO)와
IMVOKE의 면역치료 이야기
"몸이 스스로 암을 이길 수 있도록 돕는 의학"

••• 세계통합종양학회의 시작과 목적

세계통합종양학회(WOCIOIO, World Congress of Integrative Oncology)는 단순히 암을 '치료'하는 방법을 논의하는 자리가 아닙니다. 이 학회의 목적은 "암을 이기는 힘을 환자 스스로 되찾게 하는 것"입니다.
즉, 수술·항암·방사선 같은 치료뿐 아니라 면역, 영양, 온열, 심리, 자연치유력 등 사람 전체를 회복시키는 의학(통합의학) 을 지향합니다.

••• "몸과 마음이 함께 회복될 때 진정한 치료가 완성된다." - 세계통합종양학회 창립 정신

이 학회에는 독일, 미국, 한국, 일본, 대만 등 전 세계의 통합의학 전문가와 암 환자를 돕는 의사들이 함께 모여 과학과 인간 회복의 연결고리를 만들어가고 있습니다.

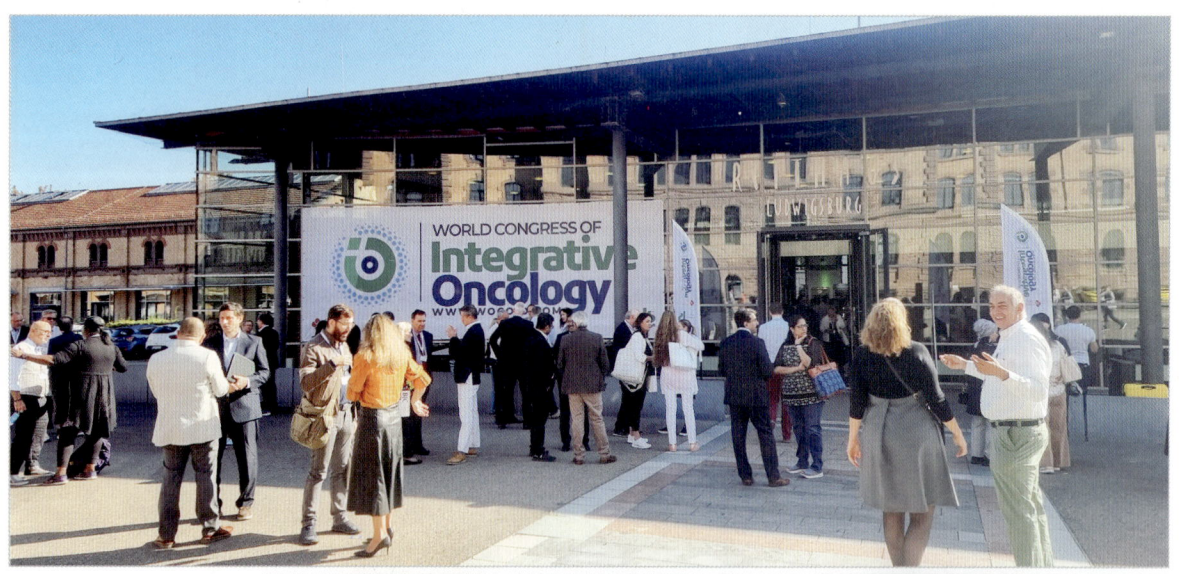

▲
세계통합종양학회(WOCIOIO)는 통합종양학 분야의 세계적 학술 대회로, 전통적 암치료와 면역·대사·생활의학을 결합한 최신 치료 전략을 공유하는 국제 협력의 장입니다.

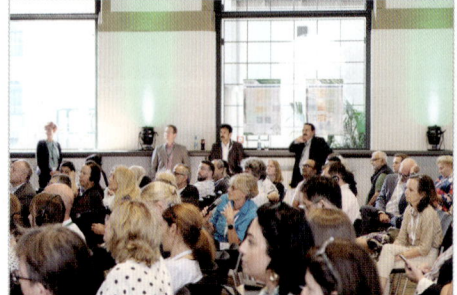

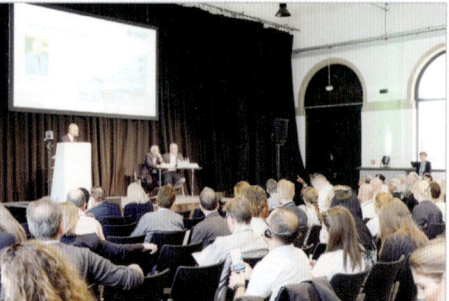

IMVOKE의 철학 — 면역이 스스로 암을 인식하도록 돕는다

IMVOKE의 통합암치료는 WOCIOIO의 핵심 가치와 맞닿아 있습니다.
그 중심에는 두 가지 치료제가 있습니다. 이뮤코텔(IMMUCOHTEL®) 과 셀레나제(Selenase®).

이뮤코텔 (Immucothel®)

바다달팽이 단백질에서 유래한 면역활성 물질로 면역세포를 깨워 암세포를 '적'으로 인식하게 돕습니다.
NK세포와 T세포가 활성화되어 암세포를 공격하도록 유도하며, 몸 전체 면역시스템을 자연스럽게 '훈련'시킵니다.

셀레나제 (Selenase®)

세계 유일의 의약품 등급 셀레늄 주사제입니다.
단순한 항산화제가 아닌 면역조절제로, 항암치료 중에도 면역을 무너뜨리지 않고 지켜주고 세포 속 독성물질(라디칼)을 제거하고, 면역세포의 에너지를 높여 면역 균형을 회복시킵니다.

두 제제의 '시너지 면역 효과'

이뮤코텔이 면역을 깨우는 스위치, 셀레나제가 면역을 안정시키는 조율자 역할을 합니다.

- 이뮤코텔 → 면역세포 활성화 (공격 개시)
- 셀레나제 → 면역세포 보호 및 회복 (조절 유지)

함께 사용하면, "몸이 스스로 암세포를 찾아 제거하는 환경" 이 만들어집니다.
이것이 바로 IMVOKE가 실천하는 '면역 중심 통합암치료'입니다.

박성주 원장 임상 발표 – WOCIOIO에서의 메시지

박성주 원장은 독일 뮌헨에서 열린2023 세계통합종양학회(WOCIOIO)에서 이뮤코텔과 셀레나제 병용치료의 실제 임상결과를 발표했습니다.

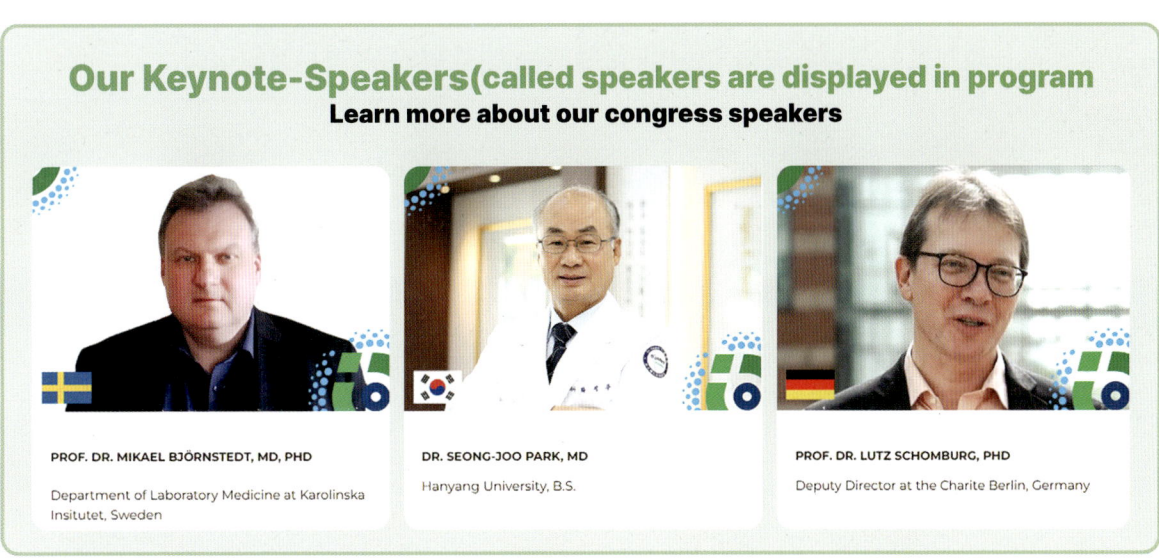

Our Keynote-Speakers(called speakers are displayed in program
Learn more about our congress speakers

PROF. DR. MIKAEL BJÖRNSTEDT, MD, PHD
Department of Laboratory Medicine at Karolinska Insitutet, Sweden

DR. SEONG-JOO PARK, MD
Hanyang University, B.S.

PROF. DR. LUTZ SCHOMBURG, PHD
Deputy Director at the Charite Berlin, Germany

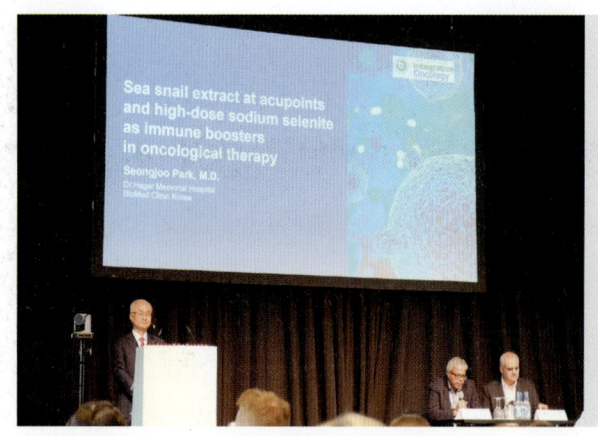

이 발표는 전 세계 통합의학 의사들에게 면역이 중심이 되는 새로운 치료 패러다임의 가능성을 보여주었습니다.

세계통합종양학회의 비전

WOCIOIO는 단지 학문적 모임이 아니라, 환자와 의사가 함께 성장하는 희망의 공동체입니다.
환자에게는 "암을 두려움이 아닌 회복의 과정으로 바라보는 힘", 의료진에게는 "통합의학적 치료를 과학적으로 구현하는 길"을 제시합니다.

"우리는 암과 싸우는 것이 아니라, 몸이 다시 생명을 기억하도록 돕는다."
– WOCIOIO 선언문 중에서

이뮤코텔과 셀레나제는
세계통합종양학회의 정신을 실천하는 대표적인 면역치료입니다.

암을 제거하는 것이 아니라,
내 몸이 스스로 치유를 시작하도록 돕는 것,
그것이 진정한 통합의학이며 IMVOKE의 길입니다.

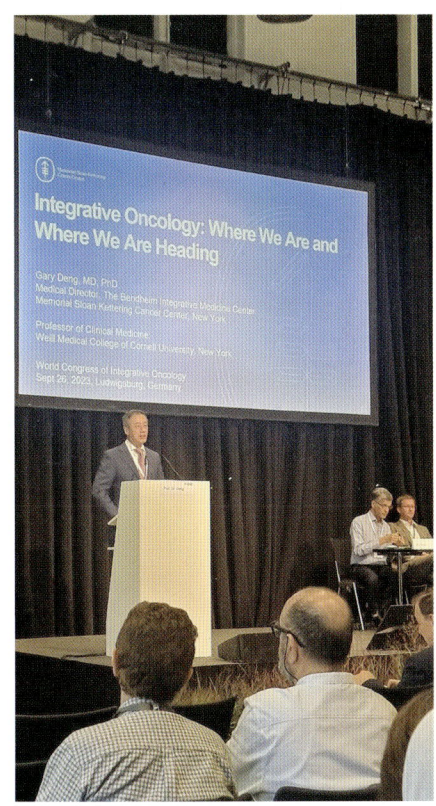

Integrative Oncology: Where We Are and Where We Are Heading

Gary Deng, MD, PhD
Medical Director, The Bendheim Integrative Medicine Center
Memorial Sloan Kettering Cancer Center, New York

Professor of Clinical Medicine
Weill Medical College of Cornell University, New York

World Congress of Integrative Oncology
Sept 26, 2023, Ludwigsburg, Germany

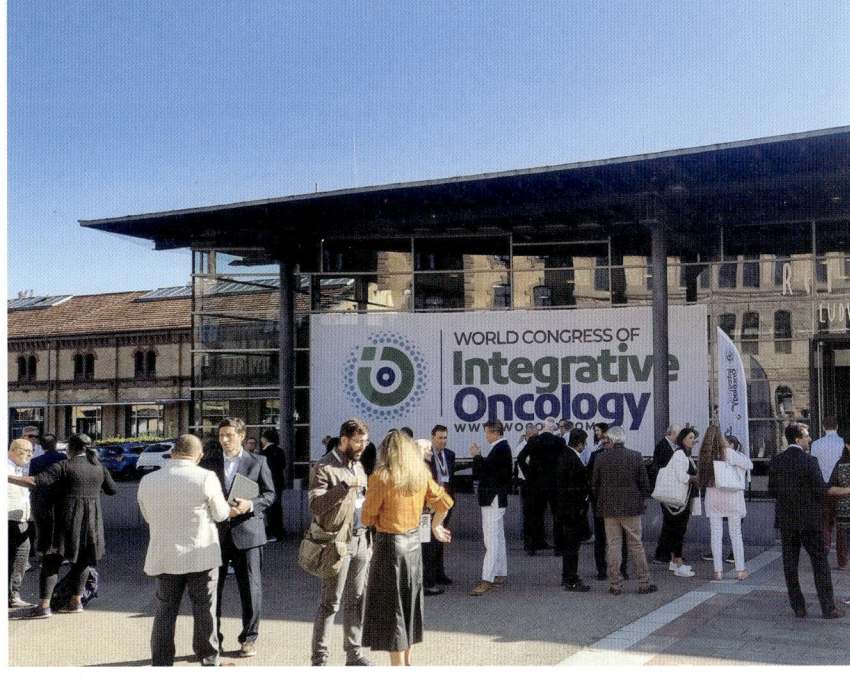

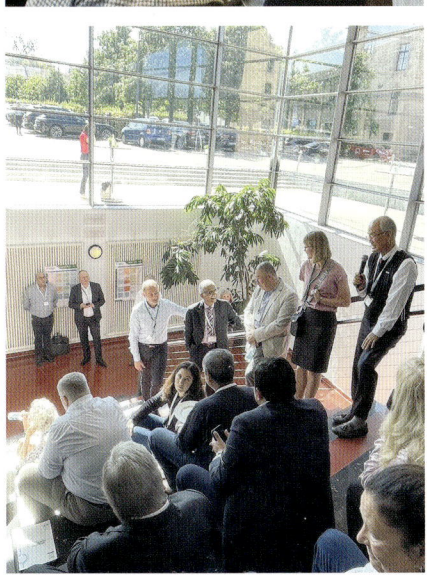

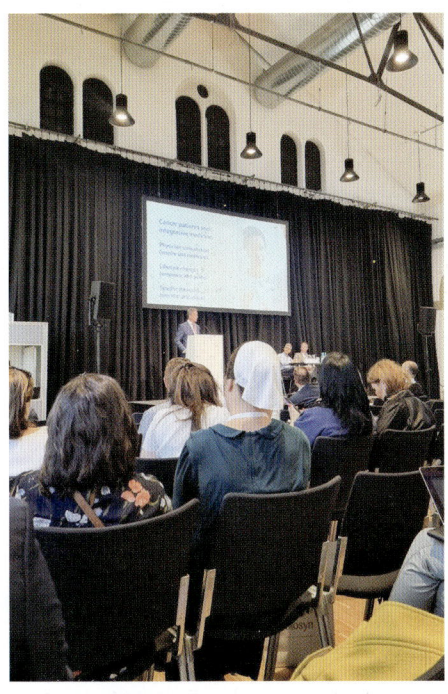

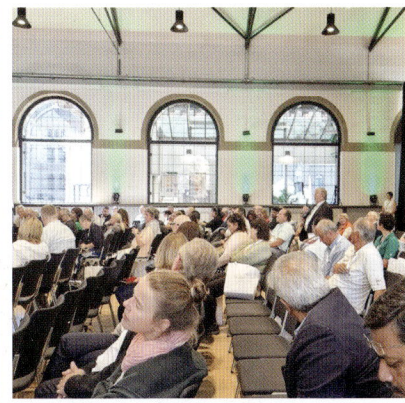

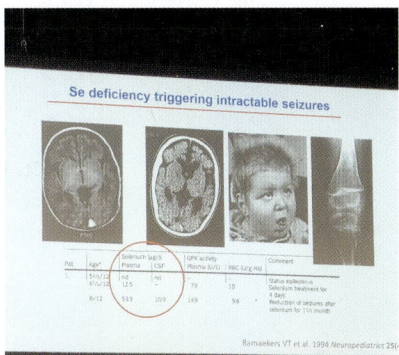

Se deficiency triggering intractable seizures

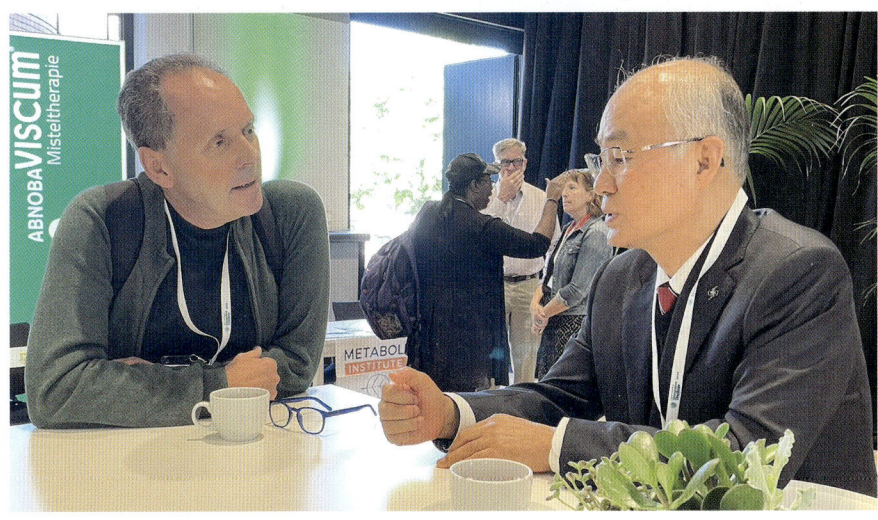

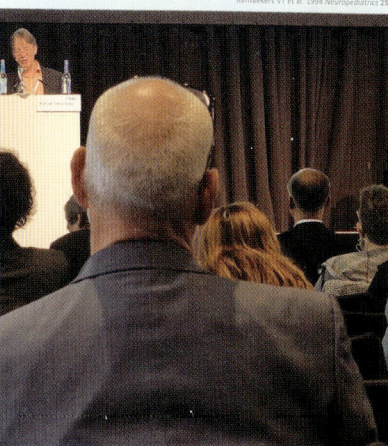

2024 닥터 하거 기념병원
- IMVOKE 통합암치료 해외 의료진 연수 프로그램

"면역이 깨어날 때, 회복은 시작된다"

💬 프로그램의 취지

이번 연수는 단순한 세미나가 아닌, 세계 의료진이 통합의학의 철학을 배우고 실천법을 체험하는 교육의 장으로 마련되었습니다.

암치료의 패러다임은 이제 '암세포만 공격하는 치료'에서 '몸 전체의 회복을 돕는 치료'로 변화하고 있습니다.

> ◆ IMVOKE 통합암치료의 철학은 "면역이 스스로 암을 인식하고 이기게 하는 것"입니다.

닥터 하거 기념병원은 이 통합의학적 접근법을 세계 의료진에게 전수하고, 환자 중심의 새로운 치료 모델을 확산시키기 위해 한독생의학학회와 보종글로벌헬스케어가 함께 연수를 주관했습니다.

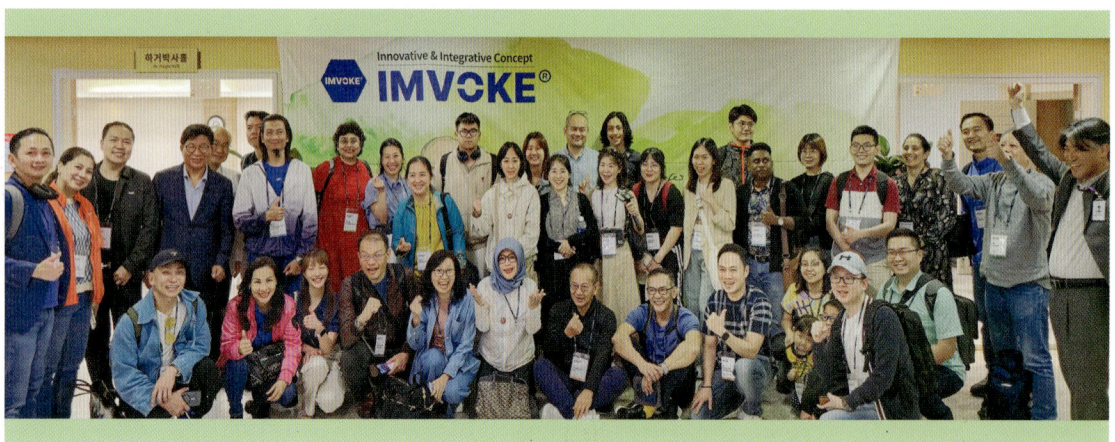

💬 주요 목적

1. Dr. Hager의 철학 계승
- "예방과 회복은 분리될 수 없다"는 닥터 하거 박사의 사상을 현대의학에 접목
- 암을 단순한 질환이 아닌 면역 불균형의 결과로 바라보는 인식 확산

2. IMVOKE 통합암치료의 임상 표준화
- 핵심 치료제 고용량 셀레나제와 이뮤코텔의 작용 원리, 병용 기전, 환자별 맞춤 적용법을 교육
- 온열 · 영양 · 심리 · 면역 통합 접근의 실제 임상사례 공유

3. 글로벌 통합의학 네트워크 구축
- 말레이시아, 인도네시아, 필리핀, 호주 등, 40여 명의 해외 의료진이 참가해 국제 협력 및 공동연구 기반 조성

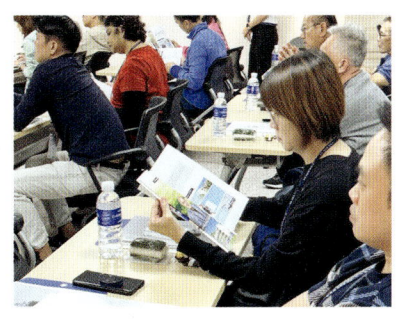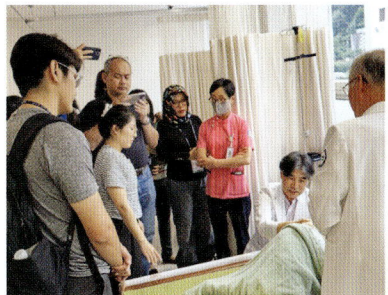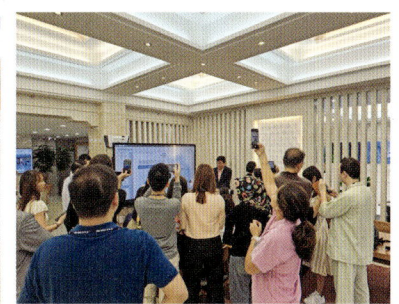

••• 주요 프로그램 내용

장 소 | Dr. Hager 기념병원

기 간 | 2024년 6월 7~8일 (1박 2일)

주 최 | (주)보종글로벌헬스케어 · 한독생의학학회

협 력 | Dr. Hager 기념병원 · 비오신코리아㈜

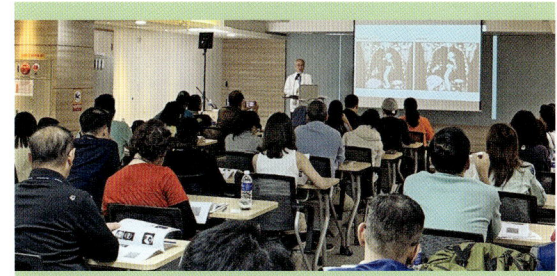

개회 세션	**강종옥 대표(한독생의학학회장)** Dr. Hager 기념병원의 설립 취지와 철학, 그리고 IMVOKE 컨셉의 탄생 배경을 소개하며 "면역 중심의 통합의학이 암치료의 미래"임을 강조
통합의학 임상 강연	**박성주 진료원장(Dr. Hager 기념병원)** 30여 년간의 통합의학적 암치료 경험을 토대로 수많은 임상사례를 통해 "IMVOKE 통합암치료는 빠르면 빠를수록 예후가 좋다"는 사실을 공유하였습니다. 초기 암 환자일수록 면역 회복 반응이 빠르고, 치료 반응률이 높다는 실제 사례들이 의료진들의 깊은 공감을 얻었습니다. 또한, 고용량 셀레나제와 이뮤코텔의 병용 면역치료가 항암·방사선치료의 부작용을 완화하고 재발률을 낮추는 과학적 근거를 제시했습니다.
병원 시스템 견학 및 실습	**김강산 병원장이** 병원 내 온열·면역치료실과 SALT Hyperthermia 장비를 소개하며, 통합의학적 치료환경이 환자 회복에 미치는 영향을 직접 시연
국제 네트워크 세션	- 해외 참가자들은 자국의 통합의학 현황을 공유하며 공동 임상 연구 및 상호 연수 프로그램 추진을 제안 - 닥터 하거 기념병원을 중심으로 한 IMVOKE Global Network 구축을 합의

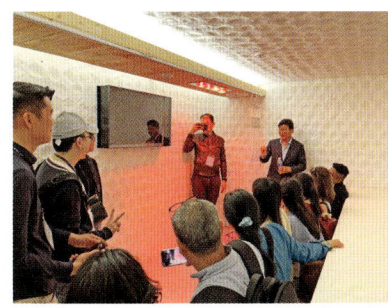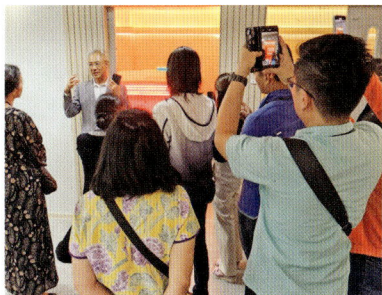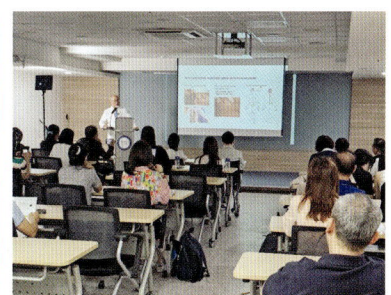

향후 추진 방향

1. IMVOKE 글로벌 연수 프로그램 정례화
- 매년 해외 의료진을 초청해 교육·임상·공동연구를 연계하는 체계 확립

2. 국제 통합의학 협력병원 설립
- 독일, 대만, 한국, 말레이시아를 잇는 국제 통합의학 네트워크 구축

3. 환자 참여형 프로그램 확대
- 의료진뿐 아니라 환자와 가족이 함께 배우는 "IMVOKE 희망 아카데미" 운영

4. 공동 임상데이터 플랫폼 구축
- 각국 병원 간 IMVOKE 치료 성과 공유
- 글로벌 통합의학 근거 기반 데이터베이스 확립

핵심요약

취 지	세계 의료진이 IMVOKE 통합암치료의 철학과 임상기술을 배우고 공유
핵심 인물	강종옥 대표, 박성주 진료원장, 김강산 병원장, Kenny Yong Yean Sim 박사
핵심 메시지	"면역 중심의 치료는 빠를수록 예후가 좋다."
참 여 국	말레이시아, 인도네시아, 필리핀, 호주 등 40여 명 의료진
비 전	IMVOKE Global Network를 통해 아시아-유럽 통합의학 표준화 추진

통합의학은 국경을 넘어 하나의 언어로 이어지고 있습니다.

빠른 개입이 곧 희망이며,

IMVOKE 통합암치료는 환자의 내면에서부터 회복을 시작하게 합니다.

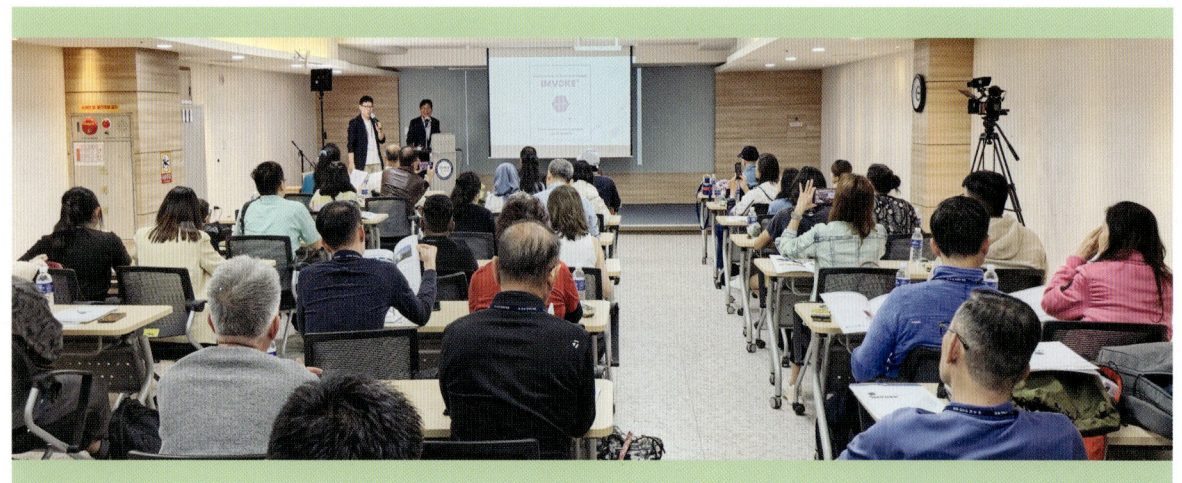

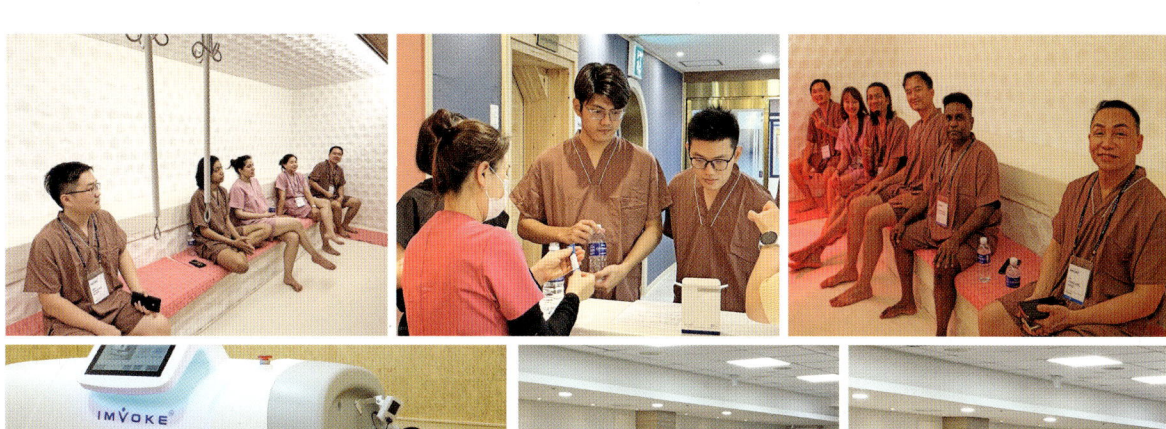

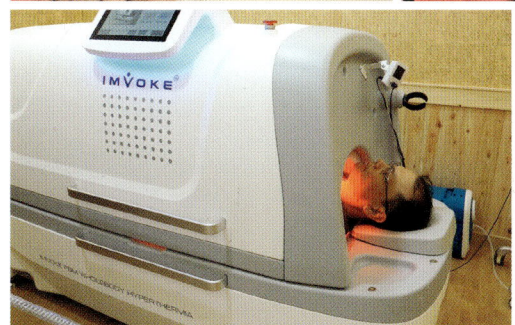

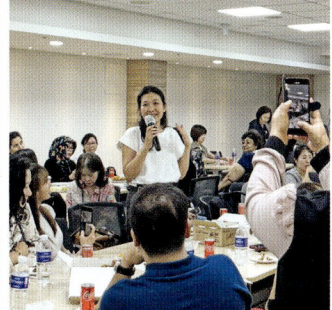

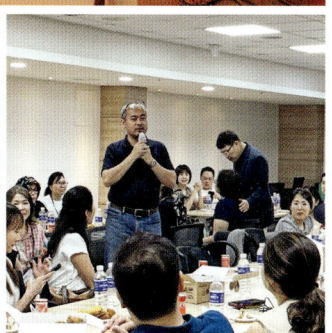

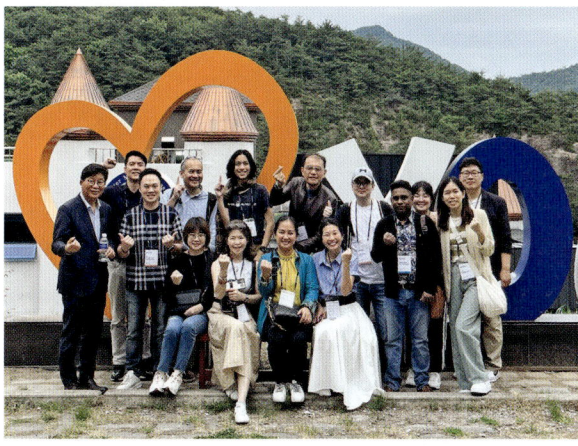

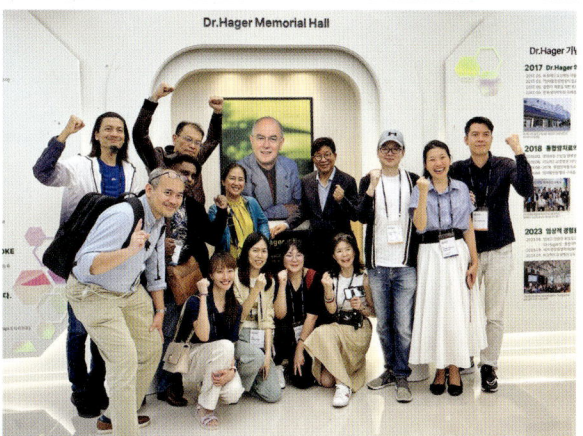

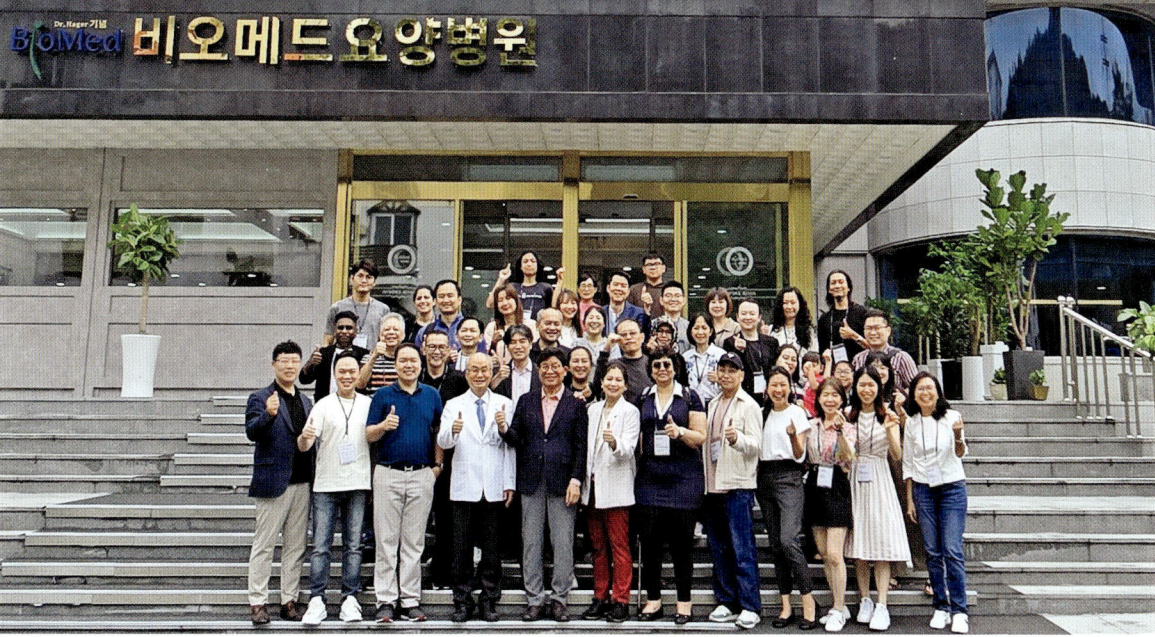

한독생의학학회

THE KOREA · GERMANY BIO-MEDIZIN SOCIETY

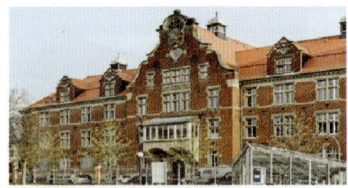

통합암치료를 위한 토대를 구축하다
독일 생물의학적 암치료재단 설립

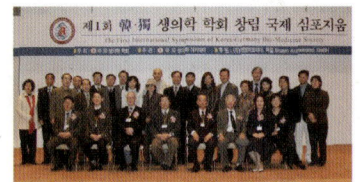

통합암치료를 국내 의약계에 접목시키다
한독생의학학회 창립

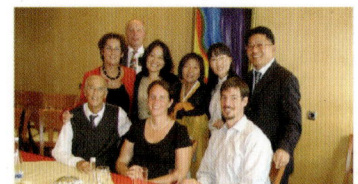

암환우에게 희망과 용기를 야기하다
BioMed Klinik 20주년 기념행사

> 1982   > 2004   > 2009

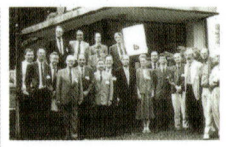

1984
독일 비오신 설립
(biosyn Arzneimittel GmbH)

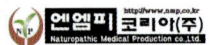

1998
NMP 코리아 설립

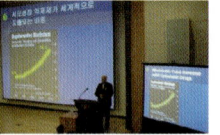

2005
한독생의학학회 국제심포지엄
(카이스트)

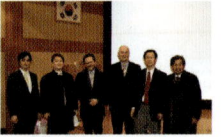

2007
서울대학교 보완대체의학
심포지엄 초청강연

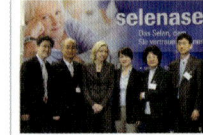

2011
[독일연수]
하비히츠발트클리닉, 비오

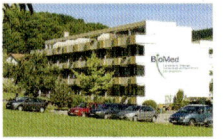

1989
독일 최초 암재활클리닉
BioMed Klinik 설립

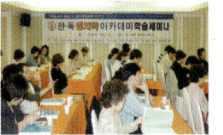

2003
한독생의학 아카데미 발족
전국 의료진 대상 심포지엄 시작

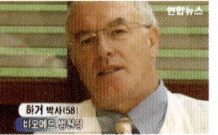

2005
[연합뉴스] 독일 의료현장을 가다
'독일의 특별한 암치료 병원'

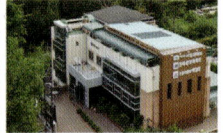

2008
비오신코리아(주) 상호변경

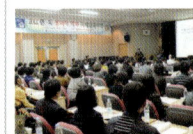

2012
한독생의학학회 국제심포
(조선대 의성관)

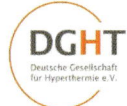

1996
온열학회 설립
(Deutsche Gesellschaft für
Hyperthermie eV)

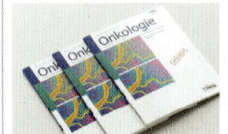

2003
종양학의 통합적인 개념(IKO)
독일-오스트리아 종양학회 출판

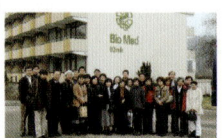

2006
[독일연수]
비오메드클리닉, 베라메드클리닉

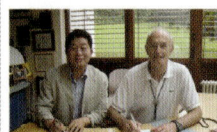

2008
비오메드 인터네셔널 병원
구축을 위한 협약서 체결

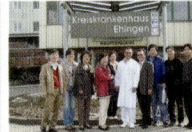

2012
[독일연수] 하비히츠발트
클리닉, 에힝겐시립병원

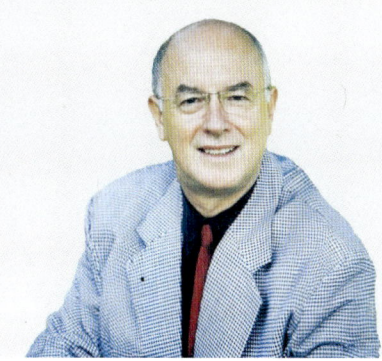

> "혁신적이고 통합적인 암치료는
> 암환우에게 희망과 용기를 불러 일으켜줍니다."
>
> Dr. med. Dr. rer. nat. Dipl.-Phys. Erich Dieter Hager

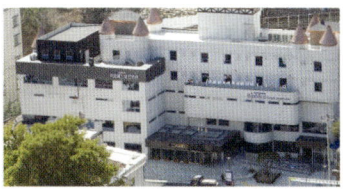

Dr.Hager의 철학과 정신을 계승하다
Dr.Hager 기념병원 설립

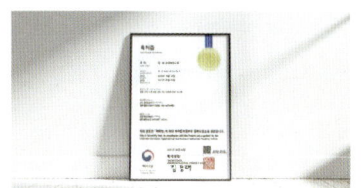

환자 맞춤형 치료시스템
임보크 시스템 특허 등록

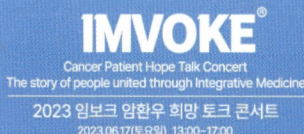

암환우에게 희망과 용기를 주다
암환우 희망 토크 콘서트

> 2017   > 2021   > 2023

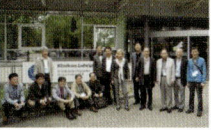

2014
[독일연수] 루드빅스 병원,
에힝겐시립병원, 바드트리슬

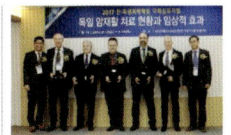

2017
한독생의학학회 국제심포지엄
(비오메드요양병원)

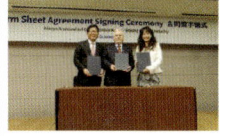

2019
(주)보종 설립

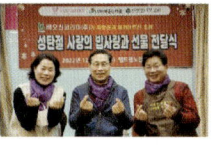

2022
암환우 희망 재단 창립
준비위원회 발족

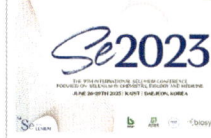

2023
셀레늄 및 텔루륨 국제회의
ICCST.org

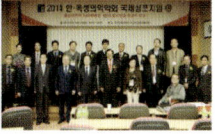

2014
한독생의학학회 국제심포지엄
(조선대 의성관)

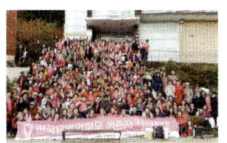

2018
한국유방암환우
생존자 힐링캠프

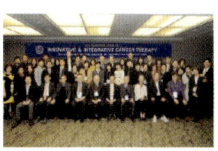

2019
한독생의학학회 국제심포지엄

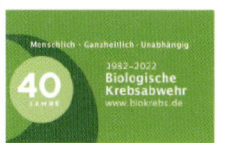

2022
독일 생물의학적 암치료재단
40주년 행사

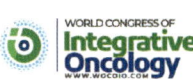

2023
세계 통합종양학회
WOCOIO 참여

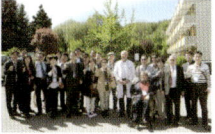

2015
[독일연수] 비오메드클리닉,
바드트리슬, 유니폰티스클리닉

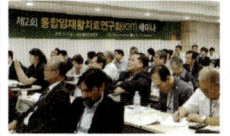

2018
통합암재활치료연구회(ICRT)
총 2회 진행

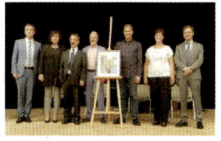

2019
BioMed Klinik
30주년 기념행사

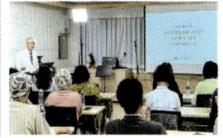

2022
한독생의학학회
온라인 아카데미 10회 진행

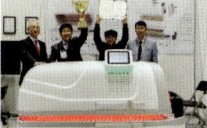

2023
임보크 전신온열기 개발
NIR Photo-Therathermia

면역 암 치료 가이드북 임보크(IMVOKE®)

21세기 암 치료의 핵심, 이제는 '면역 암 치료'입니다.

초판1쇄 | 2025년 11월 27일

편　저 | 강종옥
발행인 | 윤승천
발행처 | (주)건강신문사

등록번호 | 제25100-2010-000016호

주　소 | 서울특별시 은평구 통일로 712-1
전　화 | 02) 305-6077 (대표)
팩　스 | 02) 305-1436
메　일 | health305@naver.com
　　　　 kksm305@hanmail.net

인터넷건강신문 | www.kksm.co.kr
한국의첨단의술 | www.khtm.co.kr
헬스데 일리 | www.healthdaily.co.kr

ISBN 978-89-6267-160-5 (03510)